症例で身につける消化器内視鏡シリーズ

食道・胃腫瘍診断

確実な鑑別・深達度診断のための
コツとCase Study 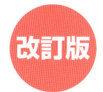改訂版

【編集】田尻久雄，小山恒男

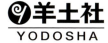

謹告

　本書に記載されている診断法・治療法に関しては，発行時点における最新の情報に基づき，正確を期するよう，著者ならびに出版社はそれぞれ最善の努力を払っております．しかし，医学，医療の進歩により，記載された内容が正確かつ完全ではなくなる場合もございます．

　したがって，実際の診断法・治療法で，熟知していない，あるいは汎用されていない新薬をはじめとする医薬品の使用，検査の実施および判読にあたっては，まず医薬品添付文書や機器および試薬の説明書で確認され，また診療技術に関しては十分考慮されたうえで，常に細心の注意を払われるようお願いいたします．

　本書記載の診断法・治療法・医薬品・検査法・疾患への適応などが，その後の医学研究ならびに医療の進歩により本書発行後に変更された場合，その診断法・治療法・医薬品・検査法・疾患への適応などによる不測の事故に対して，著者ならびに出版社はその責を負いかねますのでご了承ください．

改訂の序

　上部消化管の内視鏡診断学を，初学者にも分かり易く解説することを目的とし，初版を発刊してから6年が経過した．この間に内視鏡の世界は大きく変化した．
　NBIは第二世代となり，さらに明るく高画質になった．また，BLIの登場によりレーザー内視鏡が臨床に使用されるようになった．内視鏡メーカー各社の切磋琢磨により，より高画質の内視鏡が開発され，日常診療で使用されるようになった．
　*H.pylori*胃炎に対する除菌療法が保険適応となり，国民総除菌によって胃癌は激減すると思われた．しかし，除菌後にも胃癌は発生し，それどころか除菌後胃癌は表層分化や，非上皮性粘膜による被覆によって，かえって診断が困難となり得ることが判明した．
　日本食道学会がまとめた食道扁平上皮癌の拡大内視鏡分類は広く普及したが，simpleな分類故に，その限界も明らかになってきた．
　そこで改訂版では，「消化器内視鏡診断学をマスターするために必要な入門書」とするコンセプトを踏襲しつつ，内視鏡画像を一新し，最新鋭の高画質内視鏡画像に入れ替えることにした．また，BLIを含め，第二世代のIEEを駆使した拡大内視鏡による診断を充実させた．さらには，日本食道学会分類に基づいた解説を加えた．
　お忙しいなか，執筆を引き受けて下さった諸先生方に厚く御礼申し上げるとともに，編集の労をとっていただいた羊土社の鈴木美奈子氏，中田志保子氏へ感謝する．本書が，初学者のみならず，全ての内視鏡医に役立つ事を願い，改訂の序とする．

2015年4月

小山恒男
田尻久雄

初版の序

　電子内視鏡が開発され普及してから20数年が経過し，最近では拡大内視鏡観察やNBIなどの画像強調観察（Image-Enhanced Endoscopy）をルーチンに使用する施設が増加しつつある．小さく平坦な早期胃癌，M1食道表在癌，2 mm以下の超微小癌などの発見・診断が日常診療のなかで行われるようになっている．

　一方，内視鏡治療手技・周辺機器の進歩により，EMRやESDによる治療が，全国的に広がっている．学会のビデオシンポジウム，各地域で行われている内視鏡ライブデモンストレーション，ハンズオンなどは常に盛況で熱気を帯びている．高齢化社会到来の今，低侵襲治療によるQOLの向上が社会的要求として高まるなかで内視鏡治療の適応拡大も積極的に論議されている．しかし，最近，大腸内視鏡の分野と同じように上部の内視鏡でも治療手技の習得のみを目指す若い先生が多く，診断学がやや軽視される傾向にある．EMRやESDの正しい普及と患者の立場に立った治療手技の選択決定のためには正確な診断学を身につける必要があり，深達度，浸潤範囲診断の重要性を再認識すべきである．このような状況をふまえて，本書は，主に消化器専門医を目指す先生方を対象とし，消化器内視鏡診断学をマスターするために必要な入門書として企画編集させていただいた．

　前半の第1章，第2章では，解剖学的事項と内視鏡挿入法，疫学とスクリーニング，肉眼分類を概説し，第3章の"術前内視鏡診断"のところでは，最先端の内視鏡診断学について通常内視鏡のみならず，拡大内視鏡診断，NBI，超音波内視鏡診断をとりあげ，第一線でご活躍されている専門家に解説していただいた．さらに第5章"Case Study"では，実際の症例をもとに，鑑別診断，深達度診断，治療法の選択などを分かり易く解説していただいている．本書に書かれている内視鏡診断の基本，コツならびに注意点を熟読吟味され，わがものとして身につけていただきたいと念願するものである．本書の編集を担当した2人の誕生日は偶然8月4日であることが，数年前の研究会で知ることとなり，今回の編集企画をともにするきっかけとなった．新しい時代に向けて変化を期待され2009年1月米国大統領に就任したバラク・オバマ氏もまた同じ誕生日である．本書を読まれる若い先生方がこれからの新しい時代において優れた日本の内視鏡診断学を世界に発信していかれることを期待する．

　最後に，大変お忙しいなか快く執筆をお引き受け下さった諸先生方に厚く御礼申し上げるととともに，編集の労をとって下さいました羊土社　嶋田達哉氏，制作担当の溝井レナ氏に感謝申し上げます．

2009年4月

田尻久雄
小山恒男

症例で身につける 消化器内視鏡シリーズ
食道・胃腫瘍診断 改訂版

contents

- 改訂の序 ……………………………………………………… 小山恒男，田尻久雄　3
- 初版の序 ……………………………………………………… 田尻久雄，小山恒男　5

第1章　解剖と内視鏡挿入法

A．上部消化管内視鏡
1．食道・胃・十二指腸の解剖 ……………………… 吉田幸永，荒川廣志，田尻久雄　12
2．スコープ挿入法（前処置，sedationを含む） …… 吉田幸永，荒川廣志，田尻久雄　16

B．経鼻内視鏡
1．鼻腔，咽頭の解剖 ………………………………………… 辰巳嘉英，松本貴弘　20
2．挿入法 ……………………………………………………… 辰巳嘉英，松本貴弘　23

第2章　食道・胃腫瘍の基本事項

1．疫学とリスクファクター
　①咽頭〜食道SCC ……………………………………………………… 田中雅樹　27
　②Barrett食道 …………………………………………………………… 郷田憲一　30
　③胃 ……………………………………………………………… 土岐真朗，高橋信一　34

2．病型分類・肉眼分類
　①食道癌 ………………………………………………………………… 小山恒男　38
　②胃癌 …………………………………………………………………… 田辺　聡　47

第3章　術前内視鏡診断

A．通常内視鏡診断
1．内視鏡観察・写真撮影の基本とコツ
　①咽頭・食道 ……………………………………………………… 鼻岡　昇，石原　立　56
　②Barrett食道 …………………………………………………… 土橋　昭，郷田憲一　60
　③胃・十二指腸 …………………………………………………………… 小山恒男　64

2．拾上げ診断
　　①食道 ……………………………………………… 濱田健太，石原　立　71
　　②胃 ……………………………………………………………… 吉永繁高　76
3．腫瘍・非腫瘍の鑑別
　　①食道 …………………………………………… 高橋亜紀子，小山恒男　81
　　②胃 ……………………………………………………………… 中原慶太　94
4．癌の深達度診断
　　①食道 ……………………………………………………………… 平澤　大　105
　　②胃 ………………………………………… 鈴木晴久，小田一郎，谷口浩和　115

B．拡大内視鏡診断（NBIを含む）
　1．食道 ………………………………………………………………… 小山恒男　125
　2．Barrett食道・表在癌 ……………………………………………… 郷田憲一　130
　3．胃
　　①胃炎 ……………………………………………………………… 八木一芳　137
　　②胃癌 …………………………………………… 高橋亜紀子，小山恒男　144

C．超音波内視鏡診断
　1．食道 ……………………………………………………………… 有馬美和子　154
　2．胃 ………………………………………………………………… 赤星和也　168

第4章　内視鏡治療の適応（EMRとESD）

　1．表在型食道癌 ……………………………………… 竹内　学，小林正明　175
　2．早期胃癌 …………………………………………… 吉田将雄，小野裕之　183
　3．十二指腸腫瘍 ……………………………………… 港　洋平，大圃　研　187

第5章　Case Study：Q & A

A．咽頭
　1．鑑別診断
　　Case① ………………………………………………………… 川久保博文　193
　　Case② ………………………………………………………… 川久保博文　198
　2．深達度診断
　　Case① ……………………………………………… 船越真木子，武藤　学　204
　　Case② ……………………………………………… 船越真木子，武藤　学　208

B. 食道

1．鑑別診断

Case ① ……………………………………………………………… 平澤　大　212
Case ② ……………………………………………………………… 平澤　大　217
Case ③ ……………………………………………………………… 平澤　大　221

2．深達度診断

Case ① ………………………………………………… 依光展和，小山恒男　225
Case ② ………………………………………………… 依光展和，小山恒男　229
Case ③ ………………………………………………… 依光展和，小山恒男　233
Case ④ ………………………………………………… 依光展和，小山恒男　239
Case ⑤ ………………………………………………… 依光展和，小山恒男　243

C．胃

1．鑑別診断

Case ① ………………………………………………… 植松淳一，河合　隆　248
Case ② ………………………………………………… 植松淳一，福澤誠克　253
Case ③ ………………………………………………… 植松淳一，河合　隆　258
Case ④ ………………………………………………… 植松淳一，河合　隆　262
Case ⑤ ……………………………………… 関口雅則，小田一郎，谷口浩和　266
Case ⑥ ……………………………………… 関口雅則，小田一郎，谷口浩和　270
Case ⑦ ……………………………………… 居軒和也，小田一郎，谷口浩和　274
Case ⑧ ……………………………………… 居軒和也，小田一郎，谷口浩和　278
Case ⑨ ……………………………………… 居軒和也，小田一郎，谷口浩和　281

2．深達度診断

Case ① ……………………………………………… 大仁田　賢，橋迫美貴子　284
Case ② ……………………………………………… 大仁田　賢，橋迫美貴子　288
Case ③ ……………………………………………… 大仁田　賢，橋迫美貴子　292
Case ④ ……………………………………………… 大仁田　賢，橋迫美貴子　296
Case ⑤ ……………………………………………… 大仁田　賢，橋迫美貴子　300

3．治療法の選択

Case ① …………………………………………………………… 豊泉博史　304
Case ② ………………………………………………… 竹内　学，小林正明　308
Case ③ ………………………………………………… 竹内　学，橋本　哲　312
Case ④ ………………………………………………… 小田島慎也，藤城光弘　316
Case ⑤ ………………………………………………… 小田島慎也，藤城光弘　320
Case ⑥ ………………………………………………… 小田島慎也，藤城光弘　324

D. 十二指腸

1. 鑑別診断
    Case① ……………………………………………………… 赤星和也　328
    Case② ……………………………………………………… 赤星和也　332
2. 深達度診断 …………………………… 原　裕子，土橋　昭，郷田憲一　336
3. 治療法の選択
    Case① …………………………………………… 田島知明，野中康一　340
    Case② …………………………………………… 田島知明，野中康一　344
    Case③ …………………………………………… 田島知明，野中康一　348
    Case④ …………………………………………… 田島知明，野中康一　353
    Case⑤ …………………………………………… 田島知明，野中康一　357

第6章　良性疾患

1. 胃食道逆流症（GERD） ……………………………………… 和泉元喜　362
2. 食道ヘルペス・サイトメガロウイルス ………… 藤原　崇，藤原純子　368
3. カンジダ ……………………………………………………… 古川龍太郎　371
4. IBDに伴う食道病変 ……………………………… 国崎玲子，安原ひさ恵　373
5. 食道・胃静脈瘤 …………………………………… 森　直樹，今津博雄　376
6. 胃ポリープ ………………………………………… 望月恵子，田尻久雄　379
7. 慢性胃炎 ……………………………………………………… 伊藤公訓　382
8. 鳥肌胃炎 ……………………………………………………… 伊藤公訓　384
9. 急性胃粘膜病変（AGML） …………………………………… 和泉元喜　386
10. 胃潰瘍 ……………………………………………… 望月恵子，田尻久雄　388
11. 十二指腸潰瘍 ……………………………………… 望月恵子，田尻久雄　392

● 索引 ……………………………………………………………………… 396

執筆者一覧

編集

田尻久雄	東京慈恵会医科大学先進内視鏡治療研究講座 教授
小山恒男	佐久医療センター内視鏡内科 部長

執筆者（掲載順）

小山恒男	佐久医療センター内視鏡内科
田尻久雄	東京慈恵会医科大学先進内視鏡治療研究講座
吉田幸永	西埼玉中央病院消化器内科
荒川廣志	東京慈恵会医科大学附属柏病院内視鏡部
辰巳嘉英	パナソニック健康保険組合健康管理センター予防医療部消化器検診科
松本貴弘	パナソニック健康保険組合健康管理センター予防医療部消化器検診科
田中雅樹	静岡県立静岡がんセンター内視鏡科
郷田憲一	東京慈恵会医科大学内視鏡科
土岐真朗	杏林大学医学部第三内科
高橋信一	杏林大学医学部第三内科
田辺聡	北里大学医学部新世紀医療開発センター
鼻岡昇	大阪府立成人病センター消化管内科
石原立	大阪府立成人病センター消化管内科
土橋昭	東京慈恵会医科大学内視鏡科
濱田健太	大阪府立成人病センター消化管内科
吉永繁高	国立がん研究センター中央病院内視鏡科
高橋亜紀子	佐久医療センター内視鏡内科
中原慶太	佐賀県医師会成人病予防センター
平澤大	仙台市医療センター仙台オープン病院消化器内科
鈴木晴久	国立がん研究センター中央病院内視鏡科
小田一郎	国立がん研究センター中央病院内視鏡科
谷口浩和	国立がん研究センター中央病院臨床検査部病理
八木一芳	新潟県立吉田病院内科
有馬美和子	埼玉県立がんセンター消化器内科
赤星和也	（株）麻生 飯塚病院 消化器内科
竹内学	新潟大学医歯学総合病院消化器内科
小林正明	新潟大学医歯学総合病院光学医療診療部
吉田将雄	静岡県立静岡がんセンター内視鏡科
小野裕之	静岡県立静岡がんセンター内視鏡科
港洋平	NTT東日本関東病院 消化器内科
大圃研	NTT東日本関東病院 消化器内科
川久保博文	慶應義塾大学医学部一般・消化器外科
船越真木子	京都大学大学院医学研究科腫瘍薬物治療学講座
武藤学	京都大学大学院医学研究科腫瘍薬物治療学講座
依光展和	佐久医療センター内視鏡内科
植松淳一	東京医科大学病院消化器内科・内視鏡センター
河合隆	東京医科大学病院内視鏡センター
福澤誠克	東京医科大学病院消化器内科・内視鏡センター
関口雅則	国立がん研究センター中央病院内視鏡科
居軒和也	国立がん研究センター中央病院内視鏡科
大仁田賢	長崎大学病院消化器内科
橋迫美貴子	長崎大学病院病理診断科
豊泉博史	東京慈恵会医科大学附属病院内視鏡部
橋本哲	新潟大学医歯学総合病院光学医療診療部
小田島慎也	東京大学医学部附属病院消化器内科
藤城光弘	東京大学医学部附属病院光学医療診療部
原裕子	東京慈恵会医科大学附属病院内視鏡部
田島知明	NTT東日本関東病院 消化器内科
野中康一	NTT東日本関東病院 消化器内科
和泉元喜	町田市民病院消化器内科
藤原崇	がん・感染症センター都立駒込病院消化器内科
藤原純子	がん・感染症センター都立駒込病院内視鏡科
古川龍太郎	東京大学医科学研究所附属病院感染免疫内科
国崎玲子	横浜市立大学附属市民総合医療センター炎症性腸疾患（IBD）センター
安原ひさ恵	横浜市立大学附属市民総合医療センター炎症性腸疾患（IBD）センター
森直樹	東京慈恵会医科大学附属病院内視鏡部
今津博雄	東京慈恵会医科大学附属病院内視鏡部
望月恵子	東京慈恵会医科大学附属病院内視鏡部
伊藤公訓	広島大学病院消化器・代謝内科

症例で身につける
消化器内視鏡シリーズ

食道・胃腫瘍診断

確実な鑑別・深達度診断のためのコツとCace Study

改訂版

第1章 解剖と内視鏡挿入法

A. 上部消化管内視鏡

1. 食道・胃・十二指腸の解剖

吉田幸永，荒川廣志，田尻久雄

> 上部消化器内視鏡検査もしくは治療に携わる医療従事者において，上部消化管の解剖は，基礎的なこととして理解することは重要である．本稿では，基礎的な解剖について述べる．

食道

1 食道の解剖

食道は，全長約25cmにわたる筋性の管腔臓器であり，前後に圧迫され扁平であるが，食物が通過する時には内腔は拡張する．

その部位は，「食道癌取扱い規約」によって頸部（cervical esophagus：Ce），胸部（thoracic esophagus：Te），腹部（abdominal esophagus：Ae）に大別されている[1]．

さらに胸部食道は，胸骨上縁から気管分岐部下縁までの胸部上部食道（Ut），気管分岐部下縁から食道胃接合部（esophagogastric junction：EGJ）までを二等分した上半分を胸部中部食道（Mt），その下半分を胸部下部食道（Lt）としている（図1）．

頸部食道は，長さ約5～6cmで，第6頸椎から第1胸椎までの高さで，椎骨の前面にあり，気管のすぐ後ろを下行する．気管との間には，反回神経が走行しており，食道の両側には総頸動脈・内頸静脈・迷走神経がある．胸部食道は気管の後ろをやや左側に偏して下行する．気管分岐部の下方では，右肺動脈・左心房を覆う心膜の後方を下行する．

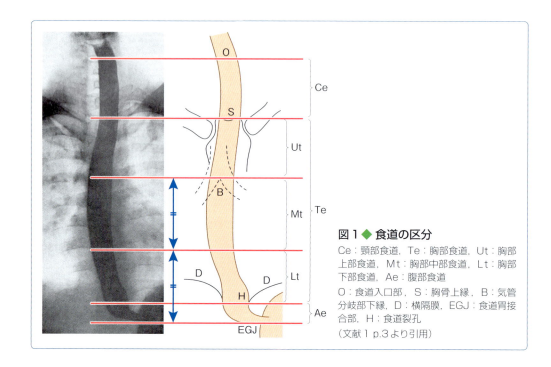

図1 ◆ 食道の区分
Ce：頸部食道，Te：胸部食道，Ut：胸部上部食道，Mt：胸部中部食道，Lt：胸部下部食道，Ae：腹部食道
O：食道入口部，S：胸骨上縁，B：気管分岐部下縁，D：横隔膜，EGJ：食道胃接合部，H：食道裂孔
（文献1 p.3より引用）

血流は，上部は下甲状腺動脈，気管支動脈，中・下部では，固有食道動脈，左胃動脈から栄養されている．食道の静脈は付近の静脈に注ぐ．食道上部の静脈は下甲状腺静脈に，中部の静脈は奇・半奇静脈に注ぐ．
　実際の上部消化管内視鏡検査においては，食道周辺臓器は，その臓器の圧迫によって認識できる．

2 食道の組織

　食道壁は，粘膜上皮（epithelium：EP），粘膜固有層（lamina propria muscularis：LPM），粘膜筋板（muscularis mucosae：MM），粘膜下層（submucosa：SM），固有筋層（muscularis propria：MP）（内側は，輪状筋，外側は縦走筋），外膜よりなる（図2）．

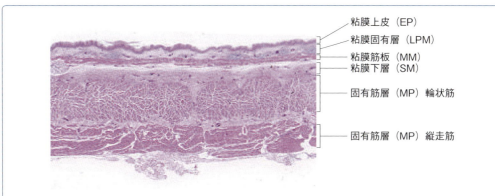

図2◆食道断面組織像
EGJの内視鏡的定義は統一されておらず，欧米では胃粘膜ヒダ上縁であり，わが国では下部食道の柵状血管網下端と定義されている．しかし，胃粘膜ヒダ上縁は内視鏡の送気量によって変化するため，客観性と再現性に乏しくわが国の定義が現実的と思われる

胃

1 胃の解剖

　胃は約3/4が左の季肋部に，約1/4が上腹部にある．上・下両端の噴門と幽門は比較的固定されているが，その間はきわめて可動性に富む．
　「胃癌取扱い規約」では，胃の大彎と小彎をそれぞれ三等分し，胃を3つの領域，上部（U），中部（M），下部（L）に分ける．さらに前・後・大彎・小彎に分ける．全周に及ぶものは，周（Circ）という（図3）[2]．
　周囲との臓器の関係は，胃体部前面に肝左葉，後面に膵体部，胃前庭部では，前面に肝右葉，胆嚢，後面に膵臓が位置している（図4）．

2 胃の組織

　胃内腔から，粘膜層（mucosa：M）粘膜筋板（muscularis mucosae：MM），粘膜下層（submucosa：SM），固有筋層（muscularis propria：MP），漿膜下層（subserosa：SS），漿膜（serosa：S）に分けられる．固有筋層は，内輪，外縦と胃体部では最内層に内側斜走筋が加わり3層構造となる（図5）．

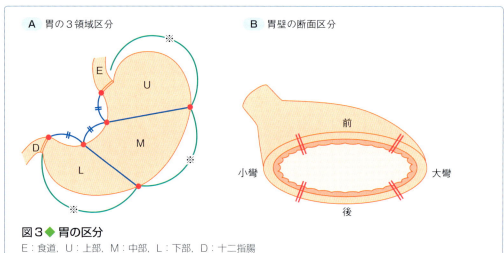

図3 ◆ 胃の区分
E：食道，U：上部，M：中部，L：下部，D：十二指腸
（文献2，p.6より引用）

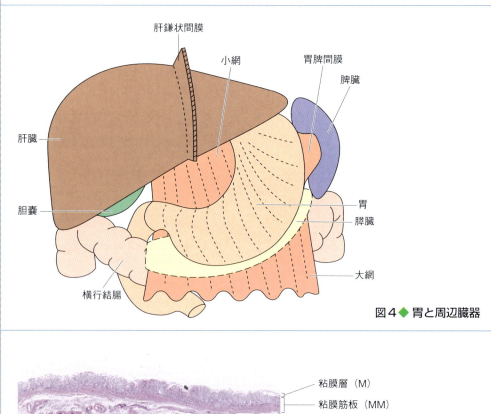

図4 ◆ 胃と周辺臓器

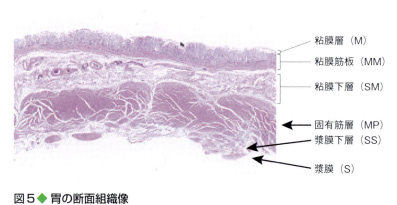

図5 ◆ 胃の断面組織像

十二指腸

1 十二指腸の解剖

十二指腸は幽門輪よりTreitz靭帯までの管腔臓器であり，球部，下行部，水平部，上行部に分けられている．十二指腸は後腹膜臓器であり，前面が後腹膜に覆われ，後腹壁に固定されている．内側には膵頭部が，後壁は下大静脈，右腎，前面には横行結腸がある．

2 十二指腸の組織

十二指腸壁は，内腔から粘膜層（mucosa：M），粘膜下層（submucosa：SM），固有筋層（muscularis propia：MP），漿膜（serosa：S）に分けられる．

文　献

1)「臨床・病理　食道癌取扱い規約 第10版補訂版」（日本食道学会／編），金原出版，2008
2)「胃癌取扱い規約 第14版」（日本胃癌学会／編），金原出版，2010

第1章 解剖と内視鏡挿入法

A. 上部消化管内視鏡

2. スコープ挿入法
（前処置，sedationを含む）

吉田幸永，荒川廣志，田尻久雄

安全な検査を行ううえでスコープの挿入と前処置について理解することが必要である．本稿では，スコープ挿入の基本と前処置，sedationの方法について述べる．

スコープ挿入

1 患者体位

体位はベッド上で左側臥位とし，右手に静脈ラインを確保する．頭は小さく硬い枕におき，ニュートラルなポジションとする．モニターを装着し，必要に応じて鼻カニューレにより酸素投与する．

2 スコープ保持

スコープのコントロール部を左手掌に置き，薬指と小指そして母指球で保持する．母指の先をアップ／ダウンアングルノブに添える．示指，中指は送気・送水ボタン，吸引ボタンの操作のため，フリーの状態にしておく（図1）．トレーニングにより，左右アングルは左親指でコントロールすることができる．コントロール部をひねることにより，シャフトにもその動きが伝わり，トルクをかけることも重要な操作となる．右手は主にシャフトの挿入・抜去などの操作を行い，コントロール部の協調運動として手を沿え，ときに生検など処置具の操作を行う（図2）．

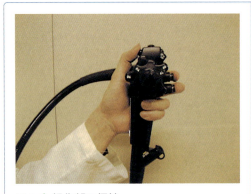

図1◆ 操作部の保持

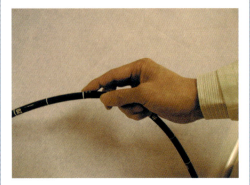

図2◆ シャフトの保持

3 口腔から食道への挿入

スコープをマウスピースから舌の上を沿わしながら中咽頭へ挿入する．この際モニターではなく患者を見る．舌根部がモニターの上に現れたら，嘔吐を誘発しないようスコープを舌根に当てないようにする．下咽頭では，粘調な粘液が付着している場合は送水せず，可及的に吸引する．スコープを下咽頭後壁左側に添わせ，左梨状窩から食道入口部にかけ，抵抗感のないことを確認しながら，ややスコープに右トルクをかけ挿入する．

前処置

1 上部消化管内視鏡検査の前処置

上部消化管内視鏡検査における前処置の過程を示す．

①絶飲絶食

②消泡と粘液除去

消泡剤ジメチコン（ガスコン® ドロップ）4 mL ＋粘液溶解除去剤プロナーゼ（プロナーゼ®MS）2万単位＋重曹1 gを水で80～100 mLに溶かし，適量（当院では約50 mL）を内服する．

③咽頭麻酔

- 2％塩酸リドカインビスカス（キシロカイン®ビスカス）：塩酸リドカイン含量20 mg/mL
- 8％塩酸リドカインスプレー（キシロカイン®ポンプスプレー）：塩酸リドカイン8 mg/1回噴霧
- 4％塩酸リドカイン液（キシロカイン®液）：塩酸リドカイン40 mg/mL

などが用いられる．咽頭麻酔時の塩酸リドカインの使用上限は200 mgであり，これ以上の投与は局所麻酔薬中毒の危険がある．

当院では，キシロカイン®ビスカス3 mLを1分間口腔内に含ませた後に嚥下させ，さらにキシロカイン®スプレーを必要に応じて1～5回ほど咽頭に噴霧している（塩酸リドカイン総量：約70～100 mg）．

④鎮痙薬

副交感神経遮断薬：臭化ブチルスコポラミン（ブスコパン®） 20 mg

またはグルカゴン0.5～1 mg

2 前処置使用薬による副作用

内視鏡検査の前処置に使用する局所麻酔薬や副交感神経遮断薬などにより，さまざまな副作用が出現することがある．

咽頭麻酔薬に使用されるキシロカイン®ビスカス・スプレーにより，アナフィラキシーショック，キシロカイン®中毒を起こす可能性があるため，**過去の局所麻酔薬の使用状況を確認するとともにキシロカイン®使用量を必要最低限とすること（上限200 mg）が重要**である．

副作用としてはショック（血圧低下，顔面蒼白，脈拍異常），急激な体温上昇，筋強直，過呼吸，発汗，振戦，痙攣などの症状が出現するため，注意深い観察が必要である．

副交感神経遮断薬として，臭化ブチルスコポラミンが多く使用されるが，併存疾患により使用禁忌があるため，注射する前に必ず確認をする．また，稀にショックを起こすことがあり，完全に防止する方法はないが，患者の体調や注射後は十分観察することが大事である．

sedation（鎮静）

Sedationの目的は，検査中の患者の不安，不快感を取り除き，治療及び検査の施行を円滑にすることである．

内視鏡検査・治療にはconscious sedationが理想とされている．Conscious sedationとは，鎮静薬投与中に検査中にはうとうとしているが内視鏡医の呼びかけに応ずることができる程度の麻酔深度である．AGA（米国消化器病学会）のガイドラインによると米国の98％以上の医師が日常的にsedationを行っている[1]．わが国では，医療保険上の問題やsedationによる合併症の危惧，各施設の環境から普及しているとはいい難い．

Sedationは意識レベルと呼吸循環系を抑制するので，検査中は両者のモニタリングが必要で

ある．意識レベルは被検者に適時呼びかけて，その理解や応答によって確認する．呼吸循環系はパルスオキシメーターで血中酸素飽和濃度と心拍数を必ずモニタリングし，基礎疾患に応じて自動血圧計や心電図などを追加する．また，各薬剤の拮抗薬（フルマゼニル，ナロキソン）は必ず常備しておく．

検査終了後はリカバリーベッドで十分に休息してもらい，①意識が清明 ②バイタルサインが正常 ③ふらつかずにしっかりと歩行できること，を確認してから帰宅させる．

以下に，内視鏡検査・治療に使用する鎮静薬および拮抗薬の特徴を述べる．

1 ベンゾジアゼピン系鎮静薬（Benzodiazepines：BZD）

BZDの薬理作用は抗不安作用，健忘作用，筋弛緩作用である．副作用には精神神経系では眠気，フラフラ感，頭痛（片頭痛患者に多い），脱抑制（disinhibition：多弁，不安，怒りっぽい，躁状態などの逆説的な興奮状態）がある．循環器系では軽度の血圧低下がみられる．呼吸器系では上気道（咽頭，舌）の弛緩による上気道狭窄と，低換気による血中酸素飽和濃度低下と高炭酸ガス血症がみられる．健常人に適正量を投与している限り，これらの副作用が臨床上問題となることは一般的に稀である．

以下に代表的なBZDの特徴を挙げる．

● ジアゼパム
【商品名】セルシン®，ホリゾン®
【投与量】静注5〜10 mg

内視鏡検査の初期導入量は5〜10 mgであり，必要に応じて5分間隔で追加する．10 mgで十分な鎮静を得ることができるが，高齢者においては減量することが必要である．作用発現時間は1〜2分，作用持続時間40〜60分で，半減期は20〜40時間である．水に難溶性で希釈投与ができないために血管痛が強い．

主な副作用は咳，呼吸抑制であり，いずれも用量依存性で中枢神経系の抑制からのものである．また，注射後の血管痛や静脈炎も起こることがある．

● ミダゾラム
【商品名】ドルミカム®
【投与量】静注0.02〜0.04 mg/kg

ミダゾラムは他のBZDに比して導入が急速で半減期が著明に短いために，調節性がよくて使いやすい．作用発現時間は30秒〜1分半，作用持続時間20〜40分で半減期2〜4時間である．ただし高齢者に大量に投与すると呼吸停止をきたすので注意を要する．オピオイドと併用して使用するとその相乗効果によりミダゾラムの用量を減らせる可能性が示唆されている．また，ミダゾラムは希釈投与が可能なためジアゼパムより静脈炎が少なく，顕著な順行性健忘作用（ミダゾラム投与以降の検査中の苦痛を覚えていない）があるために，経過観察のための複数回の内視鏡検査を患者が受容しやすくなる利点がある．

● フルニトラゼパム
【商品名】ロヒプノール®，サイレース®
【投与量】静注0.004〜0.03 mg/kg

作用発現時間，持続時間や半減期はジアゼパムとほぼ同等である．ジアゼパムと異なり希釈投与が可能なので血管痛が少ない．ミダゾラムよりも作用時間が長いので，長時間の検査もしくは治療に適している．

2 オピオイド

オピオイドは中枢神経系のμ受容体と結合し，モルヒネ様の鎮痛・鎮静作用のほかアトロピン様の抗コリン作用，パパベリン様の鎮痙作用をもつ．

● 塩酸ペチジン
【商品名】オピスタン®
【投与量】静注 35～50 mg

アヘンアルカロイドではなくフェニルピペリジン系鎮痛薬（合成麻薬）であるが，オピオイドμ受容体を介して鎮痛作用を発現する．その鎮痛作用はモルヒネの10分の1程度だが，循環呼吸抑制も弱く安全域が広いため使いやすい．MAO阻害薬投与中の患者は，相互作用により併用は禁忌である（痙攣を誘発する）．内視鏡治療や大腸内視鏡検査など時間がかかり，痛みが予想される症例に対しては，BZD単剤の大量投与よりもオピオイドとBZDの併用の方がよい．

文 献

1) Lawrence, BC：AGA Institute review of endoscopic sedation. Gastroenterology, 133：675-701, 2007

第1章 解剖と内視鏡挿入法

B. 経鼻内視鏡

1. 鼻腔，咽頭の解剖

辰巳嘉英，松本貴弘

> 鼻腔は顔面に垂直に約8cm程度広がっている．接触に注意が必要な部位として，鼻中隔前部（キーゼルバッハ部位）や耳管開口部がある．鼻腔の外側には鼻甲介が存在し，経鼻挿入は鼻甲介と鼻中隔の間の最も広い空間を選択する．
> 本稿では，内視鏡医が経鼻内視鏡施行時に知っておくべき鼻腔，咽頭の解剖について内視鏡手技との関連を中心に述べる．さらに詳細な解剖については，他の文献を参考にされたい[1,2]．

鼻腔の解剖

外鼻孔に続く部分は鼻前庭と呼ばれ皮膚におおわれており，鼻毛が生えている（図1）．内視鏡挿入時は，**必ず鼻前庭を直視下に観察しながら，挿入を行うようにする**．

鼻前庭を通過すると，鼻腔内は粘膜におおわれている．外鼻孔と後鼻孔の間の鼻腔の広がりは，ほぼ顔面に垂直方向に約8cm程度である（図1）．内視鏡やカテーテルを鼻腔内挿入する際の目安となる．

鼻腔内の内側には，鼻中隔が存在し，鼻腔を左右に分けている（図2）．鼻中隔の前方は，血管の豊富なキーゼルバッハ部位（図1）が存在する．**スコープ先端がキーゼルバッハ部位に接触しないように注意を払う必要がある**．

鼻腔内の外側には，血管の豊富な海綿体組織で主に構成されている鼻甲介が存在する．上方

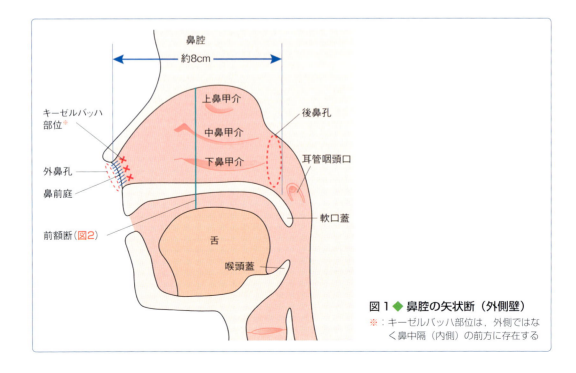

図1 ◆ 鼻腔の矢状断（外側壁）
※：キーゼルバッハ部位は，外側ではなく鼻中隔（内側）の前方に存在する

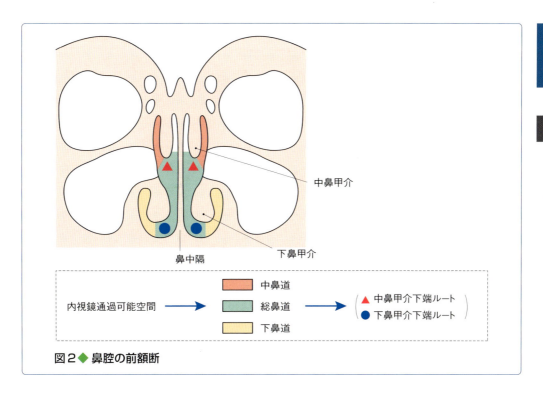

図2◆鼻腔の前額断

より，上・中・下の3つの鼻甲介が存在するが，経鼻挿入時には，中鼻甲介・下鼻甲介の2つしか観察できない（図2）．

> **コツ**
> 硝酸ナファゾリン（プリビナ®）などの血管収縮薬を点鼻することにより，鼻甲介は退縮し鼻腔が広がる．

> **Point**
> 左右の鼻腔のうち，中鼻甲介が観察されやすい鼻腔の方が広い．挿入鼻腔選択の参考になるので知っておくとよい．

上・中・下の3つの鼻甲介のそれぞれ下面から外側の空間は上・中・下鼻道と呼ばれているが，いずれもスコープが通過できるだけの広さはない．**実際にスコープが通過するのは，中鼻甲介や下鼻甲介と鼻中隔の間の空間で，総鼻道と呼ばれている**．経鼻内視鏡の挿入は総鼻道のうちの最も広い空間を適宜選択して行われる（図2）．

> **MEMO**
> 挿入ルートをより明確に表現するために，**右鼻腔の中鼻甲介・下鼻甲介の下端を通る場合は，それぞれ右中鼻甲介（下端）ルート，右下鼻甲介（下端）ルート**というように呼称する[3]（図2）．

咽頭部の解剖

咽頭は，後鼻孔から食道・喉頭に至る部分である．上咽頭の外側壁に，耳管咽頭口がある（図1）．スコープ先端が耳管咽頭口に接触しないようにする．

上咽頭から中咽頭にかけて，管腔方向が急に屈曲して下咽頭に続く（図1）．経鼻挿入時の一過性の鼻痛や稀に起こるスコープの抜去困難の多くはこの屈曲部で生じる．

> **コツ**
> 常に，自然に会話する程度の位置に下顎の位置を保つように注意する．

下咽頭では，喉頭蓋・梨状陥凹・咽頭後壁などの構造がみられる（図3）．

> **MEMO**
> 咽頭癌の好発部位は，下咽頭の梨状陥凹・咽頭後壁である．

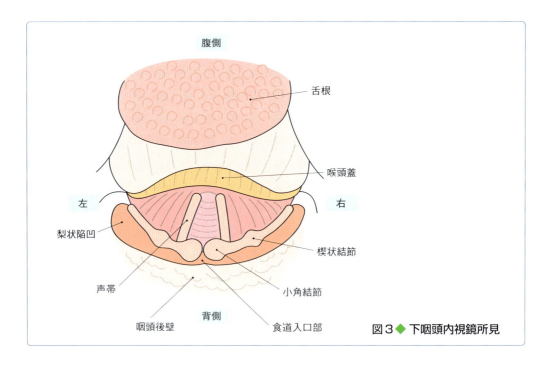

図3 ◆ 下咽頭内視鏡所見

文献

1) 飯村陽一，他：経鼻内視鏡検査に必要な耳鼻咽喉科領域の基礎知識．「経鼻内視鏡マニュアル」（宮岡正明，阿部公紀／編），pp23-32，羊土社，2007
2) 斉藤裕子，他：経鼻内視鏡に必要な解剖用語．消化器内視鏡，19：624-630，2007
3) 岡村誠介：IV．経鼻内視鏡検査手順 3．咽頭観察と食道挿入法 C．咽頭観察と挿入法（経鼻挿入）．「経鼻内視鏡による胃がん検診マニュアル」（日本消化器がん検診学会，胃細径内視鏡検診研究会／編），pp37-38，医学書院，2014

第1章 解剖と内視鏡挿入法

B. 経鼻内視鏡

2. 挿入法

辰巳嘉英, 松本貴弘

左側臥位における経鼻挿入時の内視鏡像は上下左右が反転する．そのため，右鼻腔では画面上左に見える鼻中隔に沿いスコープを進める．上咽頭では下に見える咽頭後壁に沿って弱いアップでスコープを進める．強い鼻痛や抵抗があるときは，挿入を中止する．
本稿では，経鼻挿入の手技を抜去時の注意事項とともに述べる．前処置ならびに鼻腔麻酔については，他の文献を参考にされたい[1, 2]．

検査体位とスコープの準備

検査時体位は，坐位で行う施設もあるが本稿では経口法と同じく，左側臥位で行う手技を解説する．**挿入直前には，潤滑用ゼリーをスコープに適量塗布するとともに，必ずスコープの送気・送水状態を確認しておく．スコープは，先端を直線化し，示指で支え，挿入時も直線状態を保つように心がける．**

経鼻挿入手技

1 前鼻庭から後鼻孔まで

鼻孔に添えるようにスコープを挿入し，鼻毛を確認したうえで，鼻腔内を観察する．

> **コツ**
> 鼻孔に入れようとするのではなく，**スコープ先端を鼻孔に添えるようにする．**鼻中隔前部のキーゼルバッハ部位に接触しないように注意する．

経鼻挿入における内視鏡画像は上下左右が反転しているので注意が必要である．**右鼻腔では画面の左に鼻中隔**（図1A），**左鼻腔では右に鼻中隔が見える**こと，スコープは基本的に**鼻中隔に沿う方向に進める**ことを記憶しておく．
中鼻甲介の下端を通過する経鼻挿入ルートは，**内視鏡画像上は中鼻甲介の上を越えてゆくように見え**（図1B, C），後鼻孔付近に達すると，画面の上方へ向かっているように見える．耳管咽頭口に接触しないように注意しながら，アップ方向にスコープを進める（図1F）．中鼻甲介・下鼻甲介下端ルートとも，内視鏡画像上のイメージは，逆さにした鼻腔モデルと一致する（図2）[3]．
狭い鼻腔に無理に挿入することのないように注意し，中鼻甲介下端ルート（図1B, C）あるいは下鼻甲介下端ルート（図1D, E）のうち，最も広い空間を随時選択しながら挿入する．内視鏡の挿入にやや抵抗を感じる場合は，ローテーション操作などを加えて抵抗の減弱を図りながら挿入する．

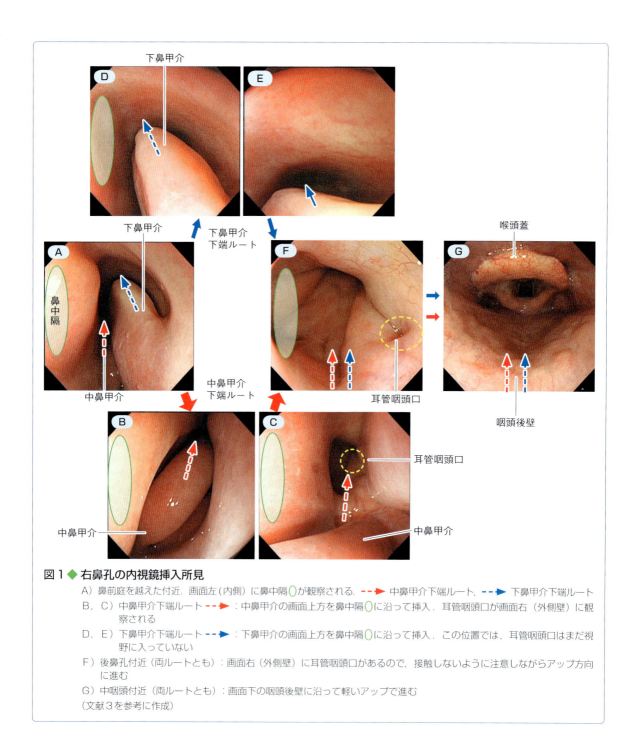

図1 ◆ 右鼻孔の内視鏡挿入所見

A）鼻前庭を越えた付近．画面左（内側）に鼻中隔◯が観察される．- - ▶ 中鼻甲介下端ルート，- - ▶ 下鼻甲介下端ルート

B，C）中鼻甲介下端ルート - - ▶：中鼻甲介の画面上方を鼻中隔◯に沿って挿入．耳管咽頭口が画面右（外側壁）に観察される

D，E）下鼻甲介下端ルート - - ▶：下鼻甲介の画面上方を鼻中隔◯に沿って挿入．この位置では，耳管咽頭口はまだ視野に入っていない

F）後鼻孔付近（両ルートとも）：画面右（外側壁）に耳管咽頭口があるので，接触しないように注意しながらアップ方向に進む

G）中咽頭付近（両ルートとも）：画面下の咽頭後壁に沿って軽いアップで進む

（文献3を参考に作成）

> **コツ**
>
> 右手でスコープを捻るのではなく，**右手を視点にして，左手を上げ下げする**ことでスコープ先端を回旋させる．鼻腔内で内視鏡先端を屈曲させるような操作はしない．

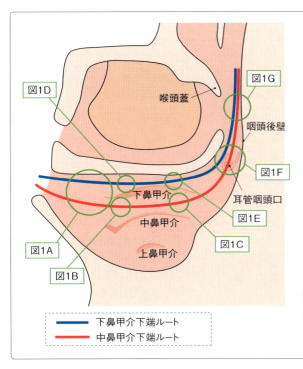

図2 ◆ 上下を反転して見た鼻腔挿入ルート
図1の写真提示の順に経鼻挿入時のスコープ先端の位置を理解しやすいように左鼻腔の絵を示している
（文献3を参考に作成）

> **Point**
> 下鼻甲介下端ルートの方が中鼻甲介下端ルートに比べて後鼻孔から上咽頭にかけての角度が急峻になりやすいため（図2），**可能であれば中鼻甲介下端ルートを優先する**．

2 後鼻孔から下咽頭まで

後鼻孔から上咽頭にかけては，鼻痛・内視鏡抵抗に気をつけ，軽いアップで咽頭後壁（画面下に見える）に沿ってスコープを進める（図1G，図2）．上咽頭で前方の観察が困難となるケースでは，口を閉じて発声させながら内視鏡を進めると視野をとりやすい．食道挿入は経口法と同じであるが，軽く嚥下させながら挿入する．挿入時に強い鼻痛を訴えたり，強い抵抗を感じる場合は，挿入を中止する．

> **コツ**
> 鼻孔の外で内視鏡がたわまない程度に鼻孔近くで内視鏡を保持する．

内視鏡抜去

咽頭まで内視鏡を抜去した後，**鼻腔内をよく観察しながら慎重に抜去**する．

> **コツ**
> 上咽頭から後鼻孔にかけて，稀に抜去困難を経験することがある．このような場合は，①**下顎の角度を変更してみる**，②**内視鏡をローテーションしながら引く**，③**潤滑用ゼリーを鼻孔に近い内視鏡軟性部に塗布した後，内視鏡を一度食道内まで挿入したうえで軽く前後させ，抜去困難箇所での内視鏡の滑りを改善する**といった方法を試みる[3, 4]．

> **Point**
>
> 鼻出血の有無・程度（**Mori A. らの分類**：grade 0-normal mucosa, grade 1-mucosal redness, grade 2-oozing hemorrhage, grade 3-overt bleeding）[5,6] の記録として，**抜去時に挿入ルートの鼻甲介を含めた鼻腔の撮影を行う**[3,6]．挿入した鼻腔の左右や鼻出血の有無・程度の記載には，**クリティカルパス**[3,6] **を活用するとよい**．鼻出血が多い症例では，**歯科で用いるローラーコットンに血管収縮剤をしみこませて挿入しておくとよい**[3,4]．

文 献

1) 辰巳嘉英，立花俊治：経鼻内視鏡検査の前処置．「経鼻内視鏡マニュアル」（宮岡正明，阿部公紀／編），pp33-52，羊土社，2007

2) 安田 貢：IV．経鼻内視鏡検査手順 2 前処置・前投薬．「経鼻内視鏡による胃がん検診マニュアル」（日本消化器がん検診学会，胃細径内視鏡検診研究会／編），pp28-35，医学書院，2014

3) 辰巳嘉英，他：経鼻内視鏡を用いた上部消化管スクリーニング検査の要点．Gastroenterol Endosc, 50：3076-3088, 2008

4) 川田和昭：III．インフォームド・コンセントとリスク管理 2.偶発症とその対処法．「経鼻内視鏡による胃がん検診マニュアル」（日本消化器がん検診学会，胃細径内視鏡検診研究会／編），pp20-24, 医学書院，2014

5) Mori A, et al：A proposal for grading nasomucosal injury as a complication of transnasal endoscopy. Endoscopy, 40 Suppl 2：E60, 2008

6) 小林正夫：V．偽陰性対策と事後管理 7.所見記載に関する工夫（鼻腔ルート詳細）．「経鼻内視鏡による胃がん検診マニュアル」（日本消化器がん検診学会，胃細径内視鏡検診研究会／編），pp70-71, 医学書院，2014

第2章 食道・胃腫瘍の基本事項

1. 疫学とリスクファクター
①咽頭〜食道SCC

田中雅樹

> 咽頭癌は，死亡率・罹患率が男女ともに上昇している．食道癌の死亡率は近年減少傾向にあるが，男性の罹患率は増加している．咽頭癌（中・下咽頭癌）と食道癌では共通するリスクファクターが多く，効率的なスクリーニング検査を行ううえで，各疾患についての基礎的な知識を身につけておくことが重要である．

わが国における咽頭癌・食道癌の疫学

1 咽頭癌の頻度

　文献1による，口腔・咽頭癌の性別年齢調整死亡率・罹患率の推移（1958〜2013年）を示す（図1A）．口腔・咽頭癌は男女ともに増加を続けており，2013年の死亡率は男性では人口10万対8.4，女性は3.2である．口腔癌と咽頭癌を別々に集計したデータはないが，2013年の死亡数でみると，口腔・咽頭癌全体で7,179人に対し，中・下咽頭癌は2,388人であり，4割弱を占める計算となる．

　胃癌（男性：人口10万対25.2，女性：9.2）や大腸癌（男性：人口10万対21.1，女性：12.2）など，消化器内視鏡医が接する機会の多い癌腫と比べるとかなり頻度は低いが，死亡率・罹患率ともに増加傾向が続いており，日常診療で遭遇する機会は今後増える可能性がある．耳鼻咽喉科医だけではなく，消化器内視鏡医も咽喉頭領域のスクリーニング検査の一端を担っていることを自覚する必要がある．

　咽頭癌の組織型は，頭頸部悪性腫瘍全国登録（2011年版）によると，扁平上皮癌が90％以上を占め，リンパ上皮癌（上咽頭癌の15％），類基底細胞癌，腺様嚢胞癌，粘表皮癌などはいずれも1％以下である[2]．

2 食道癌の頻度

　文献1による，食道癌の性別年齢調整死亡率・罹患率の推移（1958〜2013年）を示す（図1B）．食道癌は1970年頃から男女ともに増加傾向であり，2013年の死亡率は男性では人口10万対15.8，女性は2.9である．

　罹患率も，男女ともに増加傾向にあり，2010年の罹患率は男性では人口10万対29.1，女性では5.0である．死亡率に比して罹患率が増加している理由としては，内視鏡によるスクリーニング検査が導入されたことにより，早期発見され根治治療が可能な病変が増加していることが考えられる．

　わが国においては，食道癌の90％以上が扁平上皮癌であり，その他の組織型としては腺癌（1.5％）の頻度がやや多いくらいで，腺扁平上皮癌，腺様嚢胞癌，未分化癌，癌肉腫などはいずれも1％以下である[3, 4]．

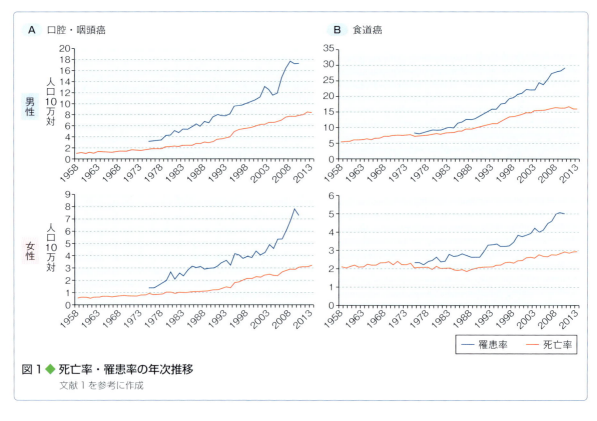

図1 ◆ 死亡率・罹患率の年次推移
文献1を参考に作成

咽頭癌・食道癌のリスクファクター

1 喫煙・飲酒による発癌

　中・下咽頭癌と食道癌は，いずれも扁平上皮癌が大半を占めており，共通するリスクファクターも多い．その中でも代表的なものが，喫煙と飲酒である．喫煙は，ほかの多くの疾患のリスクファクターでもあり，リスクに関する啓蒙活動も盛んであるため，喫煙率は減少傾向にある．わが国でも年々減少傾向にあり，成人男性の喫煙率が1960年代には80％を超えていたが，近年では30％台まで低下している[5,6]．飲酒に関しては，清酒換算で1日1合以上を週に3日以上飲む「飲酒習慣者」の割合は，1989年と2012年の比較で，男性では減少（51.5→34.0％）傾向にあるが，女性は微増（6.3→7.3％）している[6]．

　喫煙と飲酒には相互作用があり，飲酒歴のない喫煙者（8本/日以上）で発癌率が約6倍，喫煙歴のない大量飲酒者（150 gのエタノール＝清酒7.5合/日以上）では約14倍，喫煙歴・大量飲酒歴いずれもある場合には約50倍とされている．アルコール自体が発癌物質というわけではなく，代謝される過程で生じるアセトアルデヒドが発癌に強く関与しており，**アルデヒド脱水素酵素2型**（aldehyde dehydrogenase 2：ALDH2）の遺伝子多型が発癌のリスク因子であることも明らかにされている．ALDH2のホモ欠損者は高リスクであるが，いわゆる下戸のため，アルコール多飲者となる可能性も低い．ヘテロ欠損者は，飲酒を始めた当初は顔が赤くなる・動悸がするなどアルデヒドによる飲酒後症状を呈し，飲酒量が制限されるが，長期の飲酒習慣で「鍛える」ことによりアルデヒドへの耐性が生じ，大量飲酒が可能となる場合がある．このようにALDH2ヘテロ欠損者が大量飲酒を行うと，アルデヒドが代謝されないまま長時間体内にとどまるため，発癌リスクが高まると考えられている．要するにALDH2ヘテロ欠損者は中・下咽頭癌，食道癌になるリスクが高い．これらの患者の拾上げは簡単な問診で行うことができるため[7,8]，

飲酒歴を聴取する際には,「飲酒で顔が赤くなるか」,「昔は赤くなっていたが今はならないか」を確認し,ハイリスク患者を抽出することが重要である.

また,咽頭癌・食道癌はfield cancerizationの概念で知られているように,多重・多発癌の頻度が高い[9].これらの癌の既往は,双方の癌においてハイリスク患者であることを意味する.

2 喫煙・飲酒以外のリスクファクターによる発癌(表1)

喫煙・飲酒以外のリスクファクターとしては,熱い飲食物や噛みたばこの習慣が古くから知られている.近年では,HPV(human papilloma virus)と中咽頭癌の関連が有名であり,化学放射線療法における予後因子としても注目されている.Plummer-Vinson症候群(鉄欠乏性貧血,舌炎,嚥下困難)は稀な疾患だが,下咽頭輪状後部癌,頸部食道癌のリスクファクターである.

> **MEMO**
> 咽頭癌・食道癌は,胃癌や大腸癌に比べて疾患の頻度が低く,通常のスクリーニング検査で発見される機会が多いとはいえない.一方で,進行癌に対する根治治療の侵襲は大きく,QOLを著しく損なう可能性があり,早期発見して低侵襲治療につなげることが重要である.疾患を理解し,ハイリスク患者や好発部位を意識して検査を行うことが,効率的な検査を行う第一歩である.

表1 ◆ 咽頭癌・食道癌の部位別リスクファクター(飲酒・喫煙以外)と好発部位

	リスクファクター	好発部位
上咽頭癌	熱い飲食物 EBV,ホルムアルデヒド	側壁>後上壁
中咽頭癌	HPV,噛みたばこ	側壁>前壁
下咽頭癌	熱い飲食物 慢性鉄欠乏性貧血(女性)	梨状陥凹
食道癌	熱い飲食物 肥満,胃食道逆流症(腺癌)	胸部中部

EBV:ebstein-bar virus,HPV:human-papilloma virus

文 献

1) 国立がん研究センターがん対策情報センター:http://ganjoho.jp/
2) Report of Head and Neck Cancer Registry of Japan Clinical Statistics of Registrated Patients. Japan Society for Head and Neck Cancer, Cancer registry Committee, 2011
3) Comprehensive registry of esophageal cancer in Japan (1998, 1999) & long term results of esophagectomy in Japan (1988-1997) 3rd edition.
4) 「臨床・病理 食道癌取扱い規約 第10版補訂版」(日本食道学会/編),金原出版,2008
5) 「全国たばこ喫煙者率調査」,JT,2014
6) 「平成24年国民健康・栄養調査報告」,厚生労働省,2014
7) 横山 顕,他:大酒家の食道扁平上皮癌におけるアルコール代謝酵素の関連からみた 多発癌および口腔咽頭と胃の多臓器重複癌.胃と腸,38:339-348,2003
8) Yokoyama T, et al:Health risk appraisal models for mass screening of esophageal cancer in Japanese men. Cancer Epidemiol Biomarkers Prev, 17:2846-2854, 2008
9) Slaughter DP, et al:"Field cancerization" in oral stratified squamous epithelium. Cancer, 6:963-968, 1953

第2章 食道・胃腫瘍の基本事項

1. 疫学とリスクファクター
②Barrett食道

郷田憲一

> わが国において胃食道逆流症罹患率の上昇に伴うBarrett食道・腺癌の増加が懸念されており，実際，Barrett腺癌は漸増傾向にある．GERD/Barrett食道・腺癌のリスクファクターの多くは共通しており，それらを理解したうえで内視鏡検査に臨む必要がある．

わが国におけるBarrett食道・食道腺癌の疫学

1 Barrett食道の頻度（今後の課題含めて）

わが国におけるBarrett食道の頻度として，最も一般的に知られているのが，GERD研究会におけるデータである[1]．GERD（gastroesophageal reflux disease：胃食道逆流症）症状を有する患者2,577名の頻度はSSBE（short segment Barrett's esophagus）20.8％，LSBE（long segment Barrett's esophagus）0.2％であり，SSBE：LSBE = 104：1とLSBEは稀といえる．

後述するごとく，欧米とわが国ではBarrett食道の定義・診断基準が異なるため，両者を単純比較することはできないが，欧米の一般人口におけるBarrett食道の有病率は1.6％との報告がある．GERD患者におけるBarrett食道の頻度は，2つの報告でそれぞれ，SSBE 3％・9％，LSBE 1％・5％（SSBE：LSBE = 3 or 1.8：1）とされ，わが国に比しLSBEの頻度が圧倒的に高い[2]．

わが国において内視鏡検査に基づいたBarrett食道の頻度に関する報告では，SSBEが5.8〜51.9％と報告によって大きなばらつきがある．この一因として，わが国における内視鏡的な食道胃接合部（esophagogastric junction：EGJ）の定義として「食道下部の柵状血管の下端」が広く用いられており，その血管がどの程度（視認性・長さ）みえればBarrett食道ありとするのか観察者間で異なる可能性が考えられる．欧米諸国では，「胃大彎の縦走ヒダの口側終末部」がEGJと定義されており，さらに生検によるSIM（specialized intestinal metaplasia）の組織学的証明が必須である（英国を除く）．一方，わが国では，"腸上皮化生の有無は問わない"とされている[3]．

わが国の定義・診断基準を，国情の異なる欧米諸国に合わせていく必要はない．しかし，Barrett腺癌の症例数が圧倒的に多い欧米は，この分野の多くで日本をリードしていることは間違いない．今後，欧米諸国と積極的に議論し，Barrett食道・腺癌の診断と治療の向上に挑んでいく必要があり，Barrett食道の定義・診断基準を融合させる方向で進めていくべきであろう．

2 Barrett腺癌（食道腺癌）の頻度（今後の課題含めて）

日本食道学会の全国登録システムをベースにしたデータによると，わが国の食道悪性腫瘍の大多数（約90％）は扁平上皮癌である．一方，食道腺癌・Barrett腺癌の占める割合は，1999年2.1％→2006年4.7％と漸増している（図）．

GERDとBarrett食道との因果関係は明らかであり，最近の一般人口ベースのコホート研究[4]においてもBarrett食道を有する場合の腺癌発生リスクは，ない場合と比較して11.3倍高まる（以前には30〜40倍との報告もある）とされ，Barrett食道と食道腺癌との関係も衆目の一致するところである．欧米諸国では過去20〜30年で急速に食道癌に占める腺癌の比率が高まり，現在では，その半数以上を腺癌，すなわちBarrett腺癌が占めている．

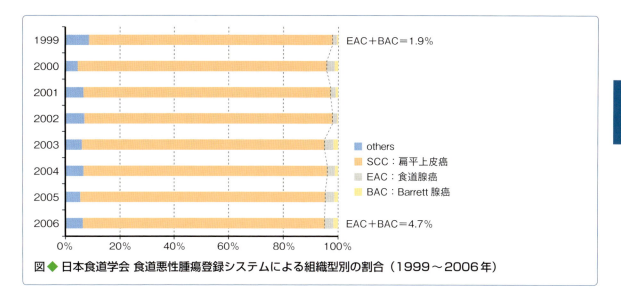

図◆日本食道学会 食道悪性腫瘍登録システムによる組織型別の割合（1999〜2006年）

　約50年前の統計では，米国における扁平上皮癌と食道腺癌の比率は，現在のわが国と同様に，扁平上皮癌が圧倒的多数を占めていた．Barrett腺癌の発癌には人種間格差があり，白人男性の発癌率が有意に高いとの報告もある．よって，Barrett腺癌における欧米の継時的変化を，そのままわが国に当てはめることはできない．しかし，わが国におけるGERD患者の増加傾向[5]，ヘリコバクターピロリ（$H.\ pylori$）感染率の低下に伴う酸分泌の亢進，高齢化による食道裂孔ヘルニア罹患率の上昇・下部食道括約筋機能の低下などを鑑みると，今後，Barrett腺癌が増加していく可能性を懸念せざるを得ない．

　Barrett食道から前癌状態であるhigh grade dysplasia（HGD）が発生した場合，浸潤癌へと進展する頻度は5年以内に30〜50％と高く，進行癌を含めたBarrett腺癌の5年生存率は15％と，その予後は極めて不良である．一方でHGDや粘膜癌は，適切な内視鏡的切除術and/orラジオ波焼灼術による低侵襲治療を施すことにより，良好なQOLと長期予後が得られるため，早期発見・治療が極めて重要である．

　後述するBarrett食道・食道腺癌のリスクファクターを有する患者に対して積極的に内視鏡によるスクリーニングを行っていく必要があるが，わが国独自の疫学的データに基づいたリスクファクターは未だ明らかになっていない．また，発癌症例の集積も不十分であるため，Barrett食道を有する患者に対するサーベイランスプログラムもわが国にはない．今後，わが国におけるBarrett食道・腺癌症例から疫学的データを収集し，日本人におけるリスクファクター，わが国の内視鏡診療の現状に即したスクリーニング・サーベイランスプログラムを構築していくべきと考える．

Barrett食道・食道腺癌のリスクファクター

　Barrett食道の発生とその発癌のリスクファクターは，ほぼ重複している．食道腺癌も含めた，Barrett食道の最大のリスクファクターはGERDであり，高齢・男性・白色人種・肥満・$H.\ pylori$感染（除菌後）・喫煙・食物（亜硝酸塩含有・高脂肪食）などとの関連性が指摘されている（表）．そのなかでわが国において問題となるファクターについて概説したい．

表 ◆ Barrett 食道・腺癌の関連因子

	背景・基礎疾患	嗜好品	食物
危険因子：リスクファクター	男性 高齢 白色人種 肥満症 （メタボリックシンドローム） 胃食道逆流症（GERD） *H. pylori* 除菌後	喫煙	亜硝酸塩含有食材 （レタス・ホウレンソウなど） 高脂肪食
抑制因子	*H. pylori* 感染 プロトンポンプ阻害薬 NSAIDs 内服 スタチン内服（高脂血症薬）	少量のワイン	野菜（生野菜，アブラナ科）

1 肥満

　肥満はGERDおよびBarrett食道に深く関与している．わが国に比し，肥満人口が10倍ほど多い米国では，body mass index（BMI）＞25 kg/m^{2}の女性においてGERDの頻度が2〜3倍に上昇し，症状も重篤化するとされ，BMI高値（30 or 35 kg/m^{2}以上）とBarrett食道のリスクは相関関係にあると結論づけている報告が多い．しかし，BMIを腹囲とウェストヒップ比（waist hip ratio：WHR）で補正すると，その相関性は認められなくなるという報告もあり，BMIがBarrett食道のリスク因子として，直接的に関与するかは明確にはなっていない．最近ではBMIよりも，むしろ内臓肥満の指標となる腹囲や前述したWHRの重要性が注目されており，WHRが男性で0.9以上，女性で0.85以上となるとBarrett食道の発生リスクは2倍になるとの報告もある．内臓肥満は腹腔内圧の上昇による機械的な十二指腸・胃液の食道への逆流を惹起するだけでなく，腹腔内脂肪組織に由来するホルモン様タンパク質である炎症惹起性アディポカインの放出増加がBarrett食道の形成および発癌の促進因子になると考えられている．

2 食物

　食物に関しては，欧米スタイルの高脂肪食とともに，野菜・果物の摂取不足がBarrett食道・腺癌のリスクファクターとしてあげられている．Pohlらの報告によると，最低1日4食以上の野菜・果物の摂取が，有意な発癌抑制効果を示すとされている[6]．男性では生野菜（葉物），アブラナ科の野菜（カブ，キャベツなど）の摂取によって，Barrett食道の形成自体が予防されるとの報告がある．逆に女性において亜硝酸塩の摂取はBarrett食道・腺癌のリスクファクターとなることが指摘されており，亜硝酸塩を多く含有するレタスやホウレンソウは避けるべき野菜との報告もある[7]．

3 嗜好品

　アルコール摂取は量の如何にかかわらず，食道腺癌のリスクファクターとならないばかりか，Barrett食道のリスクファクターともならないと報告された．さらに，Barrett食道に関しては種類別に関係なく適度のアルコール摂取によりBarrett食道のリスクが減じることに加え，ワインの摂取がBarrett食道のリスクを有意に低下させる（Odds比：0.71，95％ CI 0.52〜0.98）ことが示された[7]．アルコールの摂取は胃酸分泌の亢進と下部食道括約筋圧の低下を惹起し，GERDを悪化させることによりBarrett食道形成を促進すると考えられていたが，まったく異なる機序で抑制的に働く可能性も示唆されている．

　喫煙は明らかなリスクファクターである[7]．一度でも喫煙をした場合，食道腺癌，食道胃接合部腺癌発生のOdds比はそれぞれ1.96（95％ CI 1.64〜2.34），2.18（95％ CI 1.84〜2.58）であり，

統計学的に有意なリスク因子となることが報告された．また，生涯喫煙数（pack-year）についても腺癌発生のリスクと相関し，非喫煙者と比較した場合，45 pack-years以上ではOdds比 2.73（95% CI 2.27～3.29）まで上昇するとされている．この数値は，現役喫煙者における肺腺癌のOdds比とほぼ同等である．さらに，禁煙による食道腺癌発生リスクの低下も示されており，10年以上の禁煙歴は10年未満に比し，より大きく発癌リスクを低下させるとの報告がある．そのため，Barrett食道患者に対しては禁煙指導を徹底すべきである．

4 H. pylori除菌後

わが国においてH. pylori感染率（60歳以上で60％前後）は，欧米諸国（10～30％程度）に比し著しく高いため，H. pylori感染とBarrett食道・腺癌との関連性は極めて重要である．これまでに数多くの検討がなされており，H. pylori感染はBarrett食道の罹患率を上昇させるとの報告があるものの，Barrett食道・腺癌患者におけるH. pylori感染率は有意に低いとする報告の方が多く，H. pylori感染はBarrett食道の形成・発癌に対し抑制的に働くとする見解が一般的である[8]．その機序として，H. pylori感染に端を発する胃粘膜萎縮により酸分泌能が低下し，食道内への酸逆流が減少することで，GERDとBarrett食道に対して保護的に作用することがあげられた．実際に，Fischbachらの報告では胃体部の萎縮がある，もしくは制酸剤（PPI or H_2受容体拮抗薬）を週に1回以上服用している場合に限り，H. pylori感染とBarrett食道の間に逆相関が生じるとされている[8]．日本を含む東アジアで単離されるH. pylori菌の95％以上がCag A陽性である．Cag A陽性菌はCag A陰性に比し，より高度の萎縮性胃炎を惹起するため，Barrett食道の形成に対して抑制的に働くとする報告が1990年代よりなされてきた．

今後，わが国において，H. pylori除菌療法が普及するにつれ，胃癌のリスクが軽減される反面，Barrett腺癌のリスクが増大する可能性がある．しかし，除菌療法はわが国で圧倒的に罹患率の高い胃癌を予防する観点から，現時点では除菌療法を優先すべきであろう．

5 Barrett食道・腺癌の的確な拾上げ

まず，患者のリスクファクターの有無に留意した診療を行う必要がある．次にGERDをはじめ複数のリスクファクターを有する患者に対しては，積極的に内視鏡によるスクリーニングを行う．そして，Barrett食道と診断した際には，定期的にサーベイランスを行い腺癌の早期発見に注力すべきである．そのためにも，日本人におけるBarrett食道・腺癌のリスクファクターを明らかにし，わが国の現状に即したスクリーニング・サーベイランスのプログラムを検討・確立することが急務と考える．

文献

1) 河野辰幸，他：日本人のBarrett粘膜の頻度．Gastroenterol Endosc, 47：951-973, 2005
2) Westhoff B, et al.：The frequency of Barrett's esophagus in high-risk patients with chronic GERD. Gastrointest Endosc, 61：226-231, 2005.
3) 「臨床・病理 食道癌取扱い規約 第10版補訂版」（日本食道学会／編），金原出版，2008
4) Hvid-Jensen F, et al：Incidence of adenocarcinoma among patients with Barrett's esophagus. N Engl J Med, 365：1375-1383, 2011
5) Hongo M, et al：Epidemiology of reflux disease and CLE in East Asia. J Gastroenterol, 38：25-30, 2003
6) Pohl H, et al：Risk factors in the development of esophageal adenocarcinoma. Am J Gastroenterol, 108：200-207, 2013
7) Thrift AP, et al：Alcohol and the Risk of Barrett's Esophagus: A Pooled Analysis from the International BEACON Consortium. Am J Gastroenterol, 109：1586-1594, 2014
8) Fischbach LA, et al：The association between Barrett's esophagus and Helicobacter pylori infection：a meta-analysis. Helicobacter, 17：163-175, 2012

第2章 食道・胃腫瘍の基本事項

1. 疫学とリスクファクター
③胃

土岐真朗，高橋信一

> 胃癌は男女で死亡率・罹患率ともに減少傾向にあり，ヘリコバクターピロリ菌の除菌適応の拡大に伴い，さらに減少傾向となると予測される．リスクファクターとして，ヘリコバクターピロリ菌感染，喫煙・飲酒習慣，高塩分摂取などがあげられる．これらを踏まえ，本稿では，胃癌の疫学とリスクファクターについて概説する．

胃癌の疫学

1 はじめに

胃癌の世界的地理分布をみると，わが国を含むアジア諸国，東欧諸国，中南米諸国が流行地域である．なかでもアジア諸国の年齢調整罹患率は最も高く，死亡数および罹患数では全世界の70％以上を占めているといわれている．一方，アフリカや北アメリカは死亡率，罹患率ともに低い地域である[1]．流行地域に共通した胃発癌の要因は，塩分摂取量が多く，ヘリコバクターピロリ（以下 H.pylori）菌の感染率が高いことである．

2 胃癌の死亡数・死亡率

わが国における胃癌の疫学的特徴は過去半世紀の間に著しく変動してきた．かつて日本人の死亡原因のトップであった胃癌の死亡数は1998年に肺癌と入れ替わり，現在2位である[2]．特に，女性では大腸癌，肺癌についで3位となり，戦後の1950年当時は，癌総死亡数の約48％を占めていたが，2011年には約14％まで下がっている[1,2]．

2012年に癌で死亡した人は364,872例（男性216,975例，女性147,897例）であり，胃癌は48,632例で，第2位である（表1）[2]．

日本人の年齢分布の変動を補正して算出した年齢調整死亡率でみていくと，対数グラフで直線的に減少傾向を示し，2020年までに男性では肺癌，肝臓癌，大腸癌，前立腺癌に次いで5位に，女性においては，肺癌，乳癌，大腸癌，肝臓癌，膵臓癌に次いで6位に下がると予測されている．また，胃癌の死亡率低減の1つは，早期診断（診断能），治療技術の向上も関連があると考えられる．

3 胃癌の罹患数・罹患率

2010年に新たに診断された癌（罹患全国推計値）は805,236例（男性468,048例，女性337,188例）で，そのうち胃癌は125,730例で，罹患率は戦後から現在に至るまで1位を占めている．しかし，女性に限っては乳癌や大腸癌についで3位にまで下がっている（表2）[2]．

1975年には胃癌は癌の総罹患数の36％を占めていたが，2008年には16％を占めるにすぎなかった[1,2]．また，その変動を年齢調整罹患率で推定すると，2020年までに死亡率同様，肺癌についで2位，女性では子宮癌とも入れ替わり4位に下がると予測されている．

このような現状と，胃癌の大きなリスクファクターであるH.pylori感染率の低下に加え，2010年には除菌の適応が拡大し，萎縮性胃炎においても保険診療で除菌治療が認められ除菌が加速していることから，わが国では高齢化社会がピークを過ぎる2040年頃までには男女ともに胃癌

表1 ◆ 2013年の癌死亡数および順位

	1位	2位	3位	4位	5位
男性(人)	肺 52,054	胃 31,978	大腸 25,808	肝臓 19,816	膵臓 15,873
女性(人)	大腸 21,846	肺 20,680	胃 16,654	膵臓 14,799	乳房 13,148
男女計	肺 72,734	胃 48,632	大腸 47,654	膵臓 30,672	肝臓 30,175

表2 ◆ 2010年の癌罹患数（全国推計値）および順位

	1位	2位	3位	4位	5位
男性(人)	胃 86,728	肺 73,727	大腸 68,055	前立腺 64,934	肝臓 31,244
女性(人)	乳房 68,071	大腸 50,924	胃 39,002	肺 33,514	子宮 23,367
男女計(人)	胃 125,730	大腸 118,979	肺 107,241	乳房 68,071	前立腺 64,934

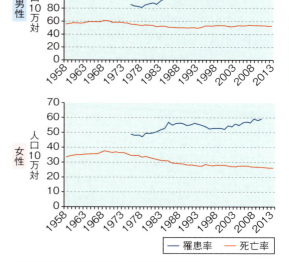

図 ◆ 胃癌の死亡率および罹患率の推移
（文献2を参考に作成）

が日本人の主要な癌ではなくなっている可能性が示唆される（図）．

胃癌のリスクファクター

胃発癌に関係する最も重要なリスクファクターは*H.pylori*感染である．胃粘膜の持続する慢性炎症が遺伝子変異を蓄積し胃癌を発症すると考えられる．*H.pylori*の持続感染を筆頭に，高食塩摂取，喫煙，家族・遺伝性，EBウイルス感染，A型胃炎などのリスクファクターが複雑に絡み合い発癌をきたすと考えられる．

1 *H.pylori*感染

胃の分化型および未分化型腺癌は*H.pylori*感染に伴う慢性炎症を背景に発症する（**第6章-7表参照**）．*H.pylori*感染により惹起された慢性炎症が，胃粘膜のさまざまな分子生物学的，病理形態学的変化の原因となり，最終的には胃発癌と大きく関連している．胃発癌に関与する因子は*H.pylori*感染以外にもあるが，*H.pylori*感染に高食塩摂取や喫煙などほかの因子が加わることで発癌しやすくなる．

鳥肌胃炎における胃癌発生の機序は不明な点も多いが，若年者未分化型胃癌のハイリスク群として認識する必要があり，除菌治療による積極的な胃発癌予防が重要である．

2 高食塩摂取

胃癌の死亡率・罹患率は地域によって大きく異なり，わが国を含めた東アジアでは高率である．その理由の1つとして食習慣などの環境因子の差があげられる．2003年に世界保健機構（WHO）と食糧農業機関（FAO）は高食塩食の胃発癌促進作用について"probable"と判定しており[3]，2007年のWorld Cancer Research Fund/American Institute for Cancer Researchの報告では，食塩および塩蔵食品は胃癌の危険因子とされている[4]．また，食塩摂取，*H.pylori*感染と胃発癌との関連性についてはいろいろな動物モデルを用いた検討で指摘され，食塩は*H.pylori*

感染症例において胃癌を促進する因子であり，H.pylori感染症例に対しては減塩を促すことで胃発癌リスクを減少させる可能性も示唆されている[4]．

3 喫煙

国際がん研究機構（International Agency for Research on Cancer：IARC）は，2004年の報告のなかで，胃癌を喫煙関連癌として位置づけている．これまでの日本における喫煙と胃発癌の関連を検討したコホート研究や症例・対照研究によると，いずれも胃癌リスクの有意な上昇を認め，男性においてはほぼ一致して，女性については過半数の研究で胃癌と関連があると報告されている．喫煙対策の推進により胃癌罹患をさらに減少させることが可能であると考えられる[5]．

4 家族性・遺伝性

胃癌の頻度が比較的高いわが国では，遺伝的背景のある胃癌の正確な頻度は明らかではないが，北米では5～10％と推定されている[6]．遺伝性胃癌はE-カドヘリン遺伝子（CDH1）の生殖細胞変異の報告以来，欧米を中心に種々の人種で発見され，わが国でも発見されている．2010年に改訂された国際胃癌リンケージコンソーシアムで再定義されたコンセンサスガイドラインの診断基準を表3に示す[7]．③，④は新たに追加された項目であるが，40歳前後の胃癌が稀でないわが国でも同様の診断基準を適用すべきか疑問が残る．

表3 ◆ 国際胃癌リンケージコンソーシアムで再定義されたコンセンサスガイドラインの診断基準

① 家系内に2人胃癌患者を有し，そのうち1人は50歳以前にDGCと診断された場合
② 年齢問わず，DGCの患者が第一度近親者または，第二近親者に少なくとも3人いる場合
③ 40歳以前に診断されたDGC患者で，家系内で孤発の場合
④ DGCと乳腺小葉癌の両疾患の既往歴あるいは家族歴をもち，そのうちの片方の疾患が50歳以前に診断された場合

DGC：diffuse gastric carcinoma（びまん性胃癌）

5 EBウイルス

EBウイルスはヘルペスウイルス科に属する約170kbの二本鎖DNAウイルスである．EBウイルスは初めてヒト腫瘍ウイルスとしてバーキットリンパ腫組織より分離され，その後の血清学的検索でヒトにおいて広く潜伏感染していることが明らかとなった．上咽頭癌や，近年では免疫抑制状態で起こる日和見Bリンパ腫の原因としても注目されている．胃癌については，現在全世界の胃癌の約10％がEBウイルス陽性であると報告されている[8]．EBウイルスは一部の胃癌において，H.pylori感染同様，発癌に関連する因子として重要なものと考えられる．

6 A型胃炎

A型胃炎は自己免疫機序による慢性萎縮性胃炎であり，悪性貧血，無酸症とそれに伴う高ガストリン血症を合併する．自己抗体として抗内因子抗体，抗ガストリンレセプター抗体，またH$^+$/K$^+$ATPaseを抗原とする抗壁細胞抗体がみられる．A型胃炎における胃癌発症機序は不明である．しかし，ガストリンはその受容体を介してCキナーゼなどを活性化し細胞増殖を促進するため，高ガストリン血症が胃癌発症の原因の1つと考えられる[9]．

> **MEMO**
> H.pylori感染陰性における胃癌として，胃底腺型胃癌が近年散見されるようになった．なかには高悪性度の病変も存在することが判明しており，今後さらに注目される病変であると考えられる．

文 献

1) 田島和雄:日本における胃癌の疫学的動向:概論.日本臨床増刊,72:39-46,2014
2) 国立癌研究センター癌対策情報センター:http://ganjoho.jp/
3) World Health Organization:Diet, Nutrition and the prevention of Chronic Disease, Report of a Joint WHO/FAO Expert Consultation. WHO Technical Report Series, 916, 2003
4) 加藤総介:胃癌の危険因子 食塩摂取.日本臨床増刊,72:63-67,2014
5) 笹月 静,津金昌一郎:胃癌の危険因子 喫煙と胃癌.日本臨床増刊,72:68-72,2014
6) Guilford P, et al:Hereditary diffuse gastric cancer: translation of CDH1 germline mutations into clinical practice. Gastric Cancer, 13:1-10, 2010
7) Fitzgerald RC, et al:Hereditary diffuse gastric cancer: updated consensus guidelines for clinical management and directions for future research. J Med Genet, 47:436-444, 2010
8) 岩切 大:胃癌の危険因子 EBウイルス感染と胃発癌.日本臨床増刊,2:58-61,2014
9) 中田裕久:*H.pylori*感染以外の胃癌の成因 5-A型胃炎と胃癌(カルチノイドを含む).臨牀消化器内科,21:1-5,2006

2. 病型分類・肉眼分類
①食道癌

小山恒男

食道癌取り扱い規約第10版（2008年版）では食道癌の病型を壁深達度が肉眼的に粘膜下層までと推定される病変を「表在型」とし，固有筋層以深におよんでいると推定される病変は「進行型」に分類された．さらに，「表在型」の基本型は0型とされ，0-Ⅰ，0-Ⅱ，0-Ⅲに亜分類された．また，「進行型」は1～4型の基本型と分類不能型である5型に亜分類された．

第10版補訂版の特徴（病型分類に関して）

1 表在癌と早期癌の定義
- 早期癌：原発層の壁深達度が粘膜内にとどまる食道癌を早期食道癌と呼ぶ．リンパ節転移の有無を問わない．
- 表在癌：癌腫の壁深達度が粘膜下層までにとどまるものを表在癌と呼ぶ．リンパ節転移の有無を問わない．

2 壁深達度

従来使用されてきたM1，M2，M3という表記はなくなり，EP，LPM，MMという表記へ変更された．

T1a：癌腫が粘膜内にとどまる病変
　T1a-EP：癌腫が粘膜上皮内にとどまる病変．
　T1a-LPM：癌腫が粘膜固有層にとどまる病変．
　T1a-MM：癌腫が粘膜筋板に達する病変．

T1b：癌腫が粘膜下層にとどまる病変
　SM1：粘膜下層を3等分し，上1/3にとどまる病変．
　SM2：粘膜下層を3等分し，中1/3にとどまる病変．
　SM3：粘膜下層を3等分し，下1/3に達する病変．

3 内視鏡切除標本の深達度

内視鏡切除標本では粘膜下層を3等分することが不可能であるため，粘膜筋板から200μm以内の粘膜下層にとどまる病変をSM1とし，粘膜筋板から200μmを越える粘膜下層に浸潤する病変はSM2と定義された．T1aに関しては上記と同じである．

4 表在型の亜分類

表在型の亜分類は左のようになっている．

0-Ⅰ型　表面隆起型
　0-Ip　有茎性
　0-Is　無茎性
0-Ⅱ型　表面型
　0-Ⅱa　表面隆起型
　0-Ⅱb　表面平坦型
　0-Ⅱc　表面陥凹型
0-Ⅲ型　表在陥凹型

5 混合型の表記法

複数の基本型が混在する場合は面積の広い病型から先に記載し，＋でつなぐ．また，深達度が最も深い病型にダブルクォーテーション（""）を付す．例えば，0-ⅡcとⅡaが混在し，Ⅱcの方が広いが，Ⅱa部分でsm浸潤している場合は0-Ⅱc＋"Ⅱa"と記載する．

0-Ⅰ型

規約には明記されていないが，一般に0-Ⅰ型は高さが1mmを越える隆起であり，隆起の高さが1mm以下の場合は0-Ⅱaに分類される．内視鏡で隆起の高さを正確に計測することが不可能だが，内視鏡的に明らかな隆起であり，空気大量でも変形しない目立つ隆起を呈する癌はこの病型に入れられる．また0-Ⅰ型は基底部の広さより高さが目立つ0-Ⅰp型と，無茎で高さよりも基底部の広さが目立つ0-Ⅰs型に亜分類される．

0-Ⅰ型癌の食道扁平上皮癌はほぼ100％粘膜下層へ浸潤しており，この点が胃癌と大きく異なる．このように食道扁平上皮癌の病型分類は深達度を反映するため，臨床的にきわめて有用である．

■ 症例1：0-Ⅰs（70歳代）

Mt，前壁に境界不明瞭な隆起性病変を認めた．隆起の頂部は軽度陥凹していたが，その境界は不明瞭であった（図1A）．NBIでも同様の所見で，明らかなbrownish areaは認められなかった（図1B）．頂部のNBI拡大観察にて，軽度延長したIPCLを認めたが，拡張，蛇行，口径不同，形状不均一は認められなかった（図1C）．ヨード染色では，頂部の陥凹部の一部のみが不染を呈し，大部分は染色された（図1D）．

新鮮切除標本では境界不明瞭な隆起性病変で，その頂部に陥凹を認めた（図1E）．ヨード染色では全面的に染色された（図1F）．最終診断はT1b-SM2（1,600μm，幅10,000μm），ly0，

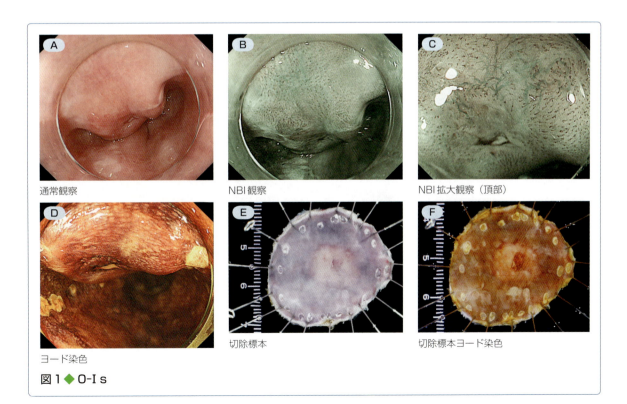

図1 ◆ 0-Ⅰs

v0, HM0, VM0, 0-Is, 13×11 mmであった.

このようなSMT様病変を認めた際にはbasaloid squamous cell carcinomaやadenoic cystic carcinomaなどの特殊型腫瘍を鑑別にあげる必要がある. しかし, 通常のSCC (squamous cell carcinoma) でも稀ながら, このような形態を呈することがあるため, 注意を要する.

■ 症例2：0-Is（80歳代男性）

　Mt, 後壁に, くびれを有する境界明瞭な隆起性病変を認めた. やや発赤調で, 表面は凹凸不整であり, 扁平上皮癌と診断した（図2A）. NBIでは基部は周囲を同色調だが, 頂部は茶色調を呈した（図2B）. NBI拡大内視鏡にて太く緑色の異常血管が認められ, 食道学会分類のType B3血管と診断した（図2C）. Type B3血管の典型像である. ヨード染色では頂部のみが不染帯を呈した. 最終診断はSCC, T1b-SM2（1,000 μm, 幅4,200 μm）, ly2, v0, 0-Is, 23×15 mmであった（図2D）.

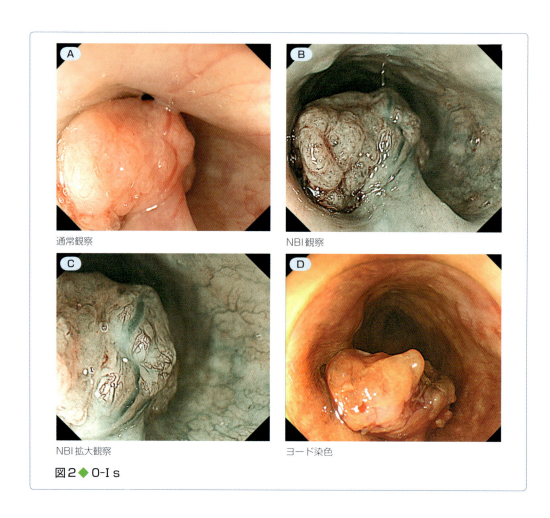

図2 ◆ 0-Is
A: 通常観察　B: NBI観察　C: NBI拡大観察　D: ヨード染色

0-Ⅱa型

■ 症例3：0-Ⅱa（50歳代男性）

　Mt，前壁に境界明瞭な発赤調の平坦隆起性病変を認めた．通常観察でも拡張した血管が観察された（図3A）．NBIでは拡張，蛇行，口径不同，形状不均一のみられるループ様血管が認められ，Type B1と診断した（図3B）．中央部は小結節状であり（図3C），肛門側は平坦であった（図3D）．NBI拡大観察にて肛門側の血管は口側よりは細径であったが，口径不同，走行不整があり，Type B1と診断した（図3E）．ヨード染色では境界明瞭な不染帯を呈した（図3F）．以上より，0-Ⅱa型SCC，T1a-LPMと診断し，ESDを施行した．

　新鮮切除標本では境界明瞭な扁平な隆起性病変で，肛門側はより発赤が強かった（図3G）．

　ヨード染色にて境界明瞭な不染帯を呈し，最終診断はSCC，T1a-LPM，ly0，v0，HM0，VM0，0-Ⅱa，13×6 mmであった（図3H）．

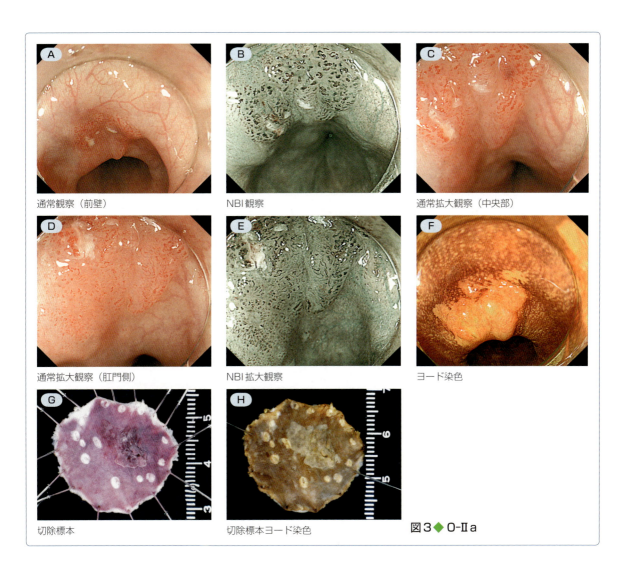

A 通常観察（前壁）　B NBI観察　C 通常拡大観察（中央部）
D 通常拡大観察（肛門側）　E NBI拡大観察　F ヨード染色
G 切除標本　H 切除標本ヨード染色

図3 ◆ 0-Ⅱa

■ 症例4：0-Ⅱa（60歳代男性）

　Mt，前壁に発赤調の微小隆起を認めた．表面には微細な凹凸不整を認めたが，あまりに微小病変すぎ，その境界を明瞭に認識することはできなかった（図4A）．NBIでは境界明瞭なbrownish areaとして認識され，その表面に微細な血管模様を認めた（図4B）．NBI拡大観察では拡張，口径不同を認め食道学会分類のType B1であった（図4C）．ヨード染色にて同病変は境界明瞭な不染を呈した（図4D）．最終診断は長径1 mmのSCC，T1a-EPであった．

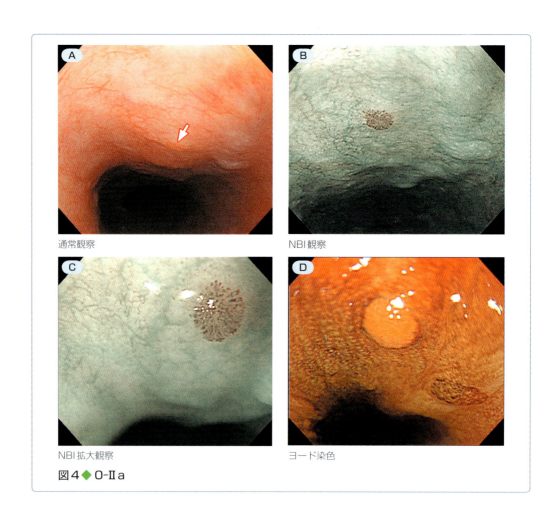

通常観察　　　　　　　　　　　　　NBI観察

NBI拡大観察　　　　　　　　　　　ヨード染色

図4 ◆ 0-Ⅱa

■ 症例5：0-Ⅱa（60歳代男性）

　Ut，後壁に褪色調の顆粒状隆起性病変を認めた（図5A）．NBIでも同様に平坦な褪色調隆起性病変であった（図5B）．NBI拡大観察を試みたが，血管はほとんど観察されなかった（図5C）．このように褪色調病変ではNBI拡大観察が困難な場合がある．ヨード染色では境界明瞭な不染帯を呈し（図5D），畳目模様は病変内を通過した（図5E）．以上より，深達度T1a-EP-LPMのSCCと診断し，ESDを施行した．

　新鮮切除標本では中央部に扁平な褪色調隆起性病変を認めたが，その境界は不明瞭であった（図5F）．ヨード染色では境界明瞭で不整型の不染帯を呈した（図5G）．最終診断はSCC，T1a-LPM，ly0，v0，HM0，VM0，0-Ⅱa，11×9 mmであった．

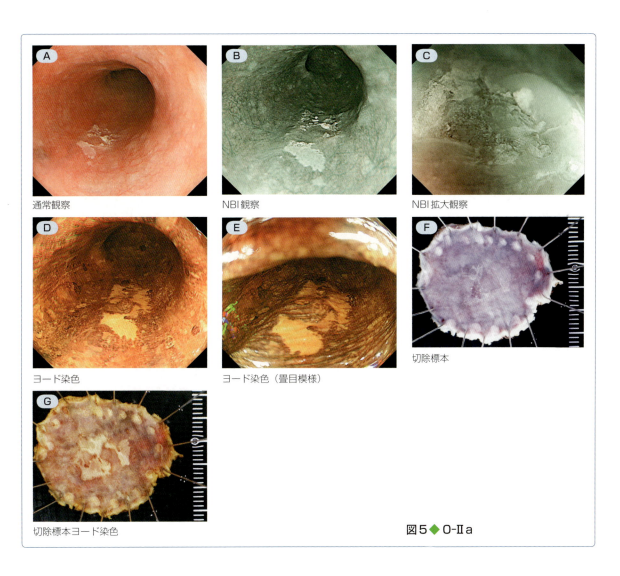

図5 ◆ 0-Ⅱa

O-Ⅱb型

■ 症例6：O-Ⅱb（70歳代男性）

　Mt，右壁に平坦な発赤調領域を認めたが，その境界は不明瞭であった（図6A）．NBIでは後壁，右壁側にbrownish areaを認め，その境界は通常観察よりは明瞭となった（図6B）．NBI拡大観察にてドット状の異常血管を認めType B1と診断した（図6C）．ヨード染色では境界明瞭な不染帯を呈し，内部に畳目模様が観察された（図6D）．深達度T1a-EP-LPMと診断し，ESDを施行した．

　新鮮切除標本では中央部に発赤と褪色が混在する領域を認めたが，その境界は不明瞭であった（図6E）．ヨード染色では境界明瞭な不染帯を呈した（図6F）．最終診断はSCC，T1a-LPM，ly0，v0，HM0，VM0，0-Ⅱb，14×13 mmであった．

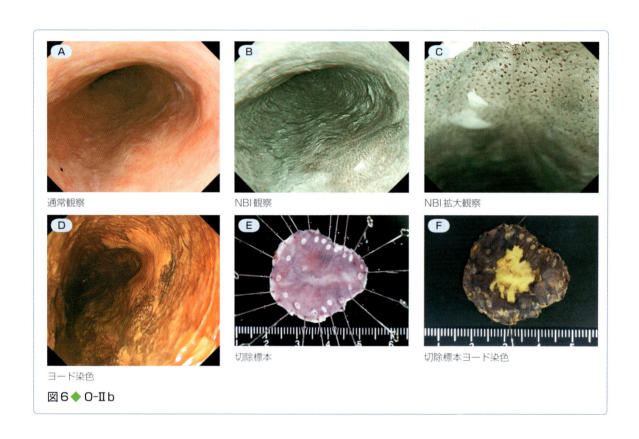

A 通常観察　B NBI観察　C NBI拡大観察
D ヨード染色　E 切除標本　F 切除標本ヨード染色

図6 ◆ O-Ⅱb

O-Ⅱc型

■ 症例7：O-Ⅱc（60歳代男性）

　Lt，左壁に境界明瞭な発赤調の陥凹性病変を認めた．陥凹底には軽度の凹凸不整を認めた（図7A）．NBIでは同様に境界明瞭な陥凹性のbrownish areaを認めた（図7B）．NBI拡大観察では陥凹面全体に拡張蛇行，口径不同，走行不整，形状不均一を認める異常血管が観察されType B1と診断した（図7C）．ヨード染色では境界明瞭で不整型なヨード不染帯を呈した（図7D）．以上より，T1a-EP-LPMのO-Ⅱc型SCCと診断し，ESDを施行した．

　新鮮標本では境界明瞭な発赤陥凹性病変で（図7E），ヨード染色では境界明瞭で不整型のヨード不染帯を呈し，口側に同時多発病変を伴っていた（図7F）．最終診断はSCC，T1a-LPM，ly0，v0，HM0，VM0で，主病変がO-Ⅱc，32×26 mm，副病変がO-Ⅱb，8×8 mmであった．

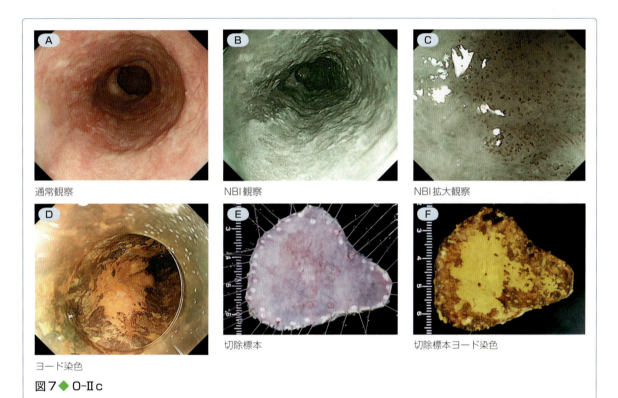

A 通常観察　B NBI観察　C NBI拡大観察
D ヨード染色　E 切除標本　F 切除標本ヨード染色

図7 ◆ O-Ⅱc

0-Ⅲ型

■ 症例8：0-Ⅲ（70歳代男性）

　　Lt, 後壁に境界明瞭な発赤陥凹性病変を認め，その周囲はSMT様に隆起していた（図8A）．空気量を減弱すると中央部の陥凹が目立ち，縦ヒダは病変を避けるように走行していた（図8B）．空気量を変化させても中央の陥凹および辺縁隆起部の形に変化がないことから，粘膜下層へ浸潤した癌と診断できる．このように，空気量を変えた観察は深達度診断に有用である．NBIでは陥凹部のみがbrownish areaとなり，辺縁隆起部には規則正しいIPCLが認められたことから，同部は非腫瘍性上皮と診断した（図8C）．ヨード染色では，やはり陥凹部のみが不染となり，辺縁隆起部は良染された（図8D）．ESD後の固定標本にて，同病変は境界明瞭な陥凹性病変であり，辺縁隆起を伴っていた（図8E）．最終診断はSCC，T1b-SM2（2,500 μm，幅7,000 μm），ly0，v0，HM0，VM0，0-Ⅲ，11×8 mmであった．

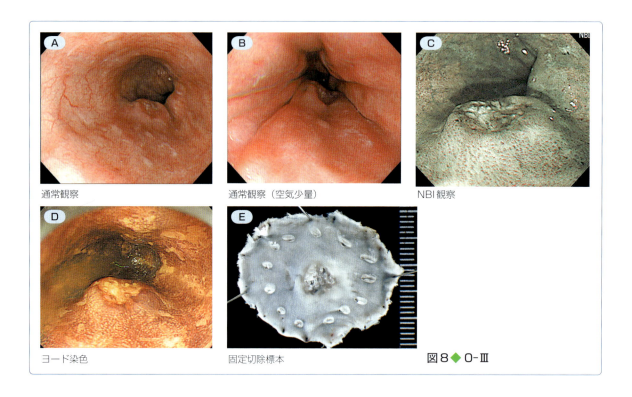

図8 ◆ 0-Ⅲ

おわりに

　　本稿では0-Ⅰから0-Ⅲまでの典型例を示した．病型分類は癌の組織型，深達度を診断するうえで重要な情報源であるが，その情報収集にはコツがある．**食道の蠕動を利用して，正面からのみならず側面報告からも観察する**ことが重要であり，また**空気量の調整による形の変化を観察**することで，より詳細な情報を得ることができる．

2. 病型分類・肉眼分類
②胃癌

田辺 聡

> 胃癌の肉眼分類は「胃癌取扱い規約」（日本胃癌学会編，第14版）に準じて行われる．胃癌は深達度から早期癌と進行癌に分けられ，早期癌は0型，進行癌は1型から5型に分類される．本稿では早期癌を中心に肉眼分類の基本と診断のポイントについて概説する．

◆ 肉眼分類

現在，「胃癌取扱い規約」は2010年に出版された第14版[1]が用いられている．

早期癌については表記に際し，まず0型であることを明記し，0-Ⅰ，0-Ⅱa，0-Ⅱb，0-Ⅱc，0-Ⅲに分類される．複合型の場合は，より広い病変から順に「+」記号でつないで記載を行う．すなわち0-Ⅱc+Ⅲ，0-Ⅱa+Ⅱcなどとなる．

◆ 0-Ⅰ型：隆起型

0-Ⅰ型は明らかな腫瘤状の隆起が認められる病変であり，「胃癌取扱い規約 第14版」では隆起の高さが2～3mmまでのものを0-Ⅱa型とし，それを越えるものを0-Ⅰ型とするのが一般的であると記載されている．過形成性ポリープに類似した形態をとることが多い．表面は八ツ頭状に大小不同の粗大結節を呈する場合と，表面は一見平滑であるが過形成性ポリープと比較し小さく不揃いな粘膜模様を呈する場合とがみられる．

● 症例1（0-Ⅰ型，M癌，分化型）

胃前庭部小彎にみられる隆起性病変である（症例1）．丈が比較的高く，周囲粘膜と比較し発赤調を呈する．表面は全体に平滑であるが，詳細に観察すると凹凸がみられる．過形成ポリープにみられるような，より赤みの強い顆粒状の所見はない．

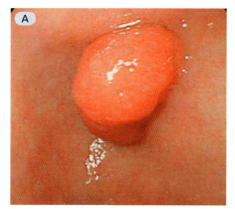
通常観察

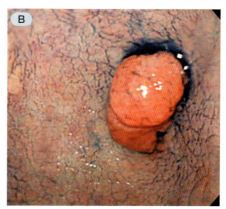
インジゴカルミン撒布像

症例1 ◆ 0-Ⅰ型，M癌，分化型癌

O-Ⅱa型：表面隆起型

　O-Ⅱa型は表面型であるが，低い隆起が認められる病変であり，隆起の高さが2〜3 mmまでのものとされる．O-Ⅰ型と区別が難しい場合もある．隆起型の場合，随伴した表層進展を伴う場合があるため，周囲粘膜の詳細な観察が重要である．鑑別診断として胃腺腫があげられる．両者とも扁平の隆起を呈するが，胃腺腫は白色調で比較的結節が均一であるのに対して，O-Ⅱaは発赤調か周囲粘膜と同色調を呈し，表面の結節も大小不同を呈する．

● 症例2（O-Ⅱa型，M癌，分化型）

　胃前庭部大彎にみられるやや褪色調の扁平隆起性病変である（症例2）．中心部は一部丈の高い部分もみられる．表面性状は比較的均一であるが，口側と比較し肛門側の顆粒は大きい．胃腺腫との鑑別が必要であるが，中心部の粗大結節と表面性状の違いからO-Ⅱaと診断される．

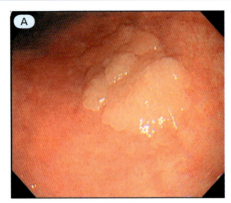

通常観察　　　　　　　　　　　インジゴカルミン撒布像

症例2◆ O-Ⅱa型，M癌，分化型癌

O-Ⅱb型：表面平坦型

　O-Ⅱb型は正常粘膜にみられる凹凸を超えるほどの隆起・陥凹が認められない病変である．色調のわずかな変化や胃小区の変化のみで，高低差を認めない病変である．周囲粘膜とのわずかな色調の違いや血管網の不明瞭化などが発見のきっかけとなる．

● 症例3（O-Ⅱb型，M癌，分化型）

　胃角大彎にわずかに発赤する領域をみる（症例3）．近接すると周囲粘膜とは異なる領域として認識される．インジゴカルミンを撒布すると病変の境界はむしろ不明瞭となる．インジゴカルミンを洗浄することにより再度病変が認識された．

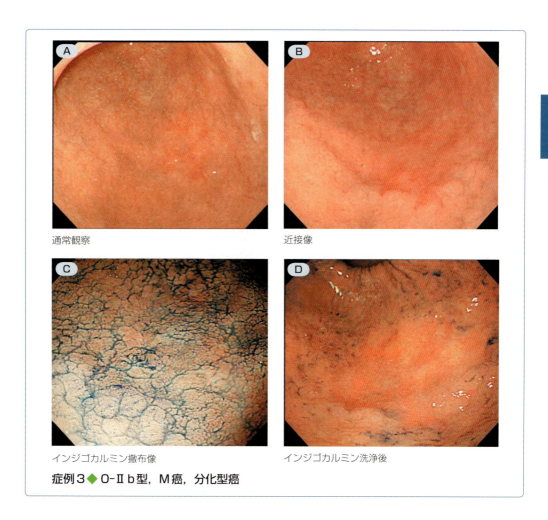

症例3 ◆ O-Ⅱb型，M癌，分化型癌

（A: 通常観察, B: 近接像, C: インジゴカルミン撒布像, D: インジゴカルミン洗浄後）

🞲 O-Ⅱc型：表面陥凹型

　O-Ⅱc型はわずかなびらん，または粘膜の浅い陥凹が認められる病変である．組織型により陥凹面の色調，陥凹辺縁の性状が異なることが多い．分化型癌は発赤を，未分化型癌は褪色を呈することが多い．陥凹辺縁の性状については，未分化型癌では比較的境界が明瞭であるのに対して，分化型癌では境界が不明瞭な場合も見受けられる．

● 症例4（O-Ⅱc型，M癌，分化型）
　辺縁隆起を伴った陥凹性病変で，陥凹内には小結節がみられる（症例4）．陥凹辺縁は一部境界が不明瞭となっている．

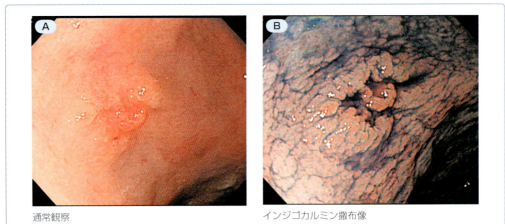

通常観察　　　　　　　　　　　　　インジゴカルミン撒布像
症例4◆ O-Ⅱc型，M癌，分化型癌

● 症例5（O-Ⅱc型，M癌，低分化型）
　陥凹境界が比較的明瞭で，陥凹内には大小の結節がみられ（症例5），いわゆる聖域（インゼル）の所見である（⇦）．

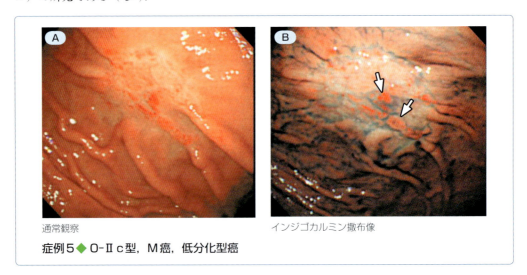

通常観察　　　　　　　　　　　　　インジゴカルミン撒布像
症例5◆ O-Ⅱc型，M癌，低分化型癌

● 症例6（O-Ⅱc型，M癌，低分化型2mm大の微小癌）
　胃前庭部後壁に発赤域がみられる（症例6）．インジゴカルミンを撒布すると発赤の肛門側に星芒状の微小陥凹がみられる．直径5mmの円盤を目安にすると2mm大の病変であることがわかる．

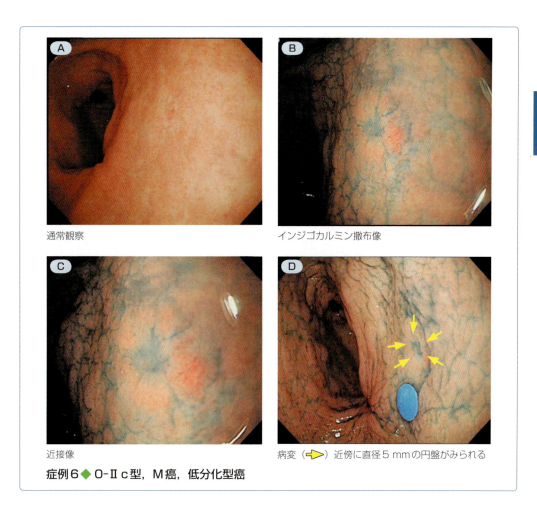

通常観察　インジゴカルミン撒布像

近接像　病変（→）近傍に直径5 mmの円盤がみられる

症例6 ◆ O-Ⅱc型，M癌，低分化型癌

● 症例7（O-Ⅱc型，SM癌，分化型）

　胃体下部大彎に発赤する陥凹性病変をみる（症例7）．辺縁隆起がやや目立ち，陥凹内に厚みがあることよりSM浸潤が疑われる．深達度はSM2であった．

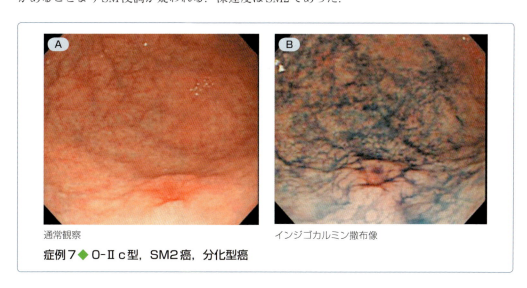

通常観察　インジゴカルミン撒布像

症例7 ◆ O-Ⅱc型，SM2癌，分化型癌

0-Ⅲ型：陥凹型

0-Ⅲ型は明らかに深い陥凹が認められる病変である．
実際の臨床では純粋な0-Ⅲ型胃癌の頻度は低い．

複合型

● 症例8（0-Ⅱc＋Ⅲ型，M癌，分化型）

胃体上部大彎後壁にヒダ集中を伴う発赤した陥凹性病変をみる（症例8）．集中するヒダは陥凹内の一点に集まり，ヒダの先端には先細りがみられる．発赤した0-Ⅱc面に潰瘍の変化を伴った0-Ⅱc＋Ⅲと診断される．ヒダの先端に腫大や癒合などの深部浸潤を示唆する所見はない．

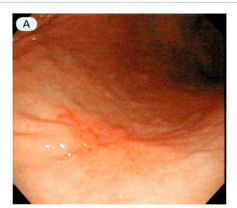

通常観察　　　　　　　　　　　　　　インジゴカルミン撒布像

症例8◆0-Ⅱc＋Ⅲ型，M癌，分化型癌

● 症例9（0-Ⅱc＋Ⅲ型，SM癌，分化型）

胃前庭部小彎後壁よりに易出血性の潰瘍性病変を認める（症例9）．潰瘍辺縁には発赤した結節状の粘膜がみられる．インジゴカルミン撒布では潰瘍周囲の0-Ⅱc面がより明瞭となっている．病変は全体にわずかに台状挙上し，SM浸潤が疑われる．

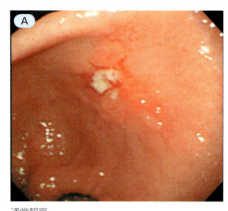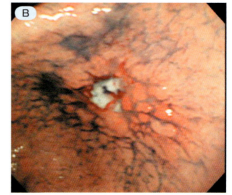

通常観察　　　　　　　　　　　　　　インジゴカルミン撒布像

症例9◆0-Ⅱc＋Ⅲ型，SM癌，分化型癌

● 症例10（0-Ⅱa＋Ⅱc型，M癌，分化型）

　噴門直下小彎に中心に陥凹を有する隆起性病変を認める（症例10）．中心の陥凹内には薄い白苔の付着がみられ，肛門側の境界は一部不明瞭となっている．0-Ⅱa＋Ⅱcと診断される．0-Ⅱa＋ⅡcはSM浸潤の頻度が高いといわれている．本症例は病変全体の緊満感もなく，ESDで切除した結果M癌であった．

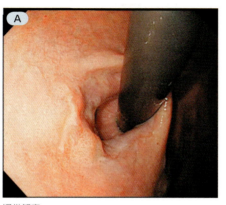 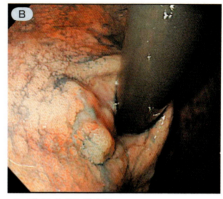

通常観察　　　　　　　　　　　　　インジゴカルミン撒布像

症例10◆0-Ⅱa＋Ⅱc型，M癌，分化型癌

Point

《胃型形質の分化型癌》

　胃癌の組織型は中村[2]により分化型癌と未分化型癌に分けられ，分化型癌は腸上皮化生あるいはそれに関連した粘膜から，また未分化型癌は胃固有粘膜から発生するとされてきた．しかし，分化型癌の中にも形態的あるいは粘液形質の面から，腸型とは異なった胃型粘液形質を有する癌が分化型癌の20〜30％存在することが明らかにされた[3]．

　胃型分化型癌の特徴として，①きわめて高分化なため，生検による微小材料では確定診断が難しい，②しばしば肉眼的な境界が不明瞭あるいは肉眼的境界より広くⅡb進展がみられる，③未分化型癌との混在などが指摘されている．そのため，胃型の分化型癌が疑われる病変に対して内視鏡治療を行う際には，側方進展や切除後の病理学的評価を十分に行い，慎重な対応が必要である．

● 症例11（0-Ⅰ型，M癌，分化型）

　胃体上部大彎前壁よりに広基性の隆起性病変をみる（症例11）．周囲粘膜には萎縮を認めず，淡発赤調の境界不明瞭な病変である．術前の生検では，腺腫か癌かの確定診断には至らず，ESDを施行した．切除標本による最終診断は粘膜内に限局する胃型の分化型癌と診断した．

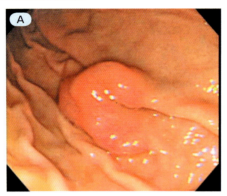
通常観察

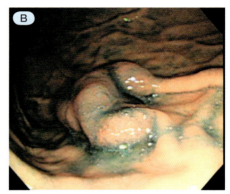
インジゴカルミン撒布像

症例11 ◆ 胃型形質の分化型癌，0-Ⅰ型，M癌

《未分化型混在早期胃癌の臨床病理学的特徴》

　胃癌はほかの癌腫に比べ組織学的に多様性を認めることが多い．組織学的な多様性は粘膜内癌の段階ですでに発生し，深部浸潤や腫瘍径の増大とともにその傾向は高くなる[4,5]．実際には，10 mm以下の早期胃癌では86％が純粋な分化型腺癌であるが，10 mm以上では未分化型の混在早期胃癌が増加することが報告されている[6]．未分化型混在早期胃癌の臨床病理学的特徴として，肉眼的には陥凹型が多く，腫瘍径が大きいことがあげられ，術前に中分化型腺癌（tub2）と診断されるものが多い．

　われわれは376例の外科切除されたSM癌を検討し，未分化型優位混在癌は分化型優位混在癌と比較しリンパ節転移率が有意に高いことを報告した[7]．未分化型優位混在癌のリンパ節転移率は，純粋な未分化型癌よりも高率であったのが興味深い．滝沢らは，粘膜内癌について同様の結果を報告している[8]．

　「胃癌取扱い規約」では「組織学的に多様性をみとめた場合，その優勢像で診断する」と記載されている．しかし，ESDの登場により腫瘍径の大きな病変を切除する機会も増加しており，切除標本の注意深い評価が重要と考える．今後，ESDの普及はさらに拡大されることが予想され，未分化型優位混合型胃癌は生物学的悪性度の高い腫瘍として慎重に治療にあたることが肝要と思われる．

文献

1) 「胃癌取扱い規約 第14版」（日本胃癌学会／編），金原出版，2010
2) Nakamura K, et al：Carcinoma of the stomach in incipient phase：Its histogenesis and histological appearance. GANN, 59：251-258, 1968
3) 吉野孝之，他：早期胃癌における胃型分化型腺癌の肉眼的特徴とその臨床治療．胃と腸，34：513-525，1999
4) Luinetti O, et al：Genetic pattern, histological structure, and cellular phenotype in early and advanced gastric cancers：evidence for structure-related genetic subsets and for loss of glandular structure during progression of some tumors. Hum Pathol, 29：702-709, 1998
5) Ishiguro S, et al：Change of histological type of gastric carcinoma：from differentiated

carcinoma to undifferentiated carcinoma. Stomach and Intestine, 31：1437-1443, 1996
6) 下田忠和, 他：胃癌の病理学的研究の進歩と臨床との接点. 胃と腸, 38：43-56, 2003
7) Hanaoka N, et al：Mixed-histologic-type submucosal invasive gastric cancer as a risk factor for lymph node metastasis: feasibility of endoscopic submucosal dissection. Endoscopy, 41：427-432, 2009
8) Takizawa K, et al：Risk of lymph node metastases from intramucosal gastric cancer in relation to histological types：how to manage the mixed histological type for endoscopic submucosal dissection. Gastric Cancer, 16：531-536, 2013

第3章 術前内視鏡診断

A. 通常内視鏡診断

1. 内視鏡観察・写真撮影の基本とコツ
①咽頭・食道

鼻岡　昇，石原　立

> 咽頭と食道は field cancerization の概念から，領域をまたいで異時性，同時性に癌が発生しやすいため一連の流れで検査を行うことが推奨される．NBIによるスクリーニングの有用性が強調されるがそれぞれの領域の解剖や癌の発生リスクを十分理解したうえで効率よく検査を行うことが重要である．

咽頭・喉頭の内視鏡観察

これまで中・下咽頭の癌は発見されたときにはすでに進行しており，早期の状態で発見されることは稀であった．しかしながら近年，NBIをはじめとする内視鏡の技術革新によって表在性の癌が数多く発見され，表在癌の概念が確立するようになってきた．

中・下咽頭の観察は容易に嚥下反射を誘発し，被検者の苦痛を伴うため上部消化管内視鏡検査を受けるすべての患者に中・下咽頭の精査をすることは実践的ではない．早期発見のためには field cancerization や発生のリスクを理解し，対象をある程度絞って検査を行うことが大切である．すなわち頭頸部癌，食道癌治療歴のある症例や，アルコール多飲者，フラッシング反応（またはその既往）がある場合など，ハイリスク症例に対して効率よく観察することが推奨される．

1 観察のポイント

通常の上部消化管内視鏡検査のときと同じように咽頭麻酔を行い内視鏡を挿入する．NBI観察が可能な機器を備えていればはじめからNBIモードで観察する．観察は挿入時に行う．抜去時は咽頭麻酔の効果が減弱し，反射を誘発しやすくなっていることに加え，口腔，中・下咽頭内に唾液や粘液が貯留しており，観察条件が悪くなるためである．

2 咽頭・喉頭の観察

以下に当院での観察方法を示す（図1）．

● 中咽頭

上壁（軟口蓋，口蓋垂）と左右側壁（口蓋弓）を観察する．この際，「アー」と発声してもらうと軟口蓋と口蓋垂が挙上し，観察しやすくなる．

● 下咽頭

通常，検査は左側臥位で行われるため，食道への挿入は左の梨状窩を通ることが多い．そのため，左梨状窩を最後に観察するように短時間で効率的に観察できるルートが望まれる．まず，中咽頭後壁を観察しながら肛門側へ移動する．次に喉頭蓋谷を左から観察し，舌根，右の喉頭蓋谷を観察する．その後，右梨状窩，喉頭，左梨状窩を観察して食道に移る．梨状窩の観察の際，被検者に「イー」や「エー」と発声してもらうと披裂喉頭蓋襞が喉頭側に挙上するため観察しやすくなる．下咽頭後壁と輪状後部は発声による方法を行っても観察することが困難な部位であり，必要に応じて経鼻内視鏡で観察する．その際，大きく息を吸った後に息をこらえ，頰

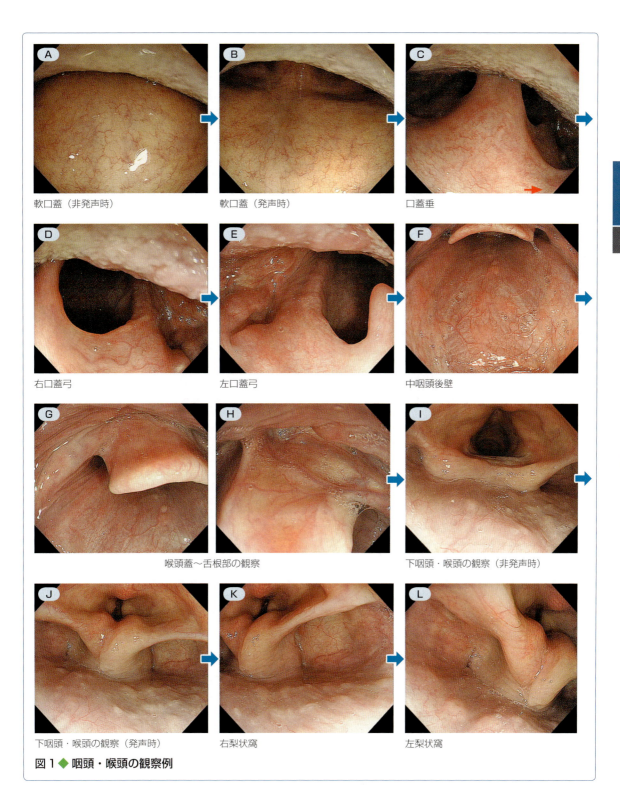

図1 ◆ 咽頭・喉頭の観察例

をふくらましてもらうと（バルサルバ法）喉頭がより挙上し，密着していた下咽頭後壁と輪状後部が開くため，十分に観察することができる（図2）．

喉頭も観察可能であるが近づくと容易に咳嗽反射を引き起こすため粗大病変の有無や声帯の動きなど，観察は最小限にとどめておくことが無難である．詳細な観察は耳鼻咽喉科に依頼する．

> **コツ**
>
> 病変などに付着した粘液を除去する際，直接ガスコン水を注入すると誤嚥する危険が高い．内視鏡のレンズを洗浄する際に出る水を直接病変にかけるようにすると除去できる．また，食道入口部に入る前に左梨状窩に溜まっている唾液も吸引しておくとよい．その後の観察の際に咳嗽反射を抑えるためにも大切である．

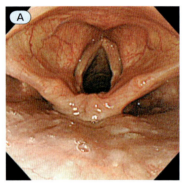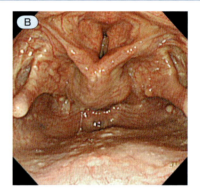

図2 ◆ 経鼻内視鏡による観察
A）通常では輪状後部と後壁が観察できない
B）バルサルバ法によって密着していた輪状後部と後壁が分離した

食道の内視鏡観察

下咽頭から食道入口部を通じて食道内を観察する．よい条件で観察するために食道粘膜表面の粘液や唾液を洗浄することが大切であり，水道水にガスコンドロップを少量混ぜて，鉗子口から20 mLのシリンジを用いて直接注入する．

1 食道の観察

● 食道入口部〜頸部食道

解剖学的に気管と椎体に挟まれており視野がとりづらく観察が難しい．また食道入口部付近で内視鏡をとどめておくと被検者の苦痛が増大するため，いったん先に内視鏡を進ませる．観察は胸部上部食道（切歯列より18 cm付近）から始める．

● 胸部上部食道

胸郭入口部から気管分岐部までの高さ（切歯列より24 cmまで）の領域である．メルクマールとして左壁に大動脈弓による圧排がみられ，その肛門側に前壁から左壁に向かって斜めに横切る左主気管支による圧排がみられる（図3A）．

● 胸部中部〜下部食道

　気管分岐部の高さから横隔膜の食道裂孔による狭小部までの領域である．この領域を胸部中部と胸部下部食道に二等分するが内視鏡的な境界はない．切歯列より32 cmが胸部中部食道の下縁となる．下部食道では前壁に左心房による圧排がみられる（図3B）．

> **コツ**
> 食道は管腔臓器のため後から写真を見直してもそれが食道のどこなのかを同定することが難しいため解剖学的なメルクマールを含めて撮影し，切歯列からの距離を記録しておくことも大切である．また，前の写真と重なるように口側から連続性に撮影すると場所が特定しやすくなるが，撮影の途中で逆に戻って再度撮影し直すと順序がわからなくなるので後戻りしないように心がける．

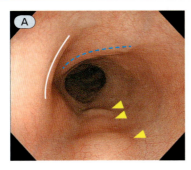 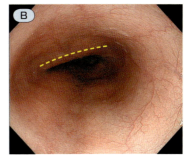

図3 ◆ 胸部食道
A）大動脈弓（━），左主気管支（---），椎体（▶）による圧排
B）左心房（●●●）による圧排

● 食道胃接合部

　食道胃接合部（esophagogastric junction：EGJ）には下部食道括約筋が存在し，胃内容物の逆流を防止しているため通常は閉じている（図4A）．そのため管腔が狭小しており，観察が困難になる場合がある．しかし，深吸気時には縦隔内が陰圧となり，食道内腔が広がると同時にEGJが縦隔側へ移動するため，観察が容易となる（図4B）．内視鏡診断上は柵状血管の下端，あるいは胃のヒダの上端がEGJと定義されているが，Barrett食道，食道裂孔ヘルニア，萎縮性胃炎などによりEGJと扁平上皮・腺上皮境界（squamo columnar junction：SCJ）が一致しない場合がある．

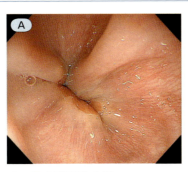 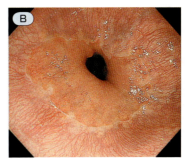

図4 ◆ 食道胃接合部
A）通常時
B）吸気時

第3章 術前内視鏡診断

A. 通常内視鏡診断

1. 内視鏡観察・写真撮影の基本とコツ
②Barrett食道

土橋　昭，郷田憲一

> Barrett腺癌を見落とさないためには，まずBarrett食道の正確な定義を理解することが重要である．また，初学者にとって食道胃接合部は観察が比較的難しい部位であるが，工夫を加えることによりBarrett腺癌の早期発見が可能となる．本稿ではBarrett食道の定義と観察時のコツやポイントを解説する．

❖ Barrett食道の定義

　Barrett食道は，「食道癌取扱い規約」[1]において「**胃から連続性に食道に伸びる円柱上皮**」と定義されている（図1）．よって，Barrett食道を定義するうえで，食道と胃の境界である**食道胃接合部**（esophagogastric junction：**EGJ**）の同定が重要であり，わが国では，「**食道下部の柵状血管下端**」（図1===）をEGJとしている．しかし，胃食道逆流症を伴うBarrett食道症例やlong segment Barrett's esophagus（LSBE）などでは，柵状血管の観察が困難なことがあり，欧米における定義に準じて「**胃の縦走ヒダ上端**」（図1===）をEGJとせざるを得ない場合もある．

　また，Barrett食道の長さは，**全周性の部分**が3 cm以上のものがLSBE，3 cm未満または非全周性のものがshort segment Barrett's esophagus（SSBE）と定義されている（図2）．GERD研究会による初回内視鏡検査を受けた2,595例の検討[2]によると，わが国のSSBEの頻度は20.8 %，LSBEの頻度は0.2 %と報告されており，LSBEはBarrett食道の中でも比較的，稀である．SSBEかLSBEかを区別することは発癌リスクの観点からも重要であり，C&M分類（いわゆるプラハ分類[3]）に準じて記載すると，例えば全周性1.0 cm，最大長2.0 cmの場合C 1.0/M 2.0と記載する（C：circumferential extent，M：maximum extent）（図3）．

　また，組織学的診断基準として，①円柱上皮内の扁平上皮島，②円柱上皮下粘膜層の食道腺導管あるいは粘膜下層の固有食道腺，③円柱上皮下の粘膜筋板の二重構造のうちの1項目の存在を満たすことが条件とされている．このうち①は内視鏡で観察・診断できることをBarrett食道の観察の際，留意しておく必要がある（図1➡）．

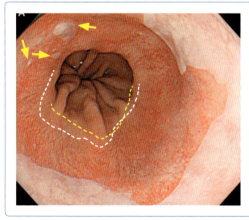

図1 ◆ EGJとBarrett食道
柵状血管の下端（===）または胃縦走ヒダの上端（===）がEGJと定義されている（本症例では概ね一致）．EGJとsquamo-columnar junction（SCJ）で囲まれた領域がBarrett粘膜である．Barrett粘膜内において，扁平上皮島が白色調を呈する扁平上隆起（➡）として散見され，Barrett食道の診断の一助となる

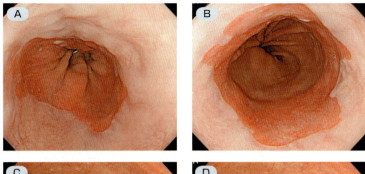
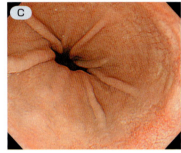
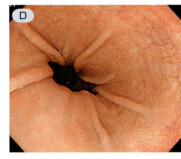

図2 ◆ Barrett食道（SSBE）の例
SCJとEGJに囲まれたBarrett粘膜が観察される．送気により粘膜を十分伸展させ口側から順に観察していく．本症例は，全周性1.0 cm，最大長3.0 cmのSSBEであり，プラハ分類に準じるとC 1.0/M 3.0と記載する

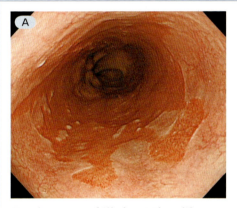
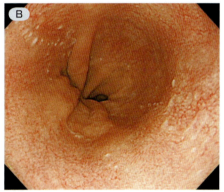

図3 ◆ Barrett食道（LSBE）の例
本症例のごとく，LSBEでは，食道下部の柵状血管端が不明瞭となることも多く，胃の縦走ヒダ上端をEGJとせざるを得ない場合がある．本症例は，全周性4.5 cm，最大長5.0 cmのLSBEであり，C 4.5 /M 5.0と記載する

内視鏡観察法

　粘液の付着は詳細な観察を妨げるため，タンパク分解酵素であるプロナーゼを検査前に投与し粘液を十分に分解除去させておくことが大切である．われわれの施設では全例に咽頭麻酔前にプロナーゼを服用することとしている．

　まず，食道内に内視鏡を挿入した後，上切歯列より約25 cmの部位でガスコン水を用いて食道内を洗浄する．洗浄水は約40〜60 mL使用し，また重力方向を考慮し右壁から当てるようにすると効率よく唾液や粘液を除去できる．食道裂孔ヘルニア合併症例では，胃粘液や洗浄に使用したガスコン水が胃から食道内へと逆流しやすいため，EGJの観察時に胃液の逆流を認めた際には，いったん胃内に内視鏡を挿入し，水分を十分吸引する必要がある．

　EGJは，観察が比較的困難な部位の1つである．その理由の1つは蠕動であり，蠕動を抑制す

るために鎮痙薬（ブスコパン®やグルカゴンなど）の投与は必須と考えている．また，EGJが生理学的狭窄部であることも観察を困難にしている．**吸気法**（吸気し息をこらえる）を用いると，縦隔内が陰圧となり，腹腔内圧との圧較差が生じ，EGJが胸腔側へ移動した後静止するため，EGJにおける視野が安定し，観察も容易となる（図4A，B）．さらに，胃内観察の最後に胃内を十分に送気伸展した状態ではEGJが開大するため観察が容易となることも知っておく必要がある（図4C，D）．ただし，胃の過剰な送気伸展は，患者に不快感や噯気を誘発するため注意が必要である．

　また，EGJの観察で忘れてならないのが，反転観察である．Barrett食道患者は，食道裂孔ヘルニアを合併している場合が多い．そのため，胃内からEGJの反転観察は比較的容易である（図5）．多量に送気することなく適度の空気量で，またアップアングルに加えて右アングルを最大に利用し，内視鏡の先端を最大限に屈曲させることが反転観察のコツである．Barrett粘膜を食道内からの見下ろしと胃内からの反転した見上げの二方向から観察することにより，より見落としのない観察が可能となる．

　Barrett食道の既往がある患者に対しては，あらかじめ内視鏡の先端にフードを装着するのもよい．先端フードを用いると，EGJで粘膜と至適な距離を保ちつつ内視鏡を安定させることができ，また，たわんだヒダを能動的に伸展させることも可能となる．

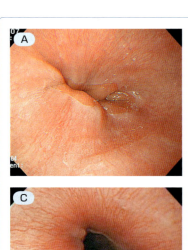
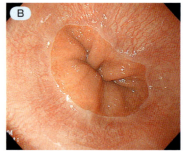
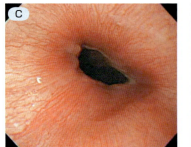
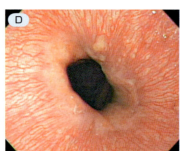

図4 ◆ 呼吸によるEGJの視野の違い
A）通常時．EGJの観察が困難である
B）吸気時．EGJが縦隔内に移動し十分伸展することによって，詳細な観察が可能となる
C）胃内送気伸展後．EGJが開大した状態で観察される
D）胃内送気伸展後の吸気時．EGJの開大に加え，縦隔内に移動し観察が容易となる

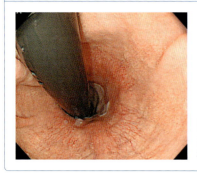

図5 ◆ EGJの反転観察像
アップアングルと右アングルを最大限利用し反転操作を行うと，視野が安定し，柵状血管，胃の縦走ヒダ，SCJの同定および詳細な観察が可能となる

Barrett粘膜に変化を認め，詳細な観察が必要な場合は，胃粘膜の観察と同様にインジゴカルミンを撒布しコントラスト法を用いることによって，粘膜の凹凸不整や境界が明瞭となり診断の一助となることも多い（図6）．また，酢酸やNBI拡大観察の有用性も報告されている．

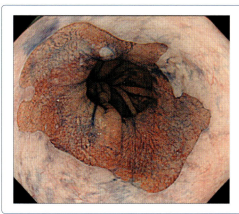

図6◆インジゴカルミン撒布像

- 深吸気を利用する
  吸気し息をこらえるとEGJの観察が容易となる
- 反転観察
  Barrett食道患者は食道裂孔ヘルニア合併症例が多く，胃内から反転観察を行い見落としを防ぐ

Barrett腺癌発見のポイント

　Barrett表在癌の発見は容易ではないことが多い．Barrett腺癌を早期に発見するポイントは，ほかの消化管上皮性腫瘍と同様に①**色調変化**，②**凹凸不整（隆起・陥凹）**，③**表面性状変化（①，②）**の領域性に加えて，④**柵状血管の消失**に着目することが大切である．また，Barrett腺癌の好発部位を知ることはきわめて重要である．

食道内で椎体を6時として観察した場合，Barrett粘膜の**2時方向を中心に前壁～右側**が好発部位と報告されており[4]，同部位に上記①から④の所見を認めた際には，Barrett腺癌である可能性を考慮し，積極的に生検をすべきと考えている．

文献

1) 「臨床・病理 食道癌取扱い規約 第10版補訂版」（日本食道学会/編），金原出版，2008
2) 河野辰幸，他：日本人のBarrett粘膜の頻度．Gastroenterol Endosc, 47：951-961, 2005
3) Armstrong D：Review article: towards consistency in the endoscopic diagnosis of Barrett's oesophagus and columnar metaplasia. Aliment Pharmacol Ther, 20 Suppl 5：40-7; discussion 61-2, 2004
4) Goda K, et al：Current status of endoscopic diagnosis and treatment of superficial Barrett's adenocarcinoma in Asia-Pacific region. Dig Endosc, 25 Suppl 2：146-150, 2013

第3章 術前内視鏡診断

A. 通常内視鏡診断

1. 内視鏡観察・写真撮影の基本とコツ
③胃・十二指腸

小山恒男

質の高い内視鏡検査には適切な前処置，前投薬が必須である．内視鏡検査の最大の敵は粘液であるため，基本的に全例にプロナーゼを前投薬し，食道および胃内の粘液を分解しておくことが大切である．また，術中の蠕動を抑制するためにブスコパン®やグルカゴンの注射を行う．本稿では筆者が行っているスクリーニング内視鏡写真を提示しつつ，観察法を解説する．

胃の観察

胃の観察にはさまざまな方法がある．ここでは筆者がルーチンに行っている方法を示す．

Point

《ポイント1：苦痛の軽減》
検査時間を少しでも短くするためには，無駄な送気，吸引を省くことが大切である．
また，十二指腸挿入時は胃内の空気を少なくした方が患者の苦痛が少ない．

《ポイント2：送気のタイミング》
とはいえ，体部にはヒダが多いので，ヒダとヒダの間を観察するためには送気が必須である．したがって，まずは送気量が少なくても観察できる部位から検査を開始する．

1 まずは前庭部から

上述のように，体部領域の観察には空気大量が必須である．しかし，胃内へ挿入した直後は空気量が少なく体部領域を十分に観察することができない．そこで，筆者はまずスコープを挿入し，対角部大彎側の観察から開始している．さらにスコープを挿入しつつ，ガスコン水で粘液を洗浄し，体下部大彎，前庭部大彎，前壁，後壁，小彎を観察した後に，十二指腸へ挿入する．この際にも，重ねて撮影することが重要である（図1）

2 次は十二指腸

まずは十二指腸球部を観察し，上十二指腸角（SDA）を含めて撮影する（図2A）．次にスコープを右にひねりながらアップアングルと右アングルを同時に操作し，second portionへスコープ先端を誘導する．そして乳頭を確認し，スコープを左に捻りながら，注意深く確認しつつスコープを抜去する（図2B，C）．

3 次に体上部の観察

次に体部粘膜に付着した粘液を洗浄しつつ，スコープ先端を弓隆部に移動させ，貯留した洗浄水をいったん除去する．次に送気しつつ，弓隆部，噴門周囲を観察する．この際のポイントは**左右アングルを用いることが重要**である．反転観察時は画面の中央にスコープが写っているため，最大限にアップアングルを操作すると画面の大半がスコープで占められ，観察が不十分

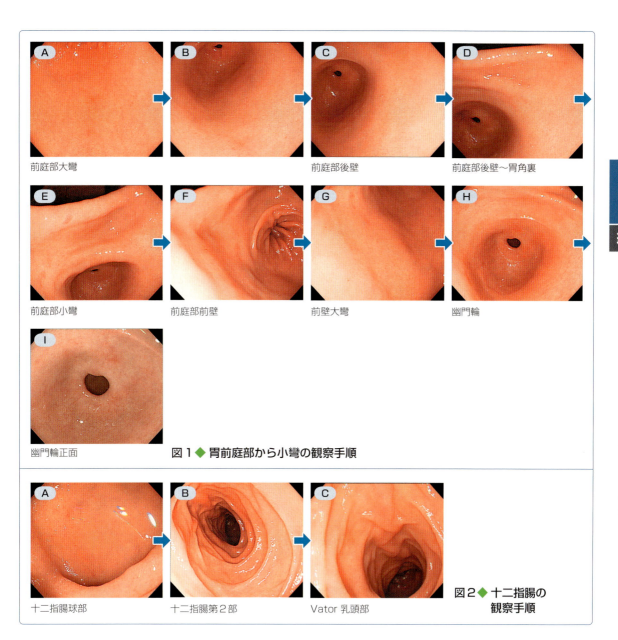

図1◆胃前庭部から小彎の観察手順

図2◆十二指腸の観察手順

となる．この際，**左アングルを併用するとスコープは画面の左側へ，右アングルを併用するとスコープは顔面の右へ移動するため**，内視鏡の視野を有効に利用することができる．

まずは弓隆部から噴門部を見上げる写真を撮影する（図3A）．次にスコープを左回転させ，図3Aでは見えなかった噴門部後壁小彎側を観察する（図3B）．噴門部小彎は常に接線方向になるため，観察困難部位の1つである（図3C）．この場合は**右アングルをフルに活用する**とよい．右アングルを併用すると，スコープは画面の右側に移動するため，体上部小彎から前壁側をほぼ正面視することができる（図3D）．一方，左アングルを併用するとスコープは画面の左側へ移動するため，噴門直下小彎から後壁の病変をも正面視することができる（図3E）．図3CではSCJ（squamo-columnar junction）は接線方向となり，SCJ近傍はほとんど観察できないが，図3Dおよび3Eでは同部をほぼ正面視できている．また，このように左右アングルをフルに活用することで，体上部小彎後壁，小彎前壁も正面視することが可能である．

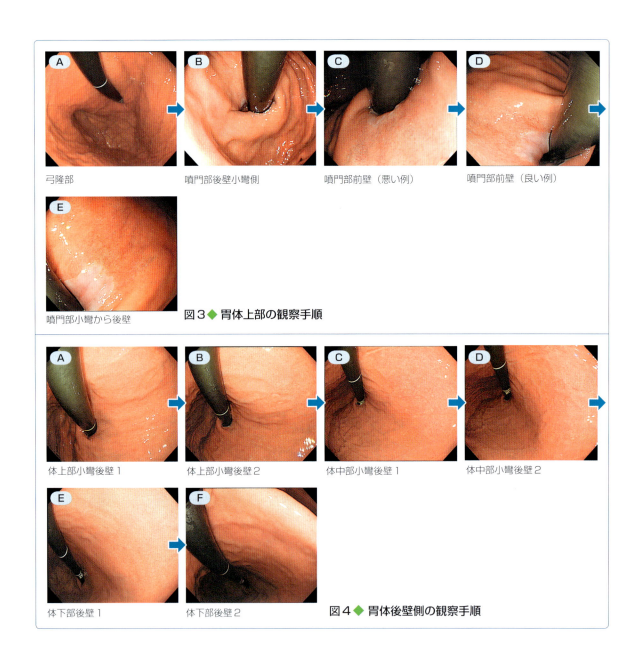

図3 ◆ 胃体上部の観察手順

図4 ◆ 胃体後壁側の観察手順

4 体中部から下部の小彎

　反転操作で後壁を観察しつつ徐々にスコープを挿入して体中部まで観察する（図4）．この部位は通常接線方向からの観察となるため，**左アングルを用いてスコープを画面の左側へ移動させ，極力正面視できるように努力する**．空気量が少ないと接線方向からの観察となるため，空気大量の状態で観察することがコツである．次に体上部前壁を観察するが，**今度は右アングルを用いてスコープを画面の右側へ移動させ**，なるべく正面視するように調整し，体上部から体下部の観察を行う（図5）．

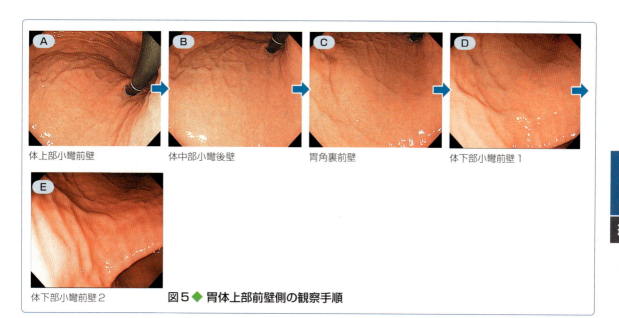

図5 ◆ 胃体上部前壁側の観察手順

5 胃角部の観察

　胃角部も重ね撮りが必要で，前壁，正面，後壁を撮影する．さらに，胃角の口側や肛門側は接線方向となり死角になることが多いので，体下部および胃角裏を含めて撮影する（図6）．

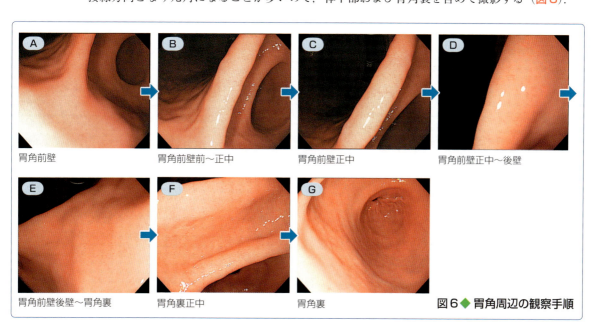

図6 ◆ 胃角周辺の観察手順

6 体部大彎の見下ろしは後壁側から

体部小彎は見上げで観察できたが，大彎側は見下ろしで観察する必要がある．体部は広いので，まずは後壁大彎側を中心にスコープを抜去しつつ，観察してゆく．この際も見落としを予防するためには重ね撮りが重要である（図7）．

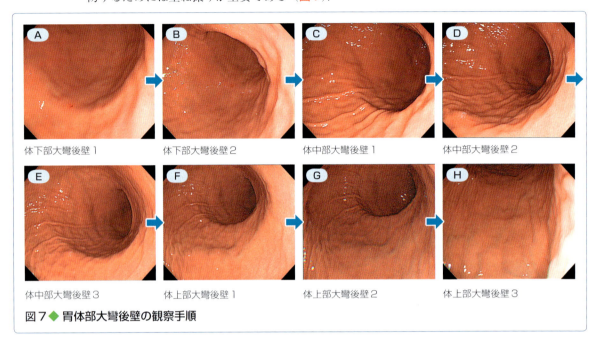

図7 ◆ 胃体部大彎後壁の観察手順

7 体上部大彎の見下ろし観察

体上部大彎に水が残っている場合はこれを十分に吸引した後に，見下ろしで観察する．粘液湖の周囲を一周するように観察することが重要である（図8）．

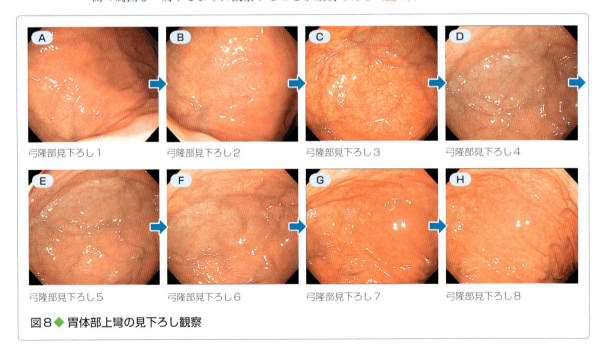

図8 ◆ 胃体部上彎の見下ろし観察

8 体部前壁および大彎の観察

　今度は前壁側を中心に観察しながら，スコープを再度体下部まで挿入する（図9）．最後に，大彎を観察しながらスコープを噴門部まで抜去し，胃の検査を終了する（図10）．胃内を2往復することで，見落としのない検査を心がけている．

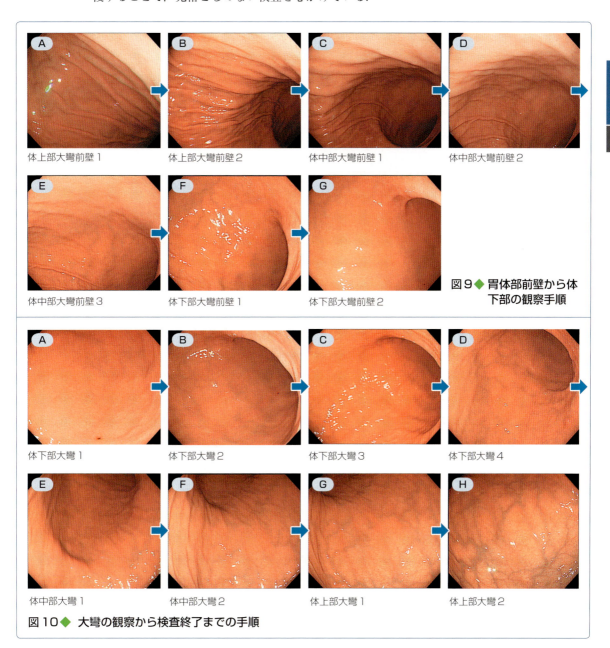

図9◆ 胃体部前壁から体下部の観察手順

図10◆ 大彎の観察から検査終了までの手順

9 最後は頸部食道

　再度詳細に観察しながら，スコープを抜去する．挿入時には切歯から20cmの部位から観察を開始したので，頸部食道は未観察である．ここは，抜去時に見るしかない．患者の呼吸状態に合わせながら，スコープを愛護的に抜去し，頸部食道を観察する．ここは広がりが悪く，観察が困難だが，吸気時に食道内腔が広がるため，被検者の呼吸に合わせて撮影することが重要である（図11）．

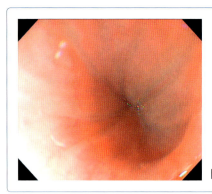

図11◆ 頸部食道の観察

Point
観察時には下記の注意点とポイントを念頭においてほしい．

部位	注意点
十二指腸球部後壁	異所性胃粘膜の好発部位．
角裏，角上部	胃角だけを見るのではなく，角裏，角上部も十分に観察する．
対角部から体下部大彎	意外に見落とす．
体部後壁全域	見下ろしでは常に接線方向になるため，見上げで観察．
体中上部前壁	意外に死角になる．充分に送気してよく観察すること．
噴門直下	左右アングルをフルに使って丁寧に観察する．

第3章 術前内視鏡診断

A. 通常内視鏡診断

2. 拾上げ診断
①食道

濱田健太，石原　立

> 早期の表在癌は内視鏡切除などの低侵襲治療で良好な予後が期待できる．しかし，食道表在癌は内視鏡観察で粘膜の軽度色調変化やわずかな凹凸を呈するだけのことも多く，漫然と検査していたのでは発見することが難しい．本稿では食道癌診断における白色光像（WLI），NBI，ヨード染色像の特徴について触れ，それぞれのモダリティを用いた拾上げ診断のポイントについて述べる．

観察を始める前に

食道癌のリスクファクターは，比較的明らかとなっている．頭頸部癌の既往，多量の飲酒喫煙習慣やALDH2ヘテロ欠損（少量飲酒で顔が赤くなる体質）があれば食道癌のリスクが高いため，精査も可能な拡大内視鏡の使用を考慮する．

各モダリティの特徴を知る

1 WLI

WLI（white light image）は最も普及しているモダリティではあるが，食道表在癌の拾上げにおける感度は55％と十分ではない[1]．WLIだけでは，食道癌を見逃す可能性があることは認識すべきである．一方で食道癌のリスクファクターであるメラノーシスや食道癌に伴いみられる白色調の変化（白色付着物や錯角化など）をとらえやすい．

2 NBI

NBIは狭帯域化した光を照射し，粘膜表層の毛細血管像と微細模様を強調表示することができる．NBIで食道癌を観察すると茶色域（brownish area）として描出される．このbrownish areaは，拡張蛇行した血管と上皮の茶色変化（background coloration）を反映している．WLIでは視認困難な食道癌でも，NBIではbrownish areaとして視認できることが多い．そのため食道表在癌の拾上げにおけるNBIの感度（97％）は，WLI（55％）に比べ有意に良好であった[1]ので，NBI機能のついた内視鏡を用いるのであれば，**必ず食道をNBIで観察することを推奨する**．また食道癌の診断に十分な経験を有する検者が行えば食道癌を見逃すことは稀であるが，初学者では見逃しが多いとの報告もあり[2]，後述するNBI観察のコツを十分にわきまえて検査を行う必要がある．

3 ヨード染色

ヨード染色を行うと正常食道が茶色に染まり，癌は不染部となるため癌を容易に拾上げることができる．WLIやNBIと比べても，食道癌の拾上げにおける感度は高い．また癌と正常食道のコントラストが強いため，内視鏡経験の少ない検者でも癌を見逃すことは少ない．しかし**癌以外に炎症性変化もヨード不染となることがある**ため，この方法で癌を診断する際は特異度が低く，癌の有無を確認するための生検が多くなる．またヨード染色後には胸痛や吐き気といっ

た症状がみられることがある．このためヨード染色は食道癌のハイリスク群，あるいはWLIやNBIで癌が疑われるものに行うのがよく，スクリーニングにはあまり推奨できない．

各モダリティにおける拾上げのポイント

1 WLI

　食道癌の拾上げにおいては，粘膜のわずかな変化をとらえる必要があるため，内視鏡を挿入し観察をはじめる前に食道をガスコン水などで十分に洗浄する必要がある．**食道癌の拾上げで最も注目すべきは粘膜の発赤や凹凸である．それ以外では樹枝状血管透見の消失，白色調の変化，近接像でみられるドット状血管が重要**である．粘膜筋板より深く浸潤した癌では，これらの所見が比較的明瞭だが，EP・LPM癌では所見が軽微なことが多い．軽微な所見をうまく拾上げるには，空気量の調整や蠕動を利用したさまざまな条件（遠景および近景，水平および垂直に近い方向からのアプローチ）での観察が重要である．

2 NBI

　食道癌の拾上げで最も注目すべきは，粘膜が茶色に見えるbrownish areaである．それ以外では，近接像でみられるドット状血管や粘膜の凹凸，白色調の変化が重要である．NBIを用いるとEP・LPM癌でも，WLIと比較して所見が明瞭であることが多い．しかし不明瞭なものも多く，WLIと同様で，単一の条件で観察していては見逃す危険性がある．**食道壁を伸展させた条件で凹凸や血管透見を観察し，食道壁をやや収縮させた条件でbrownish areaを観察すると見逃しを減らすことができる**．また，ドット状血管は，粘膜に近接して観察しないと同定できない．そのため食道壁を十分伸展させた遠景観察と，食道壁を収縮させた近接観察の両方を行う方がよい．

3 ヨード染色

　ヨード染色には，通常10～20 mLのヨード液をチューブで撒布する．ヨードが十分に撒布されない部分は不染部と誤診されることがあるので，胸部から腹部食道全体にむらなく撒布するよう注意する．しかし誤嚥や咳反射を誘発する恐れがあるため，頸部食道は原則として撒布しない方がよい．ヨード不染部が境界明瞭で不整形であれば癌の疑いが強く，さらにその不染部が2～3分後にピンク色に変化する（pink color sign陽性）と，まず癌と診断してよい．一方で，5 mm以下の不染部や不染部の表面にわずかな茶色の粘膜模様が残っているようであれば，癌の可能性は低くなる．

　ただし，1％以上の濃度のヨードをまくと，数日して表層の癌が部分的に脱落し癌の存在範囲がわかりにくくなる．1～2カ月以内に内視鏡切除を行う可能性が高い病変には，1％以下の薄めのヨードを撒布する方がよい．またヨード染色後には胸痛や吐き気といった症状がみられるが，検査終了前にチオ硫酸ナトリウムをまくと症状を軽減できる．

実際の症例を見て学ぶ

● 症例1：胸部上部食道前壁　O-Ⅱc，40 mm，SCC，深達度・LPM

WLIで8～3時方向にわずかな発赤を認め，8～11時方向にはドット状血管を認める（図1A）．NBI観察ではドット状血管がより認識しやすくなっている（図1B）．ヨード染色では8～4時まで広がる不染部を認め（図1C），癌の範囲がきわめて明瞭となる．

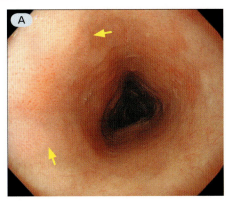
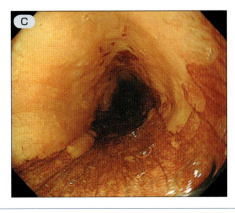

ドット状血管に注目　　　　　　　　ドット状血管がNBIでより明瞭化

図1 ◆ 症例1

● 症例2：胸部中部食道後壁　O-Ⅱc，25 mm，SCC，深達度・LPM

WLIで後壁にわずかな発赤を認め，同部位では樹枝状血管透見が消失している（図2A）．ヨード染色ではまだら食道を呈する．また，後壁に辺縁不整なヨード不染部を認める（図2B）．

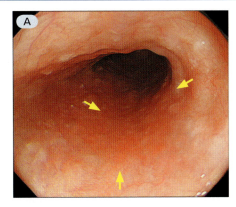
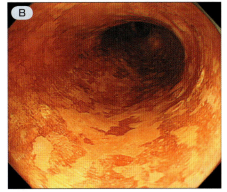

図2 ◆ 症例2
発赤と樹枝状血管透見の消失に注目

● 症例3：胸部中部食道右後壁　0-Ⅱc，35 mm，SCC

　食道を十分に伸展させWLIで観察したところ，後壁にわずかな発赤を認めた（図3A）．NBI観察に切り替えると同部位はわずかなbrownish areaを呈していた（図3B）．その後，少し空気量を減らすことでbrownish areaは明瞭となり癌との診断が可能となった（図3C）．ヨード染色ではbrownish areaに一致して，ヨード不染部を認めた（図3D）．

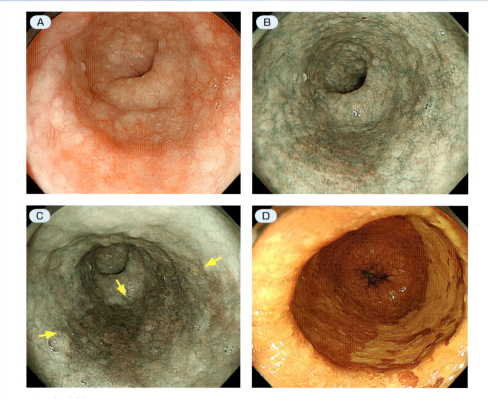

図3◆ 症例3
A，B）単一条件での観察は見落としのリスクがある
C，D）少し空気量を減らすとbrownish areaが明瞭に

● 症例4：胸部下部食道後壁　0-Ⅱc，30 mm，SCC，深達度・EP

　WLI観察では6時方向に白色調の粘膜が観察される（図4A）．NBI観察でもbrownish areaは明らかでなく（図4B），癌が白色調粘膜を呈することがあると認識していないと見落とすケースである．

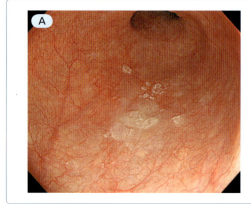 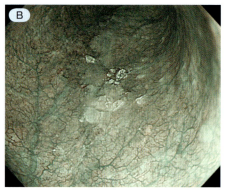

図4◆ 症例4
白色粘膜に注意を

文　献

1) Muto M, et al：Early detection of superficial squamous cell carcinoma in the head and neck region and esophagus by narrow band imaging: a multicenter randomized controlled trial. J Clin Oncol, 28：1566-1572, 2010
2) Ishihara R, et al：Prospective evaluation of narrow-band imaging endoscopy for screening of esophageal squamous mucosal high-grade neoplasia in experienced and less experienced endoscopists. Dis Esophagus, 23：480-486, 2010

第3章 術前内視鏡診断

A. 通常内視鏡診断

2. 拾上げ診断
②胃

吉永繁高

消化管内視鏡による拾上げ診断の目的は症状のない消化管病変の発見であり，消化管癌などを早い段階で発見することが重要である．少しでも見逃しなどのミスを少なくする努力が検査中だけでなく検査前後にも必要であり，より有意義な検査になるように務めなければならない．本稿では胃病変の拾上げにおいて私が注意しているポイントについて述べる．

検査を始める前に

1 情報収集をしっかりと行う

検査を始める前に患者さんに関しての情報収集が重要である．「なぜ内視鏡検査を受けるのか」「今まで内視鏡検査を受けたことがあるか」「前回の内視鏡検査にて何か異常が指摘されたか」などが重要であり，特に前回検査の内容は鵜呑みにすることは危険だが見逃しのない検査をするには必要な情報である．また稀に噴門側胃切除・空腸置換術後の患者さんなどで胃全摘後と勘違いをしてしまい残った胃を見ずに検査を終了してしまう，ということもあり，術後の患者さんでは術式も把握しておくことが大事である．

2 前処置にも注意を払う

当院において検査前処置としてプロナーゼ®40,000単位，2％ガスコン®4 mL，炭酸水素ナトリウム2 gを溶かした水を患者さんに内服していただいているが，最近では水ではなくスポーツ飲料に溶かしており患者さんによっては水より内服しやすいと評判である．これらを内服することにより胃内の泡や粘液などが落ち，挿入時から良好な視野での観察が可能である．**ただし消化管出血が疑われる場合には出血を助長・惹起する可能性があり注意が必要**である．

検査の実際

1 隈ない観察を心がける

胃内の観察の順番は各施設や教えてくれる師匠により異なると思うので言及しないが，どのような順番で観察するにせよスクリーニング検査の基本は「見落としのない観察」であり，そのためには**胃全体を隈なく観察することが肝要**である．観察の際には前壁，大彎，後壁，小彎とスムーズかつ舐めるように観察し，また胃体部などでは大彎がやや離れてしまうのでしっかり近づいてヒダの間まで観察するように心がけている．当院では光源をピークモードにすることにより，ちゃんと粘膜に近づいて観察する"くせ"をつけるようにしている．また画像を撮影するに際しても必ず前の写真の一部が次の写真に入るようにし，連続する画像を撮るように心がけている．しかし撮影枚数は各施設によりある程度は決まっているので，そのような気持ちを忘れずその施設に応じた枚数を撮影するよう心がける必要がある．

《死角に注意する》

胃は袋状の臓器であり内視鏡で観察しやすい印象があるが，接線になる場所は病変の認識がしづらいことがあり，時に胃体中下部後壁などは挿入直後にしかよく見えない場合もあり注意が必要である．特に胃角部近傍の前庭部後壁や小彎は内視鏡の死角になりやすく，その部位は意識して念入りに観察すべきである．また意外と前庭部前壁も見ているようで見逃すことが多く，そのことに留意する必要がある．

2 正常との違いを見抜く

　病変を見つけるようになるためには胃内の正常の内視鏡所見を正しく理解する必要がある．その上で正常の所見と異なるところに気付くことが病変を発見するきっかけとなる．発赤，隆起，陥凹などはもちろん，出血（図1），変形（図2），粘膜集中（図3），血管透見の消失（図4）などは隠れている病変を間接的に表しており，そのような変化を認める場合にはその部位を詳細に観察し病変の有無を見極めなければならない．また写真を撮る際に画面がフリーズするがその時に全体を見回し，何か異常がないかチェックすることを怠ってはならない．

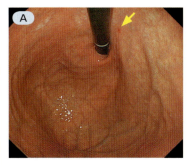 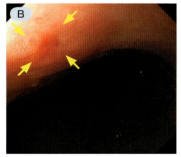

図1◆ 出血の例
A) 見上げ観察にて噴門近傍の胃体上部前壁に自然出血を認める（⇨）
B) 近接にて出血を伴った2 mm弱の陥凹を認める（⇨）．生検にて高分化型腺癌であった．内視鏡治療を行った結果，1.5 mmの0-Ⅱc病変で，粘膜内に留まる分化型癌だった

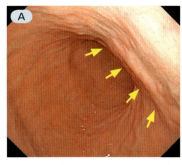 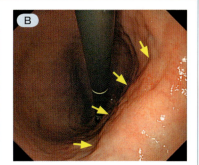

図2◆ 変形の例
A) 見下ろし観察にて胃体下部小彎の曲線が変形し直線化している（⇨）
B) 見上げ観察にて同様の変化を認め，粘膜は凹凸している（⇨）．生検にて低分化型腺癌および印環細胞癌を認めた．手術が施行され，深達度SEのType 4の進行胃癌であった

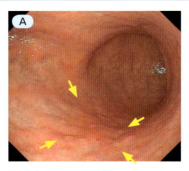 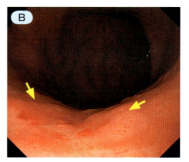

図3 ◆ 粘膜集中の例
A）見下ろし観察にて胃体中部大彎後壁にわずかな粘膜集中を認める．集中の中心はやや発赤し，わずかに自然出血も認める（➡）
B）近接にて不整な陥凹を認め，陥凹内部の粘膜は凹凸している（➡）．生検にて高〜低分化型腺癌を認めた．内視鏡治療を行った結果，陥凹以外に大彎側に広くⅡb伸展を伴う29×17 mmの0-Ⅱc＋Ⅱb病変で，病理上潰瘍瘢痕は認めず粘膜内に留まっていたが，中〜未分化型癌で未分化型成分が20 mmを越えており非治癒切除と判断した

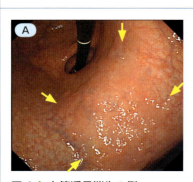 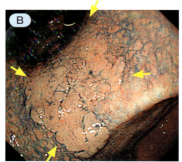

図4 ◆ 血管透見消失の例
A）見上げ観察にて胃体部小彎に広く血管透見の消失した領域を認める（➡）
B）インジゴカルミン撒布にて血管透見が消失していた領域に一致して丈の低い隆起性病変を認める（➡）．生検にて高分化型腺癌であった．内視鏡治療を行った結果，68×41 mmの0-Ⅱa病変で，粘膜内に留まる分化型癌だった

3 接触する前に観察を行う

　噴門部や幽門輪など内視鏡が接触して発赤したり，出血したりする場所は内視鏡が接触する前に観察する．この2カ所だけでなく胃体下部〜胃角部大彎も内視鏡が通過した際に線状の発赤や粘液の付着などであたかも病変のように見えることがあるので，挿入時に1〜2枚でもいいので撮影するようにしている．また内視鏡を十二指腸下行脚に挿入する際に内視鏡を短縮することが多いが，そのときにしばしば胃体部小彎に接触して発赤や出血をきたすことがあるので注意が必要である．もし上記の場所に病変が発見したときには次に進む前に詳細な観察をしておくべきであり，後で観察しようと思うと内視鏡の接触のため出血していたり，発赤のため範囲がわかりにくくなったりすることがあることを忘れてはならない．

 《病変にとらわれすぎない》
腫瘍性病変のみならず，びらん，潰瘍，瘢痕などがあった場合，その病変に集中してしまい，その周囲のほかの病変に気付かないことがある．特にその対側にある場合に見逃す恐れがある．たとえ病変があっても病変が1つとは限らないので，その病変がなかったかのごとく内視鏡を操作し，ほかに病変がないか隈なく観察することが重要である．

4 溜まった水を吸い，しっかり空気を入れる

　胃体部大彎，特に体上〜中部大彎は水没しやすく，病変が隠れてしまうことがある．またヒダが高く，かなり空気を入れないとやはり病変が隠れてしまうことがある．しかし，空気を入れると胃体上部大彎に内視鏡が近づきにくく，多少の水はそのままで観察しがちである．だが，**その中に病変が隠れていることがあり，場合によっては進行癌も見逃す可能性**がある．水を吸って，空気をしっかり入れることにより病変を見逃さないようにしなければならない．また胃体部小彎や前壁など空気を入れ過ぎると離れてしまう部位もあり，その場合には空気量を減らし適切な距離での観察が必要である．

> **Point**
> 《見上げ観察は左右アングルも駆使する》
>
> 噴門周囲は内視鏡でうまく距離をとることが困難である．そのようなときは内視鏡の左右アングルを駆使して，うまく距離をとりつつ観察する．その際に小彎にあまり内視鏡を接触させないように留意すべきである．噴門周囲のスペースに余裕がないときには少し肛門側から観察し，気になる変化があれば近づくようにすることにより内視鏡の粘膜への接触を避ける．またその際に左右アングルも含め左手だけで操作できることが望ましい．不潔になった右手でアングルを扱うとアングルが不潔になり左手も不潔になってしまうからであるが，**左右アングルを左手一本で扱えると内視鏡治療や大腸内視鏡の挿入など右手が離せない状況でも有用**である．

5 色素を撒く前にはしっかり洗浄する

　病変を発見すると，すぐにインジゴカルミンを撒布してしまいがちであるが，そこはあわてず病変の上にのっている粘膜をしっかり洗浄することが肝要である．洗浄せずに色素を撒布すると色素のノリが悪く，いい写真が取れないだけでなく，範囲・質的診断を誤る恐れがある．また洗浄する際にも直接病変に当てると出血する恐れがあるため重力方向を考えつつ，周りに水を当てることにより出血しないように心掛けるべきである．

> **Point**
> 《画像強調内視鏡は有効に活用する》
>
> 近年 narrow band imaging（NBI）や blue LASER Imaging（BLI），i-scan などの画像強調内視鏡を導入する施設が増えている．もし，使っている内視鏡にそのような画像強調機能が付いている場合には，病変の存在を疑うときに忘れずに使用することにより，診断や病変の拾上げに有効なことがある（図5）．

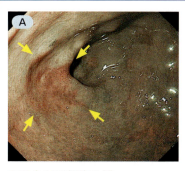 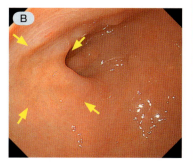

図5 ◆ NBI観察の例
A）NBI観察にて前庭部前壁にbrownish areaを認める（⇨）
B）通常光観察ではわずかに発赤した領域を認めるが認識は困難である（⇨）．生検にて高分化型腺癌であった．内視鏡治療を行った結果，20×18 mmの浅いO-Ⅱc病変で，粘膜内に留まる分化型癌であったが，境界は不明瞭であった

検査を終わった後に

1 もう一度撮った写真を見直す

　もちろん内視鏡診断自体は内視鏡を行っているときにしているのだが，何事も100％ということはなく見逃している可能性がある．**慣れないうちは必ず画像を見直して見逃しがないか再チェックすることが必要**で，もし気になることがあれば躊躇せず上級医に画像を見てもらい，病変の存在が否定できなければ主治医や患者さんに説明し再検査をすることも検討すべきである．

2 検査所見は正確に記載する

　検査所見は時間が許す限り詳細に記載し，後で別の内視鏡医が見ても理解できるように残しておくことが大切であり，それを怠ると病変があった場合の精密検査の際に病変の位置を間違ってしまったりする危険がある．**特に生検部位に関しては適切に記載し生検した順番が間違うようなことはあってはならない**．可能ならば生検鉗子で把持した状況の写真を残し，記載ミスなどを起こさない注意が必要である．

第3章 術前内視鏡診断

A. 通常内視鏡診断

3. 腫瘍・非腫瘍の鑑別 ①食道

高橋亜紀子，小山恒男

> 食道は屈曲し，椎体や気管，大動脈により圧排されているため，観察しにくい臓器である．食道にはさまざまな病変が存在するため，色調・形・大きさ・表面構造に注目する．その際，通常観察以外にヨード染色，NBI，拡大観察を併用する．

glycogenic acanthosis

glycogenic acanthosisとは粘膜上皮の有棘層が肥厚した変化である．内視鏡では，白濁した丈の低い扁平隆起として観察され多発することが多く（図1A），ヨード染色にて濃染される（図1B）．NBIにおいても白色調に観察される．

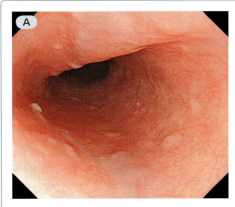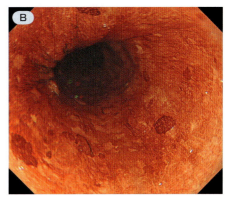

図1 ◆ glycogenic acanthosis
A）通常内視鏡像．白濁した扁平隆起を複数個認めた．
B）ヨード染色像．扁平隆起はヨード染色にて濃染した．

白色扁平隆起を伴うO-Ⅱc型食道扁平上皮癌との鑑別が必要な場合もあり，白色隆起周囲の観察も詳細に行う（図2）．

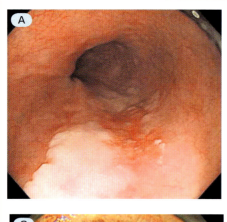
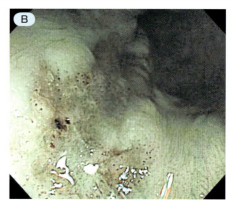
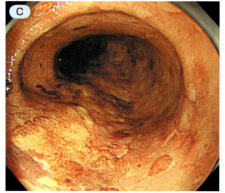

図2 ◆ 白色扁平隆起を伴うO-Ⅱc型食道扁平上皮癌

A）通常内視鏡像．後壁に白色調の扁平隆起を認めた．白色隆起にのみ注目しがちであるが，この右側肛門側に不整形な発赤陥凹を認めた．
B）NBI拡大内視鏡像．同部位はNBI拡大観察にて口径不同・走行不整のある拡張した異常血管を認めた．
C）ヨード染色像．通常光にて観察された発赤した部分はヨード染色にて不整形な不染を認めたため，O-Ⅱc型扁平上皮癌と診断した．なお通常観察にて観察された白色扁平隆起はヨード染色にて濃染しなかった．

食道噴門腺

　食道噴門腺は食道胃接合部付近に認められ，1～5 mmで多発することが多く，露出型と非露出型がある．露出型は内視鏡では**円形で平坦な発赤**として観察され（図3A），ヨード染色では**不染**を呈する．NBI通常観察では**茶色**で（図3B），NBI拡大観察では細長いpit構造またはvilli様構造を認める（図3C）．非露出型は透明感のあるSMT様の小隆起（図3A）として観察される．

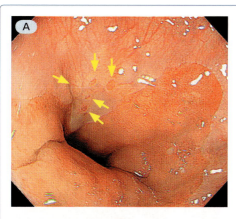
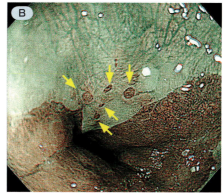
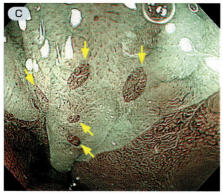

図3 ◆ 食道噴門腺
A) 通常内視鏡像．SCJ口側前壁に平坦な発赤を数個認めた（：露出型）．その周囲に扁平上皮で覆われた黄色調のSMT様隆起を数個認めた（非露出型）．
B) NBI内視鏡像．露出型（）は円形で整形なbrownish areaを認めた．非露出型は扁平上皮で覆われているためほとんど認識できない．
C) NBI拡大内視鏡像．露出型（）はvilli様構造を認めた．

melanosis

食道melanosisとは粘膜上皮細胞内にメラニン顆粒の増加を認める変化である．内視鏡では**不整形な茶褐色から黒色の色素斑として観察**される（図4）．

> **Pit fall** 食道melanosisを有する症例では下咽頭癌や食道癌との合併が多い[1]ため，注意が必要である．また黒色調の粘膜に覆われたSMTは悪性黒色腫であり鑑別が必要である．

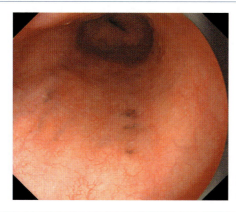

図4 ◆ melanosis
後壁に境界不明瞭で平坦な黒色の色素斑を多数認めた．

hyperkeratosis

hyperkeratosisとは粘膜上皮の錯角化層の肥厚で，内視鏡では**白色扁平隆起**を示す（図5A）．ヨード染色では**不染**を呈する（図5B）．

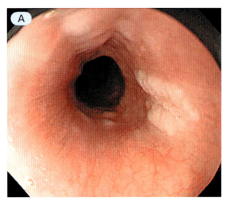
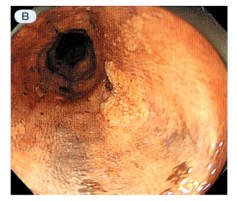

図5 ◆ hyperkeratosis
A）通常内視鏡像．右壁に色調むらのある白色扁平隆起を認めた．
B）ヨード染色像．同病変はヨード染色にて境界不明瞭な淡染を呈した．

 白色顆粒状隆起を伴うO-Ⅱa型食道癌との鑑別が必要な場合もあり，白色隆起周囲の観察も詳細に行う（図6）．

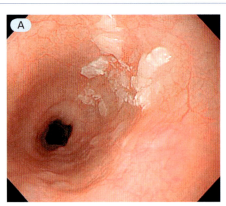
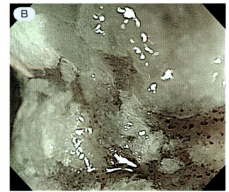
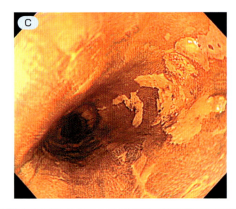

図6 ◆ 角化を伴うO-Ⅱa型食道癌
A）通常内視鏡像．右壁前壁寄りに多発する不整形な白色隆起を認めた．白色隆起の間は軽度発赤していた．
B）NBI拡大内視鏡像．白色隆起の間をNBI拡大観察すると，ドット状のType B1血管を認めた．
C）ヨード染色像．白色隆起部と，その間の発赤部はヨード不染を呈した．角化を伴うO-Ⅱa型扁平上皮癌と診断した．

カンジダ性食道炎

カンジダ性食道炎の軽症例では無症状で基礎疾患のない人にみられ，内視鏡では**食道粘膜に細かい白苔が多発**するのが特徴的である（図7）．重症例では免疫不全宿主（特に細胞免疫不全患者）や全身衰弱の強い患者にしばしばみられ，内視鏡では**食道粘膜に付着する厚い白苔**が特徴的である（図8）．重症のカンジダ性食道炎を見た場合，AIDSなどの免疫不全を念頭に置き，全身検索が必要である．

Pitfall 免疫不全の場合，口腔内にもカンジダ症を認める場合があるため，口腔内も併せて詳細に観察を行う（図8）

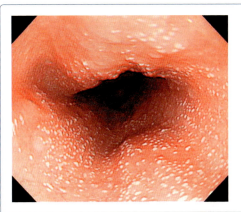

図7 ◆ カンジダ性食道炎（軽症例）
通常内視鏡像．食道全体にサイズの均一な細かい白苔が多発していた．

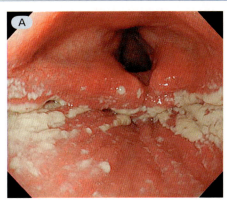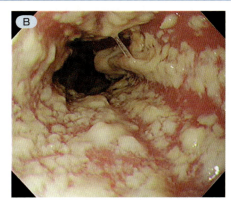

図8 ◆ AIDSに伴うカンジダ性食道炎（重症例）
A）通常内視鏡像．下咽頭には厚く汚い白苔を多数認めた．
B）通常内視鏡像．下咽頭から連続し食道全体にも厚く汚い白苔を多数認めた．

放射線性食道炎

　放射線治療中または終了後に咽頭部違和感や嚥下痛を認めた場合，放射線性食道炎を考える．内視鏡では照射野に一致して**全周性に発赤やびらん，潰瘍を認める**（図9A）．

　放射線治療後の再生食道粘膜は通常と異なり，特徴的な変化として**乳頭内血管の血豆状変化**を認める（図9B，C）．これは固有粘膜層が放射線により線維化し，血流のドレナージが傷害されることが原因と考えられており，**放射線治療後年数が経過しても改善しない**[2]．

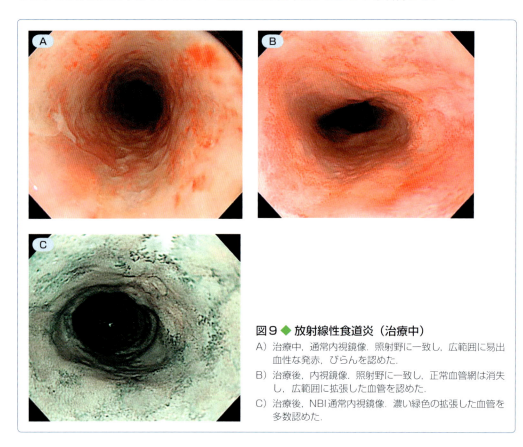

図9 ◆ 放射線性食道炎（治療中）
A）治療中，通常内視鏡像．照射野に一致し，広範囲に易出血性な発赤，びらんを認めた．
B）治療後，内視鏡像．照射野に一致し，正常血管網は消失し，広範囲に拡張した血管を認めた．
C）治療後，NBI通常内視鏡像．濃い緑色の拡張した血管を多数認めた．

Cowden病

　Cowden病は特徴的な皮膚粘膜病変と全身諸臓器の過誤腫性または腫瘍性病変による多彩な臨床像を呈する常染色体優性遺伝性疾患である．消化管では高率にポリポーシスを合併し，特に食道，胃，遠位大腸に多発するポリープが特徴的である．内視鏡では**白色調で1～3mm程度の扁平小隆起が食道全体にびまん性に認められる**（図10A）．これらの隆起はグリコーゲンを有するためヨード染色で濃染する（図10B）．

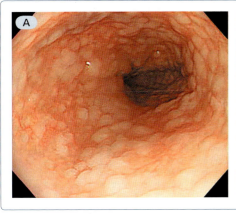
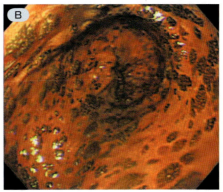

図10◆Cowden病
A）通常内視鏡像．食道全体に白色調な扁平隆起を多数認めた．サイズは比較的均一であった．
B）ヨード染色像．ヨード染色にて扁平隆起は濃染した．

乳頭腫

　乳頭腫は食道粘膜の扁平上皮が乳頭状の構造をとって増殖した病変である．内視鏡では①桑実状の凹凸を有する基部の狭い小さい隆起（図11A）で水中下観察にてイソギンチャク様，②透明感のある白色調で丈の低い扁平隆起，③やや発赤調で分葉傾向のある隆起（図12A）として観察される．①・②の頻度が高く，③は稀である．

Point
②は0-Ⅱa型食道癌との鑑別が必要であるが，ヨード染色にて淡染となる（図12B）．

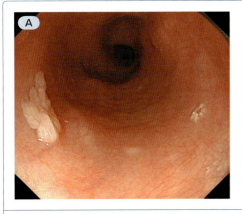
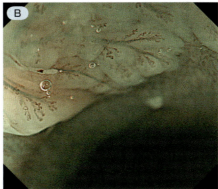

図11◆乳頭腫（イソギンチャク様隆起）
A）通常内視鏡像．左壁に桑実状の白色調隆起を認めた．
B）NBI拡大内視鏡像．乳頭様構造の中心に血管があり，ここから枝わかれした細い血管を認めた．血管の口径不同は認められなかった．

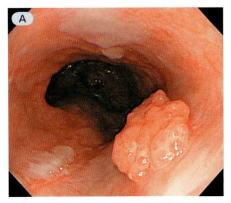
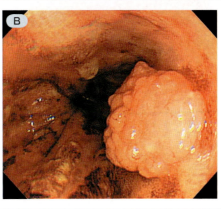

図12◆乳頭腫（扁平隆起）
A）通常内視鏡像．右壁に発赤調で凹凸の目立つ隆起を認めた．
B）ヨード染色像．ヨード染色にて境界明瞭な淡染を認めた．通常観察ではその形態より0-Ⅱa型食道癌も鑑別にあがるが，ヨード染色にて淡染であるため癌よりは乳頭腫と考えられる．

炎症性ポリープ

逆流性食道炎では，食道胃接合部に隆起を認めることがあり，炎症性ポリープと癌との鑑別が必要である．

炎症性ポリープの内視鏡所見は表面平滑な発赤調隆起であり，口側にmucosal break（粘膜障害）を伴うことが多い（図13A）．

拡大観察では不整のない密度の低下したvilli様構造を認めた（図13B）．PPI投与により食道炎の改善とともに炎症性ポリープは縮小し，mucosal breakも改善した（図13C）．

一方，図14AではSCJに接して隆起があり，その口側にmucosal break様の発赤を認めた．NBI拡大観察では隆起部では密度の低いvilli様構造を認めたが，その口側の発赤部では表面構造が不明瞭化し，内部に不整な血管を認めた（図14B）．しかしその表面は粘液で覆われ，詳細な観察には至らなかった．

こちらもPPI投与により表層は扁平上皮で覆われ，一見平滑になった（図14C）．しかしNBI拡大観察にて扁平上皮下に不整な異常血管が透見され，癌と診断した（図14D）．このようにNBI拡大観察は扁平上皮下進展の診断にも有用である．

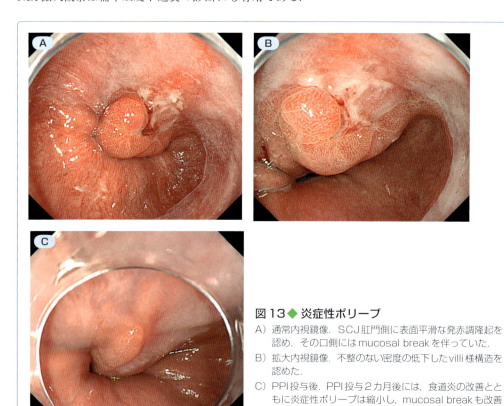

図13 ◆ 炎症性ポリープ
A）通常内視鏡像．SCJ肛門側に表面平滑な発赤調隆起を認め，その口側にはmucosal breakを伴っていた．
B）拡大内視鏡像．不整のない密度の低下したvilli様構造を認めた．
C）PPI投与後．PPI投与2カ月後には，食道炎の改善とともに炎症性ポリープは縮小し，mucosal breakも改善した．

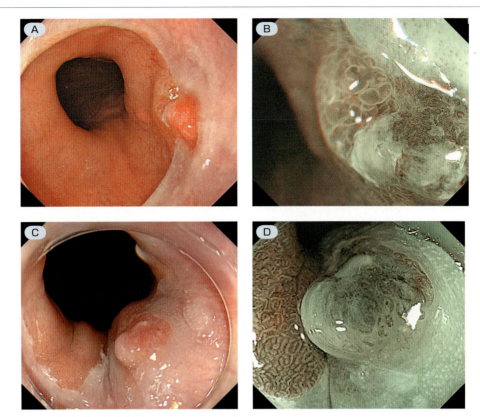

図14 ◆ 食道胃接合部癌
A）通常内視鏡像．SCJ に接して隆起があり，その口側に mucosal break 様の発赤を認めた．
B）NBI 拡大内視鏡像．隆起部では密度の低い villi 様構造を認めたが，その口側の発赤部では表面構造が不明瞭化し，内部に不整な血管を認めた．しかし，その表面は粘液で覆われ，詳細な観察には至らなかった．
C）PPI 投与後．PPI 投与5カ月後．表層は扁平上皮で覆われ，一見平滑になった．
D）NBI 拡大内視鏡像．扁平上皮下に不整な異常血管が透見され，癌と診断した．

食道異所性皮脂腺

食道異所性皮脂腺は粘膜固有層の腺房と食道内腔への外分泌導管により形成されている．内視鏡では小さな黄色調の扁平隆起や顆粒状の凹凸を伴う花弁状隆起（腺房部分）と，中心部や頂部に白色の小突起（導管部分）を認め，大きさ0.5～5mmで多発していることが多い[4]（図15）．

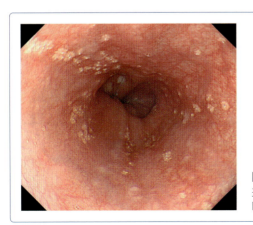

図15 ◆ 食道異所性皮脂腺
通常内視鏡像．頂部に白色小突起を伴った多発性の黄色調隆起を，食道全周に認めた．

好酸球性食道炎

　好酸球性食道炎は，食物や空気中の抗原により食道上皮への好酸球浸潤を主とするアレルギー疾患である．内視鏡所見として，**白斑，縦走溝，輪状溝**（図16），**輪状狭窄，敷石様変化，浮腫，血管透見消失**などが認められる[5]．

　食道上皮内好酸球数は生検部位によって不均一であり，特に下部食道の方に好酸球が多い傾向がある．確定診断には複数個の生検で，上皮内に20/HPFの好酸球が存在することが必要である．

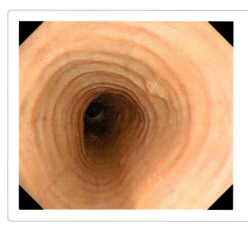

図16 ◆ 好酸球性食道炎
通常内視鏡像．食道全体に血管透見が消失し，多数の輪状溝と縦走溝が認められ，好酸球性食道炎の典型像である．急性期には白斑やびらんも認められることがある．

平滑筋腫

　平滑筋腫は粘膜下腫瘍の中で最も頻度が高く，食道良性粘膜下腫瘍の約80％を占める．食道壁の粘膜筋板，あるいは固有筋層（内輪筋・外縦筋）より発生し，境界明瞭である（図17）．内輪筋由来74％，粘膜筋板由来18％，外縦筋由来は8％とされている．単発が多く，分葉状や多発性のものもある．好発部位は半数以上が下部食道であり，中下部食道で大半を占める．発育様式は粘膜筋板由来のものは内腔発育型，固有筋層由来のものは内腔発育型や壁外発育型である．粘膜筋板由来のものは鉗子で圧迫と容易に動くが，固有筋層由来のものは可動性に欠ける．EUSでは第2層または第4層に連続する低エコー域として描出される．

　平滑筋腫では通常腫瘍頂部粘膜に不整や潰瘍を認めないが，これらを認めた場合は悪性である平滑筋肉腫を疑う．

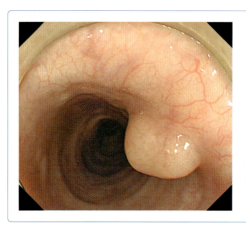

図17 ◆ 平滑筋腫
通常内視鏡像．右壁に白色調で立ち上がりなだらかなSMTを認めた．表面の粘膜は周囲と同色で，血管透見も認められるため，非腫瘍性上皮で覆われた粘膜下腫瘍と診断される．

顆粒細胞腫

顆粒細胞腫は食道良性粘膜下腫瘍のうち2番目に多く約5％を占める．好発部位は中下部食道であり，約90％を占める．一般的には良性腫瘍であるが，稀に悪性例の報告もある．内視鏡では**中央がわずかに陥凹した黄色調または白色調隆起**であり，**大臼歯様**と表現されることが多い（図18）．EUSでは第2層から第3層の均一な低エコー域として描出される．

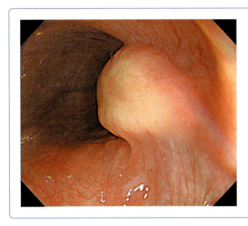

図18◆顆粒細胞腫
通常内視鏡像．右壁には白色調で中央部がわずかに陥凹したSMTを認めた．顆粒細胞腫は上皮との親和性が高いため，頂部が薄くなり，大臼歯状所見を呈することが特徴である．

脂肪腫

脂肪腫は内視鏡では**表面平滑な黄白色調隆起で，鉗子で圧迫すると柔らかく変形する**（図19）．好発部位は頸部食道である．EUSでは第3層内に高エコー域として描出される．

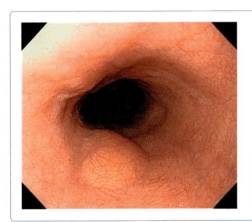

図19◆脂肪腫
通常内視鏡像．後壁に黄色調で柔らかく，立ち上がりがなだらかなSMTを認めた．黄色調で，柔らかく，脂肪腫と診断された．

GIST

食道原発GIST（gastrointestinal stromal tumor）は消化管GISTの約5％を占める．免疫組織化学的にCD34とc-kitが陽性，SMAとdesminおよびS-100が陰性であることで診断される．

悪性黒色腫

悪性黒色腫は食道悪性粘膜下腫瘍で最も頻度が高く，約40％を占める．好発部位は下部食道である．内視鏡では黒色調の粘膜上皮に覆われた隆起で，分葉状の形態を示すが表面平滑である（図20）．鉗子で圧迫すると柔らかいが変形することはない．

 悪性黒色腫の中でも黒色調を呈さないamelanotic melanomaも存在する．

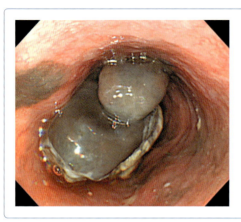

図20 ◆ 悪性黒色腫
通常内視鏡像．食道内腔を覆うように，黒色調で表面平滑な分葉状の隆起を認めた．また周囲粘膜にも境界不明瞭は黒色調変化を認めた．melanosisとの鑑別には黒色の濃さおよび，隆起所見が重要である．

悪性リンパ腫

食道原発の悪性リンパ腫は1％以下で，ほとんどは非ホジキンリンパ腫でB cell typeが多い．内視鏡では腫瘤形成や全周性の壁肥厚を認めるものが多い（図21）．

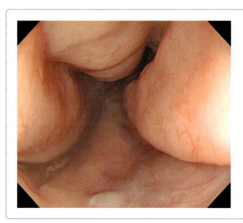

図21 ◆ 悪性リンパ腫
通常内視鏡像．食道全体に縦走するSMT様隆起を数条認めた．表面は平滑で柔らかく，スコープの通過は可能であった．また表面の血管は，周囲粘膜の血管と同様であった．このような巨木様の縦走粘膜下腫瘍所見は食道悪性リンパ腫に特徴的な所見である．

転移性食道腫瘍

食道転移は稀な疾患だが，乳癌，胃癌からの食道転移は時々報告されている．いずれも粘膜下腫瘍様の形態を呈するが，乳癌からの食道転移は全周性で狭窄を来たし，胃癌からの食道転移[6]は単発なこともある．

> **Pit fall** 縦走するSMT様隆起では悪性リンパ腫と転移性腫瘍を鑑別する必要がある．

悪性リンパ腫は柔らかく，表面が平滑であることが特徴だが（図21），転移性食道腫瘍では，その表面が不整形で，硬い粘膜下腫瘍様病変である（図22）．

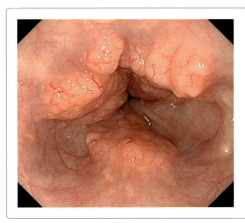

図22◆ 乳癌の食道転移
通常内視鏡像．上部食道に縦走するSMT様隆起を数条認めた．顆粒状で不整形な隆起が集簇し，病変は硬くスコープの通過は不可能であった．また表面の血管は怒張し，走行の不整も認められた．乳がんの食道転移は堅く，表面が不整な点から，悪性リンパ腫との鑑別が可能である．

文献

1) 横山 顕，他：咽頭・食道の発癌リスク．消化器内視鏡，18：1348-1354，2006
2) 有馬美和子，他：食道前癌病変の色素内視鏡診断．消化器内視鏡，18：443-452，2006
3) 浜田 勉，他：Crohn病における食道病変．胃と腸，42：403-416，2007
4) 本庄 元，清水誠司：3 異所性皮脂腺．「胃と腸アトラスⅠ　上部消化管 第2版」（八尾恒良／監），医学書院，2014
5) 木下芳一，他：食道炎の内視鏡診断－好酸球性食道炎．胃と腸，46：1225-1232，2011
6) 小山恒男：転移性腫瘍．「胃と腸アトラスⅠ　上部消化管 第2版」（八尾恒良／監），医学書院，2014

第3章 術前内視鏡診断

A. 通常内視鏡診断

3. 腫瘍・非腫瘍の鑑別
②胃

中原慶太

内視鏡診断上の重要項目として，異常所見に対する腫瘍・非腫瘍の鑑別がある．しかし，上皮性悪性腫瘍である胃癌は多種・多様な肉眼形態，組織像を呈することから，鑑別診断のための明確な指標を見出すのは容易でない．そこで，病変の成り立ちを包括的にみた概念が重要となる．

中村の「胃癌の三角」

臨床病理学的な概念として，中村が提唱した「胃癌の三角」が診断に有用[1, 2]である（図1）．「胃癌の三角」とは，①癌発生の場（腸上皮化生粘膜，胃固有粘膜）と，②組織型（分化型癌，未分化型癌），③肉眼型（隆起型，陥凹型）の3つの間には密接な関係があるとされるものである．

腸上皮化生高度の萎縮粘膜からは腺管形成能の顕著な分化型癌（tub1, tub2, pap）が発生する．腸上皮化生に乏しい胃固有粘膜からは腺管形成能の弱い未分化型癌（sig, por1, por2）が発生する．また，癌組織型別に発育増殖形式が異なり，未分化型癌は腺管形成せず上皮を破壊しながら非連続性・浸潤性発育するため，粘膜が脆弱化しほとんどが陥凹型（0-Ⅱc型，0-Ⅱc＋Ⅲ型，0-Ⅲ＋Ⅱc型）を呈する．一方，分化型癌は腺管形成しながら連続性・置換～膨張性発育するため，陥凹型に加え隆起型（0-Ⅰ型，0-Ⅱa型，0-Ⅱa＋Ⅱc型）を呈しやすい．

このようなことから，まず病変の肉眼形態を陥凹主体か隆起主体かに分けて，どのような組織構築で成り立っているかをおおまかにとらえ，表1に示すような疾患を主に鑑別するとよい．

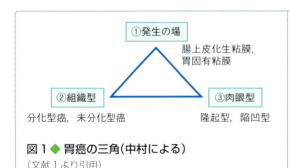

図1 ◆ 胃癌の三角（中村による）
（文献1より引用）

表1 ◆ 凹凸変化と腫瘍・非腫瘍の主な鑑別疾患

凹凸変化	非腫瘍	腫瘍
隆起主体	胃底腺ポリープ 過形成ポリープ	粘膜下腫瘍 腺腫（異型上皮巣） 分化型癌
陥凹主体	びらん 潰瘍 潰瘍瘢痕	分化型癌 未分化型癌 リンパ増殖性疾患

組織学的な異型度

組織学的な粘膜上皮の異型度の判定は，中村[3]によると構造異型と細胞異型の2つの水準がある．構造異型とは主に弱拡大で腺管全体を眺める指標で，腺管密度の増加，腺管の大小不同，不規則形腺管の出現などである．細胞異型とは主に強拡大で個々の細胞を眺める指標で，核腫大，核細胞比の増加，核配列の異常，核分裂像などである．この構造異型・細胞異型の点で，正

常粘膜上皮と比べどの程度かけ離れているかによって総合的な異型度判定がなされている．すなわち，**かけ離れの程度が顕著なものが腫瘍，弱いものが非腫瘍**である．

図2に示したように再生上皮や過形成上皮は，基本的な組織構築が類似しており，構造異型・細胞異型の点でかけ離れが最も弱く非腫瘍である．これに対し，未分化型癌は腺管形成能が弱い点でかけ離れが最も顕著で，浸潤発育・転移することから悪性腫瘍である．また，分化型癌は腺管形成能を有している点で未分化型癌よりもかけ離れが弱い悪性腫瘍である．腺腫（異型上皮巣）は分化型癌よりもさらにかけ離れが弱い腫瘍で，浸潤発育・転移しないことから良性または良性悪性境界病変とみなされている．

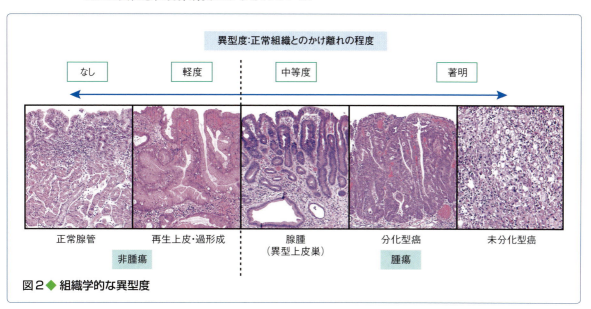

図2◆ 組織学的な異型度

Point
《腫瘍・非腫瘍の鑑別の指標》

腫瘍・非腫瘍の鑑別の指標を，消化性潰瘍の治癒期～瘢痕期に修復機転として出現する再生上皮におおよそ求めることができる．

再生上皮：非腫瘍である潰瘍瘢痕上に出現する再生上皮の内視鏡所見は，鮮明な赤色調を呈する縞模様がほぼ規則的に配列しているのが特徴である（図3）．組織学的には，潰瘍形成による粘膜筋板の断裂と粘膜下層に線維化，粘膜層に腺窩上皮の延長，間質に種々の程度の炎症細胞浸潤や毛細血管増生が認められる．上皮の異型度は軽微である．

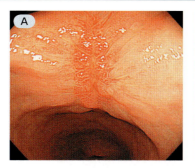 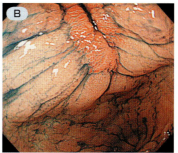

図3◆ 腫瘍・非腫瘍の指標：再生上皮
A）ESD後潰瘍瘢痕の再生上皮，B）インジゴカルミン撒布像

隆起

1 隆起のなり立ちの考え方

　胃内腔側方向に隆起している状態で，まずこの**隆起成分が粘膜内上皮主体の増殖（上皮性）**か，**粘膜下主体の増殖（非上皮性）**かを鑑別する．そのポイントは，**隆起の形・輪郭，辺縁・境界**（図4），**基部の形状，丈の高さ**である（図5）．

　山田Ⅰ型のなだらかな基部の形状を示す隆起で周囲粘膜と差のない平滑な表面性状の場合，粘膜下主体の増殖隆起（非上皮性）を考える（図6）．この場合，種々の粘膜下腫瘍や胃外圧排などがある．典型的な粘膜下腫瘍ではbridging foldや中心陥凹（dele）が認められる．これに対して，周囲粘膜と明らかに異なる発赤調粘膜，凹凸変化や菊花状辺縁を示し，境界明瞭な山田Ⅱ～Ⅳ型の基部の形状を示す場合，粘膜内上皮主体の増殖隆起（上皮性）を考える．

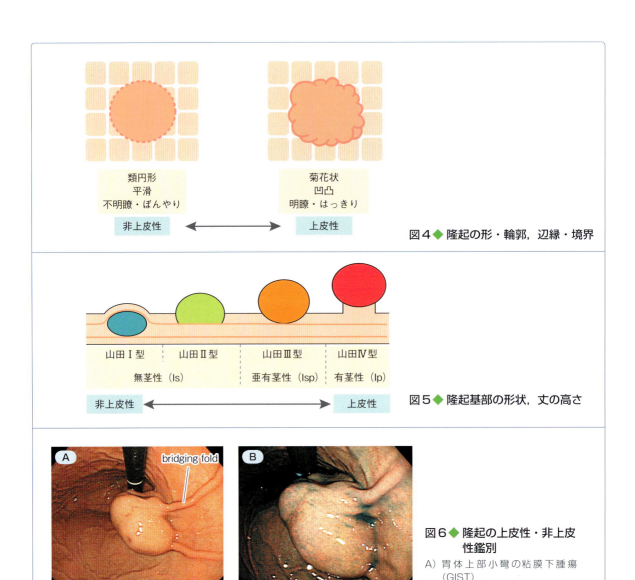

図4◆隆起の形・輪郭，辺縁・境界

図5◆隆起基部の形状，丈の高さ

図6◆隆起の上皮性・非上皮性鑑別
A）胃体上部小彎の粘膜下腫瘍（GIST）
B）インジゴカルミン撒布像

2 隆起の腫瘍・非腫瘍の鑑別

上皮性隆起の表面性状も，図2で示した組織学的な異型度判定同様に**正常上皮とのかけ離れが顕著なほど腫瘍，乏しいほど非腫瘍**とみなすことができる．かけ離れ所見のキーワードは無秩序，不規則，不均一，不整などである．

3 隆起：非腫瘍

a）胃底腺ポリープ

一見，粘膜下腫瘍に類似した所見を呈する．組織学的な胃腺窩上皮の延長に乏しく，むしろ粘膜深部の胃底腺増生および囊胞状に拡張した非腫瘍性腺管によって丈の低い小隆起を形成する．したがって，再生上皮と異なり表面性状は背景粘膜と差が少なく平滑で粘膜下腫瘍に類似する．典型例では2～3mm程度の米粒大の半球状隆起が胃底腺領域に多発して認められる（図7A，B）．

b）過形成ポリープ

再生上皮にほぼ類似した所見を呈する．組織学的な胃腺窩上皮の延長，乳頭状変化や固有胃腺の増生が目立ち，丈の高い隆起を形成しやすい．内視鏡所見は，再生上皮に類似した鮮明な発赤模様が主体で，一見してみずみずしく柔らかい印象である（図7C，D）．表面性状は平滑，あるいは類円形～紡錘形の顆粒状変化を示し，その配列も規則的である．典型例ではほとんどが2cm以内の大きさであるものの，過形成の芽と呼ばれるきわめて小さな隆起から，茎を有する山田Ⅳ型のポリープ（ときに2cm以上）まで，種々の大きさや形態を呈する（図7E，F）．

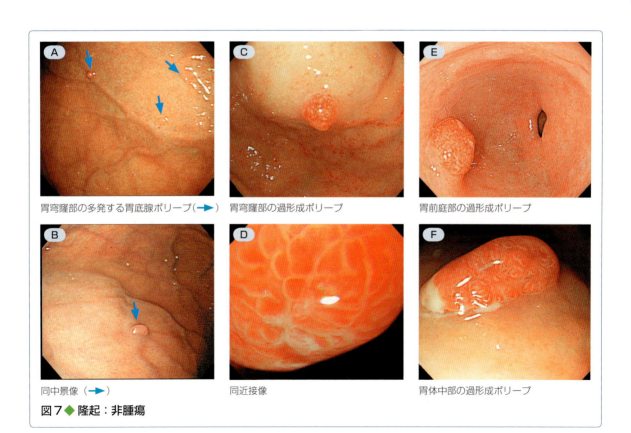

図7 ◆ 隆起：非腫瘍

A: 胃穹隆部の多発する胃底腺ポリープ（→）
B: 同中景像（→）
C: 胃穹隆部の過形成ポリープ
D: 同近接像
E: 胃前庭部の過形成ポリープ
F: 胃体中部の過形成ポリープ

4 隆起：腫瘍

a）腺腫（異型上皮巣）

再生上皮とかけ離れた所見を呈する．腺管形成する腫瘍腺管増生がみられるが，腺管密度が低く粘膜深層に囊胞状腺管を伴い，主に水平方向への非全層性粘膜内増殖を示しやすい．ほとんどが2 cm以下の平盤状隆起形態を呈する．表面性状は再生上皮と明らかに異なる血管透見に乏しい褪色調を示し，分化型癌に比べて規則的でほぼ均一な顆粒所見を呈する（図8）．

b）分化型癌

再生上皮と明らかにかけ離れた所見を呈する．組織学的に腺腫よりも構造異型・細胞異型の顕著な腫瘍細胞が腺管形成しながら無秩序に発育し，粘膜内増殖隆起を形成する．

丈の低い隆起では，0-Ⅱa型癌と腺腫との鑑別が必要である．特に管状腺癌－高分化型（tub1）は腺管形成能の点で腺腫に類似しているが，腺管密度がより高く全層性増殖を示す．腺腫に比べてより不規則な大小顆粒変化や発赤調を呈しやすい（図9A〜D）．

丈の高い隆起では，0-Ⅰ型癌と過形成ポリープとの鑑別が必要である．特に乳頭腺癌（pap）は腫瘍腺管の不規則な分岐・延長が目立つ乳頭状増殖によって，丈高隆起を形成しやすい．一見して再生上皮との類似性に乏しい表面模様を呈する．くすんだ汚い発赤，部分的な濃淡差のある発赤，不整びらん，易出血性などが認められる．全体的に不規則性が目立ち，ごつごつとした大小の不整な結節状所見を呈する（図9E，F）．

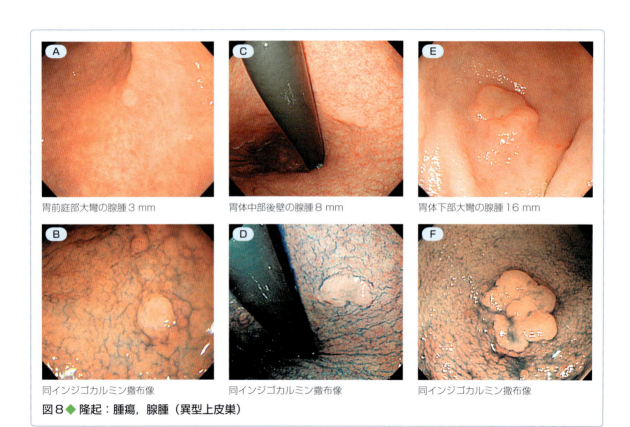

A　胃前庭部大彎の腺腫 3 mm
C　胃体中部後壁の腺腫 8 mm
E　胃体下部大彎の腺腫 16 mm
B　同インジゴカルミン撒布像
D　同インジゴカルミン撒布像
F　同インジゴカルミン撒布像

図8 ◆ 隆起：腫瘍，腺腫（異型上皮巣）

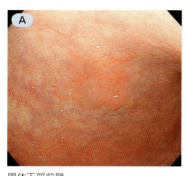
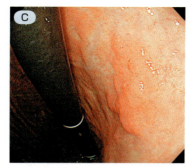
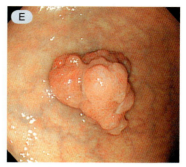

胃体下部前壁
0-Ⅱa, tub1, 25 mm, M

胃体中部大彎
0-Ⅱa, tub2, 20 mm, M

胃体中部大彎
0-Ⅰ, pap, 30 mm, M

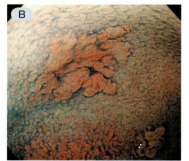
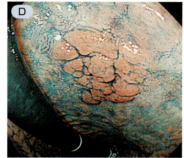
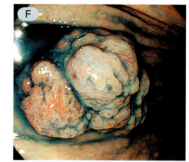

同インジゴカルミン撒布像

同インジゴカルミン撒布像

同インジゴカルミン撒布像

図9◆ 隆起：腫瘍，分化型癌

陥凹

1 陥凹のなり立ちの考え方

　組織学的に胃外側方向に陥没している状態で，種々の程度の胃壁欠損を考える．陥凹のなり立ちのポイントは，**陥凹の深さとひだ集中の有無**である．

　村上分類[4]によると粘膜層までの組織欠損をびらん（UL-Ⅰ），粘膜下層以深の組織欠損を潰瘍（UL-Ⅱ～UL-Ⅳ）と定義されている（図10）．活動期潰瘍は，治療に伴い粘膜下に種々の線維化を形成しながら治癒収縮し，ひだ集中を伴う瘢痕（UL-Ⅱs～UL-Ⅳs）となる．

　胃癌は粘膜の脆弱性により癌性びらんや病巣内潰瘍を合併しやすい特性があり，病巣内にUL-Ⅱ以上の潰瘍あるいは瘢痕を有する場合をUL（＋）として扱っている．そこで，陥凹性病変を見た場合，その主ななり立ちとして，浅い陥凹ではびらん性変化：UL（−），ひだ集中あるいは深い陥凹では潰瘍性変化：UL（＋）を考える．

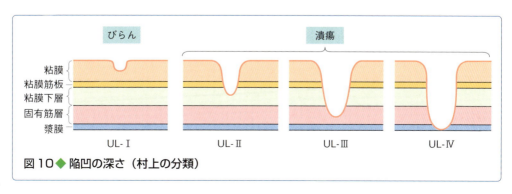

図10◆ 陥凹の深さ（村上の分類）

2 陥凹の腫瘍・非腫瘍鑑別

　隆起同様に正常上皮とのかけ離れが顕著なほど腫瘍，乏しいほど非腫瘍とみなすことができる．鑑別のポイントは，浅い陥凹では，**形・輪郭，陥凹辺縁・境界，辺縁隆起，陥凹面所見**で，腫瘍ほどより不整な像を呈する（図11）．

　さらに，ひだ集中・深い陥凹では，**ひだ先端所見，浅い陥凹の有無**がポイントである．非腫瘍では，修復機転によりひだ集中が線維性瘢痕収縮方向へ向かうのに対し，腫瘍では，無秩序な放射性増殖方向へ向かう浅い陥凹局面が存在する．その陥凹局面にほぼ一致して，ひだ先端部に不整な像が認められる（図12）．この際，馬場ら[2]が報告した癌組織型別の肉眼所見の特徴を理解しておくと良悪性鑑別診断に役立つ（図13）．

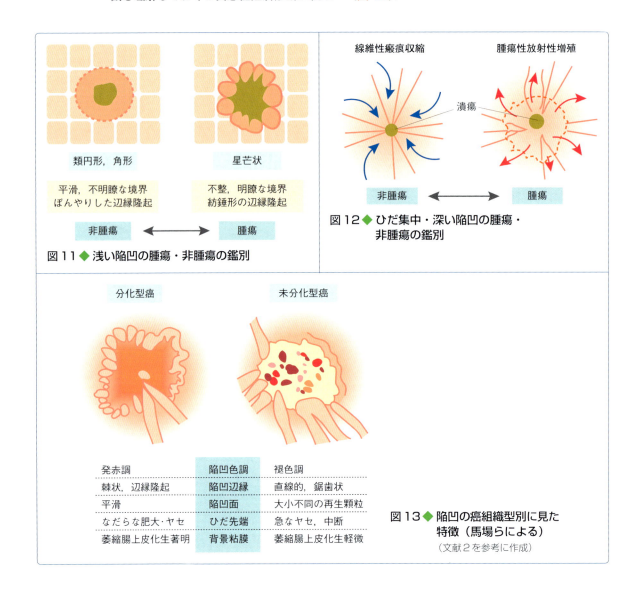

図11◆ 浅い陥凹の腫瘍・非腫瘍の鑑別

図12◆ ひだ集中・深い陥凹の腫瘍・非腫瘍の鑑別

図13◆ 陥凹の癌組織型別に見た特徴（馬場らによる）
（文献2を参考に作成）

3 陥凹：非腫瘍

a）びらん

組織学的に粘膜表層までの軽微な組織欠損と間質に種々の炎症細胞浸潤，浮腫がみられる．内視鏡所見は，類円形〜角形の浅い陥凹が認められ，辺縁に棘状変化といった不整な像はなく軽微な浮腫状隆起が認められる．ほとんどが1 cm以下の大きさで多発しやすい（図14A，B）．

b）潰瘍

活動期潰瘍では潰瘍組織学的に粘膜下層以深の深い組織欠損がみられ，潰瘍底には壊死・浸出物や肉芽組織，潰瘍周囲に著明な炎症細胞浸潤，浮腫が認められる．活動期の内視鏡所見は，類円形の境界明瞭な深い陥凹で，陥凹面には白苔が認められる．辺縁には炎症性浮腫による均一で平滑な隆起が目立つ（図14C，D）．

c）潰瘍瘢痕

治癒〜瘢痕期潰瘍では組織欠損部の修復機転に伴い，粘膜ひだが集中する．中心部の白苔は消失し，ひだ先端に肥大・融合，急なヤセ，不整な陥凹などの所見はみられない（図14E，F）．

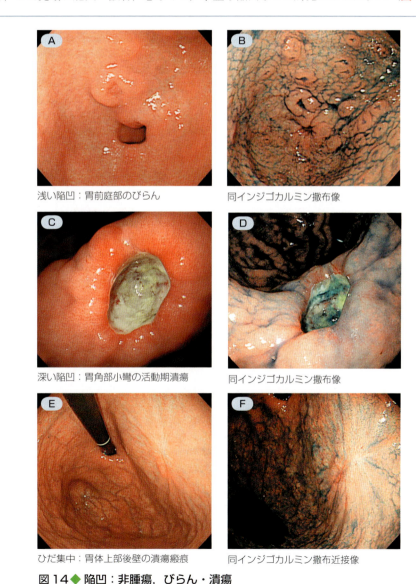

浅い陥凹：胃前庭部のびらん　　同インジゴカルミン撒布像

深い陥凹：胃角部小彎の活動期潰瘍　　同インジゴカルミン撒布像

ひだ集中：胃体上部後壁の潰瘍瘢痕　　同インジゴカルミン撒布近接像

図14◆陥凹：非腫瘍，びらん・潰瘍

4 陥凹：腫瘍

a）分化型癌

　発赤調主体の陥凹を呈する．再生上皮にみられる鮮明な発赤と異なり，濃淡差やくすんだような発赤所見で易出血性である．組織学的に癌細胞が置換・膨張性発育することによってなだらかな境界を呈し，陥凹辺縁は特徴的な棘状変化と紡錘形の辺縁隆起を形成しやすい．また，陥凹面は上皮のびらん・再生変化に乏しく，再生顆粒は目立たない（図15A〜D）．集中するひだの先端にはなだらかな肥大・ヤセが認められる（図15E, F）．

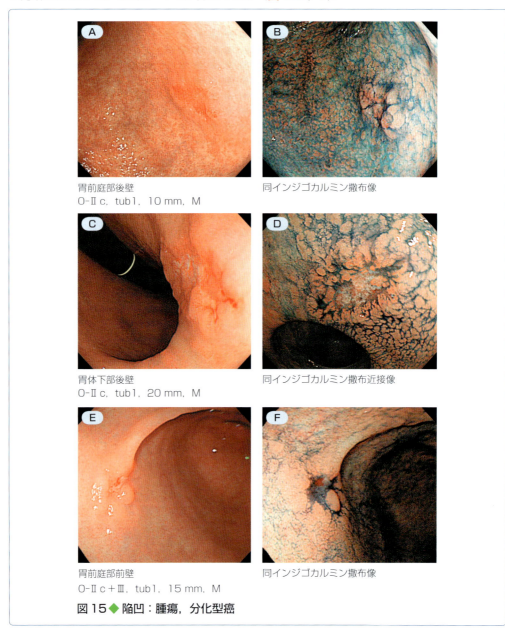

胃前庭部後壁
O-Ⅱc, tub1, 10 mm, M

同インジゴカルミン撒布像

胃体下部後壁
O-Ⅱc, tub1, 20 mm, M

同インジゴカルミン撒布近接像

胃前庭部前壁
O-Ⅱc＋Ⅲ, tub1, 15 mm, M

同インジゴカルミン撒布像

図15 ◆ 陥凹：腫瘍，分化型癌

b）未分化型癌

　褪色調主体の陥凹を呈する．組織学的に癌細胞が浸潤性発育することによって断崖状の境界を呈しやすく，陥凹辺縁は直線的あるいは鋸歯状変化を示す．また，陥凹面は非全層性浸潤に伴い上皮のびらん・再生変化が顕著で，大小不同の再生顆粒が目立つのが特徴である（図16A, B）．ひだ集中する場合や潰瘍性病変では，白苔を伴う潰瘍部は良性潰瘍と大差ない潰瘍周囲に浅い陥凹局面が認められ，浸潤性発育に伴う急なヤセ・中断が認められる（図16C〜F）．

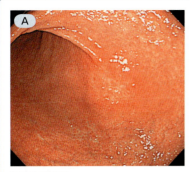
胃前庭部後壁
O-Ⅱc, sig, 15 mm, M

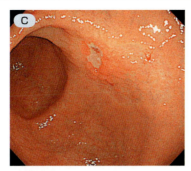
胃角部後壁
O-Ⅱc+Ⅲ, sig, 40 mm, M

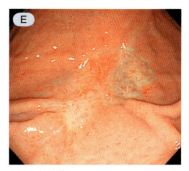
胃体下部前壁
O-Ⅱc, UL-Ⅱs, sig, 30 mm, M

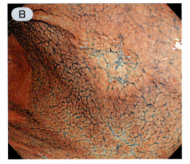
同インジゴカルミン撒布像

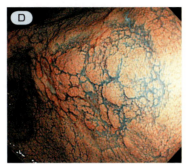
同インジゴカルミン撒布近接像

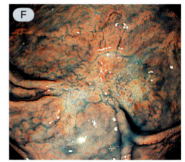
同インジゴカルミン撒布像

図16 ◆ 陥凹：腫瘍，未分化型癌

《非上皮性腫瘍との鑑別》

非上皮性腫瘍の代表的疾患であるリンパ増殖性疾患（MALTリンパ腫，悪性リンパ腫）は，組織学的に未分化型癌と発育増殖形式が比較的類似しているため，肉眼所見も類似しやすく注意が必要である．異なる点は，未分化型癌は粘膜中層の上皮腺頸部を破壊しながら増殖するのに対し，リンパ増殖性疾患は，むしろ粘膜筋板上下の間質主体に増殖する．したがって，未分化型癌に比べ病巣内に正常上皮の残存がより多く，部分的に粘膜下腫瘍的な要素がみられることなどが特徴である（図17）．

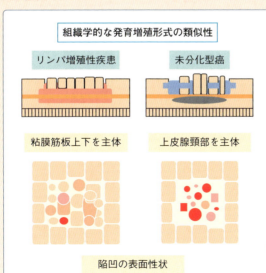

図17 ◆ 陥凹の上皮性・非上皮性の鑑別

Pitfall 《MALTリンパ腫》

褪色調主体の陥凹を呈するが，なんとなく境界が不明瞭で未分化型癌でみられる明瞭な断崖状境界所見が認められない．陥凹面の性状は，より規則的な類円形顆粒や周囲粘膜の残存が認められる．ひだ先端も急なヤセ・中断といった不整像は乏しい（図18）．

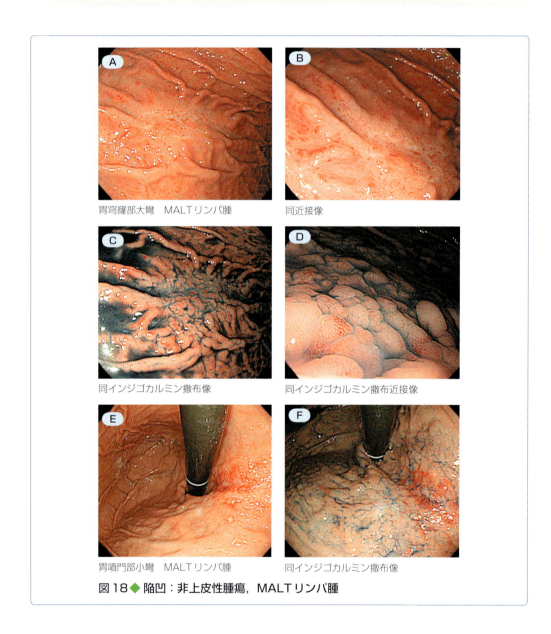

胃穹隆部大彎　MALTリンパ腫　　同近接像

同インジゴカルミン撒布像　　同インジゴカルミン撒布近接像

胃噴門部小彎　MALTリンパ腫　　同インジゴカルミン撒布像

図18◆陥凹：非上皮性腫瘍，MALTリンパ腫

文　献

1) 中村恭一：胃癌の三角－病理学的にみた胃癌診断の考え方．胃と腸，28：161-170，1993
2) 馬場保昌，吉田諭史：組織特性からみた早期胃癌のX線診断．日本消化器がん検診学会誌，46：166-176，2008
3) 「胃癌の構造 第3版」，（中村恭一／著），医学書院，2005
4) 村上忠重：病理．「胃・十二指腸潰瘍のすべて」（吉利 和／編），pp79-102，南江堂，1971

第3章 術前内視鏡診断

A. 通常内視鏡診断

4. 癌の深達度診断
①食道

平澤　大

> 食道表在癌の深達度とリンパ節転移は強く相関するため，治療法の選択において術前深達度診断は非常に重要である．通常内視鏡における深達度診断では，病変の硬さを見極めることがポイントとなり，さらに色調や凹凸の変化，顆粒の大きさなども参考になる．

術前深達度診断の必要性

　消化管癌のリンパ節転移の頻度は癌の深達度に非常に相関している．食道表在癌の場合も類にもれず深達度ごとに転移のリスクが異なるため，「食道癌診断・治療ガイドライン 第3版」[1]では深達度ごとの治療方針が推奨されている．食道癌の深達度診断は治療法の選択に直結するため，可能な限り正確な術前深達度診断を行うことが重要である．

食道癌の深達度と治療方針

　「食道癌取扱い規約」[2]では食道扁平上皮癌（squamous cell carcinoma：SCC）の深達度を図1のように取り決めている．つまり，浅い方から粘膜上皮（T1a-EP），粘膜固有層（T1a-LPM），粘膜筋板（T1a-MM），粘膜下層（SM），固有筋層（MP）および外膜である．粘膜下層はさらに3等分され浅い層（SM1），中間の層（SM2），深い層（SM3）と定義されている．食道SCCの場合，リンパ節転移の有無を問わず深達度がSMまでを表在癌，深達度がpT1-MMまでを早期癌としている．

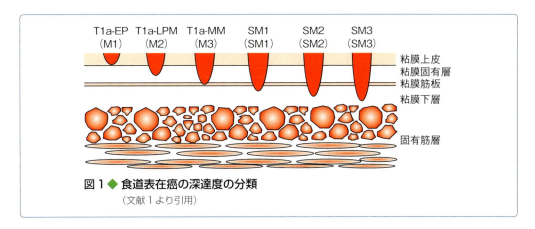

図1　食道表在癌の深達度の分類
（文献1より引用）

　食道SCCの術前深達度診断は一般的にT1a-EP～T1a-LPM，pT1a-MM～SM1およびSM2～SM3の3つのカテゴリーで評価している．3分類にする意義は深達度ごとにリンパ節転移の頻度が異なるためで，深達度がT1a-EP～T1a-LPM時のリンパ節転移はほぼ0％である．深達度がT1a-MM～SM1は10～20％，SM2～SM3では30～50％といわれている．「食道癌診断・治療ガイドライン」による内視鏡治療の適応は，術前深達度診断がT1a-EP～T1a-LPM（適応）

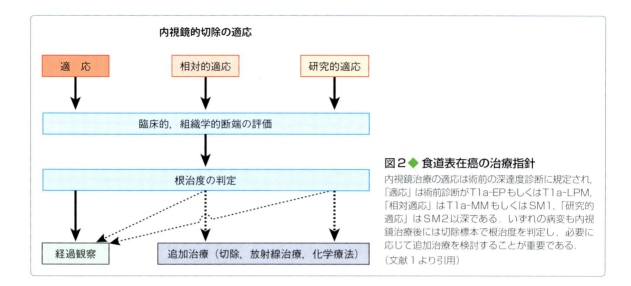

図2 ◆ 食道表在癌の治療指針

内視鏡治療の適応は術前の深達度診断に規定され，「適応」は術前診断がT1a-EPもしくはT1a-LPM，「相対適応」はT1a-MMもしくはSM1，「研究的適応」はSM2以深である．いずれの病変も内視鏡治療後には切除標本で根治度を判定し，必要に応じて追加治療を検討することが重要である．
(文献1より引用)

もしくはT1a-MM〜SM1で臨床的にリンパ節転移がない症例（相対適応）とされており，それ以外は外科的切除や放射線化学療法が推奨されている（図2）．

 癌の異型度が低い場合や深達度が深い場合は，洗浄やスコープの接触で容易に出血をきたし，診断が難しくなる．まず全体像を把握し，易出血の部位を推測し，出血を起こさぬように病変全体を診断できるよう戦略を立てることが肝要である．

Barrett腺癌の深達度診断と治療方針

わが国における食道癌のほとんどはSCCである．近年，酸逆流を背景としたBarrett腺癌が欧米では増加傾向にあり，わが国でも時々経験する機会がある．わが国でのBarrett腺癌の頻度は食道癌の数％といわれており，診断学，治療方針を指し示せるような十分なデータがないのが現状である．欧米のデータを根拠に粘膜内癌は内視鏡治療が許容できる可能性があるとされているが，これも参考意見であり今後のデータの集積・解析が待たれる．本稿ではわが国における食道癌の大部分を占めるSCCに関する深達度診断を中心に述べる．

術前深達度診断における通常内視鏡の意義

深達度診断を行うツールは種々あるが，実臨床で詳細な壁深達度を測るには内視鏡検査とバリウムを用いた上部消化管造影検査があげられる．

内視鏡診断には通常の内視鏡診断以外に画像強調顕微鏡（IEE）として拡大内視鏡，NBI（narrow band imaging）に代表される狭帯域内視鏡や超音波内視鏡などがあげられる．**近年ではNBIと拡大内視鏡を用いて微細血管の形態から深達度診断を行う診断学の精度が向上しており，通常内視鏡のみで深達度診断を行う機会は減少している．**

しかし，広範な範囲を拡大観察で隈なく観察することは困難である．したがって通常観察で病変の全体像をとらえたうえで，深達度が深いと推測した部位を絞り込んで観察することが重要である．また，表層が粘膜内癌に覆われ，粘膜筋板を保持したまま浸潤する癌では，拡大観察で正確な深達度診断を行うことは困難である．おのおのの検査は一長一短があり，お互いを相補的に用いることでより正確な診断が可能になる．

通常内視鏡による深達度診断

通常内視鏡検査では，病変の硬さや食道粘膜の色調変化，凹凸の変化をとらえることが重要である．同様の肉眼形態であっても病変の色調が白色調か発赤調かで，その組織型や深達度が異なる．また，深達度の浅い癌は凹凸の変化が軽微で，深達度が深くなるにしたがって凹凸が明瞭となる．色調と肉眼形態は深達度を推測するうえで重要であり，その観察時には空気量を調整し壁の伸展度を観察することが必要である．

1 病変の硬度による壁深達度診断

癌は深達度が深くなるにつれ，癌胞巣の体積が増す．一部の特殊な癌を除いて癌胞巣は硬いことが多いため，空気量を変えて病変が変形するか否か，壁に厚みがあるか否かを観察する．病変に厚みがなく良好な変形が得られれば浅い癌（pT1a-EP～LPM癌），厚みがあり変形が得られなければ深い癌（SM癌）と診断する．

2 色調による深達度診断

食道癌の色調は白色調か同色調，発赤調のいずれかである．**浅い癌の場合，多くは同色調から淡い発赤を呈する．**白色調の場合は角化が強い場合か，血管が疎な大きな癌胞巣の場合（AVA-largeなど）のいずれかである．角化が原因の場合は癌の分化度が高いことを意味し，浸潤傾向が弱いことが多い．つまり角化により隆起が高くなっていても，浸潤傾向が弱く，肉眼形態ほど癌の深達度が深くないことがある．一方，AVA-largeの場合はSM2以深の癌を示唆する所見である．

食道表在癌の多くは発赤調を呈する場合が多いが，**特に赤みが強い場合は血管増生が強いことを意味し，組織の異型度が高く深達度が予想以上に深い場合があるので注意を払う必要がある．**

3 肉眼型による深達度診断

食道表在癌の肉眼型は，表在隆起型（0-Ⅰ型），表面型（0-Ⅱ型）および表在陥凹型（0-Ⅲ型）の3型に分類される．さらに0-Ⅱ型は1mm程度までのごく軽度の隆起を呈する0-Ⅱa型，隆起や陥凹が認識できない0-Ⅱb型，ごく浅い陥凹を呈する0-Ⅱc型に合分類される．**明らかな凹凸を呈する0-Ⅰ型や0-Ⅲ型はほとんどが粘膜下層癌で，0-Ⅱ型のうち0-Ⅱa型や0-Ⅱb型は大部分が粘膜内癌**である．一方0-Ⅱc型は粘膜内癌から粘膜下層癌まで，さまざまな深達度の病変が含まれる．各肉眼型のポイントを表に示す．

表 ◆ 肉眼型別深達度診断のポイント

肉眼型	凹凸および表面性状	深達度
0-Ⅰ型	丈の高い結節隆起	大部分がSM2以深
	軽度凹凸，粗造	T1a-EP
0-Ⅱa型	微細顆粒状	T1a-EP/LPM
	粗大顆粒状	T1a-MM/SM1
	わずかな陥凹，平滑または軽度の凹凸	T1a-EP/LPM
0-Ⅱc型	浅い陥凹，凹凸不整，軽度辺縁隆起	T1a-MM/SM1
	深い陥凹，結節状の凹凸，明瞭な辺縁隆起	多くがSM2以深
0-Ⅲ型	潰瘍形成を伴う深い陥凹，明瞭な辺縁隆起	大部分がSM2以深

a) 0-Ⅰ型（表在隆起型, 図3）

　規約上は隆起の高さが1mm程度以上と定められているが，内視鏡観察で一見して目立つ丈の高い隆起を呈する病変である．時に粘膜下腫瘍様の立ち上がりを伴うことがある．多くはSM2以深の浸潤癌であるが，くびれを有する場合や角化傾向が強い病変，内視鏡的硬さを有さない病変では粘膜内癌のこともある．

　一般に隆起の丈が高くなるにつれて深達度が深くなる傾向があり，空気量による隆起の丈の高さの変化は重要な指標となる．強伸展で丈が低くなる程度の隆起は深達度がT1a-EP/LPMと考えられる．一方，隆起の丈が高くなり強伸展でも隆起の丈が変化しない場合は深達度がT1a-MM以深の可能性を考慮する．

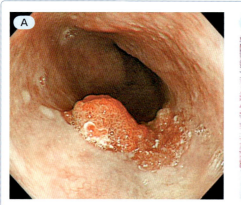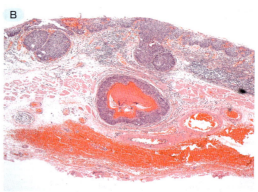

図3 ◆ 0-Ⅰ症例
A) 一見して認識できる隆起性病変．くびれもなく空気変形も不良であった．
B) 病理組織像（HE染色）．SM浸潤を認めた．

b) 0-Ⅱa型（表面隆起型, 図4）

　多くは白色調を呈し，角化傾向を伴った分化度の高い上方発育型のSCCである．そのため，丈が多少高くても深達度はT1a-EP/LPMに留まることが多い．

　発赤調の隆起の場合，癌胞巣の厚みを反映している場合があるので，空気変形の程度や表面顆粒の大きさ，形状などを加味して総合的に診断を行う．

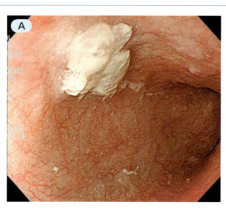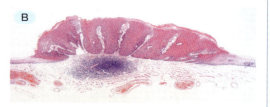

図4 ◆ 0-Ⅱa症例
A) 白色調の扁平隆起性病変．角化が強く拡大観察でIPCLは観察できない．
B) 病理組織像（HE染色）．隆起部に一致して異型細胞が増殖していた．深達度はT1a-LPMであった．

c）0-Ⅱb型（表面平坦型）

通常観察では淡い発赤～同色調，血管透見不良，血管網の途絶や光沢の消失などを呈する．通常観察での病変指摘は難しく，NBIやヨード色素内視鏡などで指摘される場合が多い．また，深達度はT1a-EPの場合が多い．NBI拡大観察を用いると食道学会分類でType A（第3章-B-1参照）を呈する場合は低異型度上皮内腫瘍や食道炎の場合もある．

d）0-Ⅱc型（表面陥凹型，図5）

軽度の陥凹を呈する病型で発赤調の場合が多い．

T1a-EP/LPM癌では弱伸展でわずかな陥凹を呈するものの，強伸展では段差が不明瞭となりほとんど平坦となる．また，陥凹周囲の辺縁隆起などの変化がみられず，陥凹底も平坦かわずかな凹凸を呈する程度である．

T1a-MM/SM1癌では強伸展でも認識できる程度の陥凹を呈する．陥凹底には顆粒状の凹凸がみられ，上皮下伸展を伴う場合は病巣周囲に辺縁隆起を伴う．

SM2/SM3癌では陥凹内の凹凸が結節状になり，辺縁隆起も明瞭となる．陥凹全体が厚みをもち，弱伸展での厚みや壁変形が強伸展でもみられ，伸展の強弱での変化がみられなくなる．

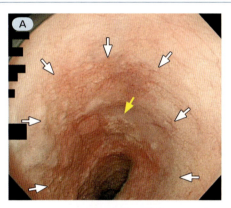
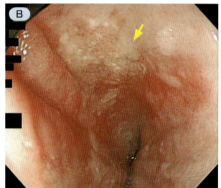
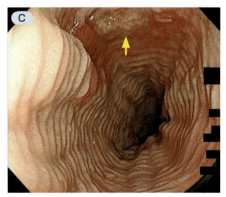
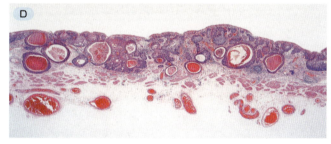

図5◆0-Ⅱc症例（畳目模様）

A) 中部食道に血管透見の消失した陥凹を領域を認める（⇨）．中心部には白色調の顆粒を認めた（⇨）．顆粒部以外の0-Ⅱc部は柔らかく凹凸の変化もほとんどなかった．

B) 白色顆粒部（⇨）の近接像．弱伸展で顆粒部には縦ヒダが入らず，硬さがある．T1a-MM/SM1程度の浸潤が推測される．

C) 粘膜筋板の攣縮により畳目ヒダが観察できた．白色顆粒部では畳目ヒダの途絶がみられた（⇨）．畳目はLPMの深部以深の癌浸潤があると途切れる．

D) HE病理組織では顆粒部でT1a-MMの浸潤が認められた．周囲の0-Ⅱc部はほとんどがT1a-EPのSCCであった．

e）0-Ⅲ型（表在陥凹型）

0-Ⅱcより深い潰瘍形成性の陥凹性病変であり，全体の厚みや辺縁隆起も目立ってくる．そのほとんどはSM2以深の浸潤癌である．

通常内視鏡による深達度診断困難例

浸潤範囲や浸潤量がわずかな場合は浸潤部における形態や色調の変化が生じないため通常観察による深達度診断の限界といえる．また，気管や椎体などにより病変部が圧排されたり屈曲する部位では，病変部が厚く見えたり，ヒダの所見が観察しづらいことがあり深達度診断が困難な場合もある．したがって，通常観察に加えて後述の拡大観察や超音波内視鏡など複数の検査所見を総合的に判断する必要がある．

通常観察による深達度診断のまとめ

病変の全体像を把握するためにまず遠景で全対像を観察する．主観的な所見になるが，ここで病変の内視鏡的硬さや厚みの有無を確認する．伸展の程度や蠕動の影響により見え方が異なるため，空気量を調整し壁の伸展度を変えるなど，さまざまな条件を動的にとらえることが重要である．さらに引き続き病変の最深部と思われる部位に近接し，病型や色調，顆粒の有無，色素内視鏡の所見などを拾上げ観察する．

最後に深達度診断における通常観察でのポイントを以下に列挙する．

① よく洗浄し条件のよい状態で検察する
② 全体像で病変内の硬さ，厚みを確認する
③ 空気量を調整し伸展による形態変化をとらえる
④ 病型と色調の変化を加味する
⑤ 畳目模様や縦ヒダの入り方を観察する

色素内視鏡による深達度診断

食道SCCの色素内視鏡はヨードとトルイジンブルー※が用いられる．

1 ヨード染色

ヨードは食道上皮内のグリコーゲンと反応し，正常食道粘膜は茶褐色に変化する．炎症や腫瘍によりグリコーゲンが減少したり消失した部分では淡黄色調の淡染や不染を呈する．可逆的変化であり時相や組織の分化度によって染色動態が異なる．SCCと上皮内腫瘍の鑑別や，SCCの側方進展範囲診断に有用である．

しかし，ヨード染色では凹凸の変化が不明瞭になるため深達度がわかりにくくなる．ただし，ヨードの刺激によって畳目模様が惹起されることがある．畳目模様はT1a-EP～T1a LPMまでの病変で出現するので，この所見が現れた場所ではT1a-LPMまでの深達度と診断できる．一方この所見が途切れた部位はT1a-LPM以深の癌を疑う初見であり，深達度診断に有用である．

用語解説

※トルイジンブルー

染色剤の一種．食道粘膜に撒布すると深達度の深いところで濃染される．ただし，壊死物質や滲出物も濃染されるため，撒布前後に十分な洗浄を行う必要がある．NBIなどの新しいモダリティーの登場により診断に用いる機会は減少している．

> **コツ**
>
> 《畳目模様の描出》
> 畳目模様は細かい輪状ヒダを指し，粘膜筋板の攣縮が原因といわれている．通常観察時にも出現するが，ヨードを撒布すると，その刺激で攣縮が惹起され出現しやすくなる．送気量を変えるなどの刺激も有効なことがある．ただし，出現するかしないかは，個体差がある．

2 トルイジンブルー染色（図6）

0-Ⅱb型や0-Ⅱc型での深達度診断に有用で，深達度が深くなると濃染部がみられるようになる．染色されない場合や淡染の場合は深達度がT1a-EPであり，濃染されても点状や網目状であればT1a-LPMまでにとどまっていることが多い．T1a-MMでは斑上の濃染となり，SM浸潤癌では面状の濃染を呈する．隆起部では深達度が浅くても濃染することがあるため，隆起型病変ではトルイジンブルーによる深達度診断には十分な注意を要する．

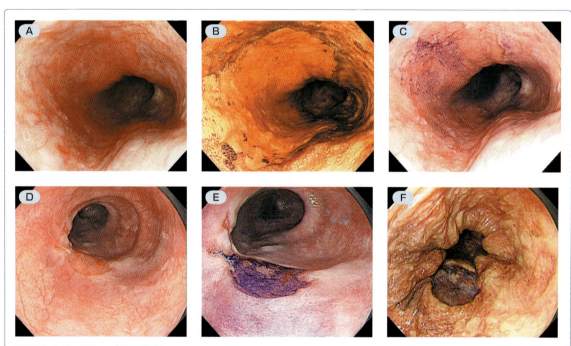

図6 ◆ トルイジンブルー染色
A）前壁から左側にかけて発赤調の浅い陥凹性病変を認める．
B）ヨード染色で境界明瞭な不染を呈する．
C）トルイジンブルー染色では一部が淡く点状に染まるのみで濃染を認めない．
D）後壁よりに厚みのある発赤調の0-Ⅱc型病変を認める．
E）陥凹面はトルイジンブルーで濃染されている．
F）ヨード＋トルイジンブルーの2重染色．陥凹部でヒダの途絶像が観察できる．

実際の診断手順

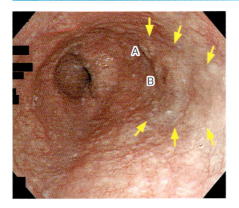

図7 ◆ 通常内視鏡像

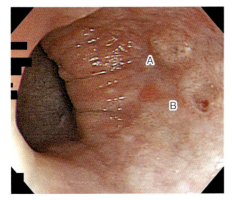

図8 ◆ 通常内視鏡拡大像（強伸展）

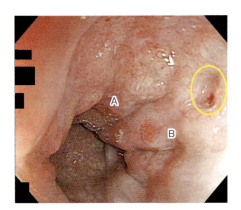

図9 ◆ 通常内視鏡拡大像（弱伸展）

実際の深達度診断例を以下に示す．

① 中部食道の右側壁に隆起性病変を認める（図7）．隆起は2つ認められ（AとB），その周囲に血管透見の消失した領域（⇨）を認める．0-Ⅱc内に0-Ⅰが存在する病変である．0-Ⅱcは約40 mmあり，0-Ⅰ部以外に色調や凹凸の変化は乏しく，最深部位は0-Ⅰ部と考えられた．よって，病型は0-Ⅱc＋"0-Ⅰ"で，0-Ⅰの領域を中心に深達度診断を行う方針とする．

② 近接の強伸展像（図8）．2個の隆起の大きさはおのおの3〜5 mm程度で，高さは1 mm以上で0-Ⅰの条件を満たしている．強伸展でもしっかりと隆起があるため通常観察で深達度はSM2/SM3と診断した．

③ 同部の弱伸展像である（図9）．隆起部で縦ヒダが入らず，空気変形は乏しい．口側のBの隆起部は隆起の頂部に陥凹（◯部分）も観察できる．

④ 病変B部位のNBI弱拡大像（図10）．3 mm程度の血管が疎な領域が観察でき AVA-large と診断した．
⑤ 病変A部位のNBI弱拡大像（図11）．血管は全体的に疎で，ドット状のIPCLは観察されない．Type B2血管が観察でき，色調は白色調を呈している．
⑥ ヨード染色像（図12）．ヨード染色では凹凸の変化が弱くなり，深達度診断は困難になる．症例によっては畳目模様が観察されることもあるが，本例では観察できなかった．

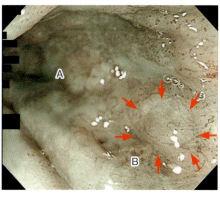

図10 ◆ NBI弱拡大像（病変B）

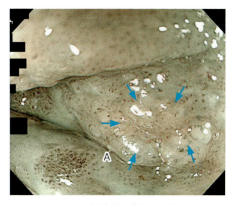

図11 ◆ NBI弱拡大像（病変A）

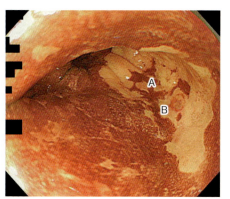

図12 ◆ ヨード染色像

⑦ 以上の診断に加えて EUS（図13：隆起部で3/5層の菲薄化），トルイジンブルー染色（図14：隆起部で濃染），造影X線（図15）の所見も加味して，SM2と診断した．

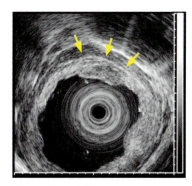

図13 ◆ EUS像

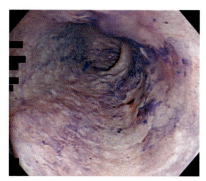

図14 ◆ トルイジンブルー染色像

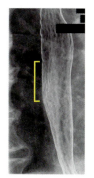

図15 ◆ 造影X線像

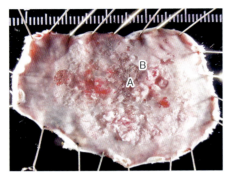

図16◆切除標本

⑧ 高齢で耐術能がないため研究的適応としてESDを行った．図16は新鮮切除標本でA・Bが内視鏡の隆起部に一致する．図17は1対1対比であるが，おのおのの色の点が対応し，⇨が口側方向となる．図18は割入りのヨード染色固定標本である．A・Bが前述の内視鏡のA・Bに対応する．━部のHE病理組織が図18B，━部が図18Cに対応する．いずれの隆起部でもSM2の浸潤（距離：1,400μm）をきたしていた．0-Ⅰ部でSM浸潤していたが，その他の0-Ⅱc領域はLPMまでのSCCであった．

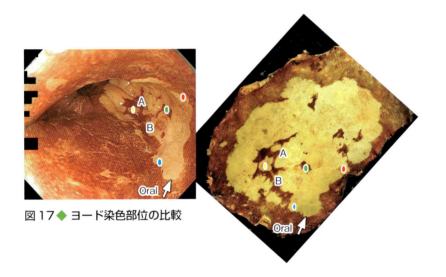

図17◆ヨード染色部位の比較

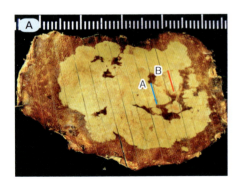
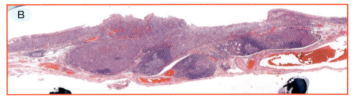
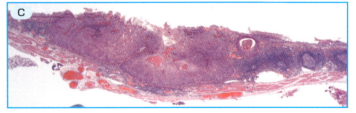

図18◆ヨード染色標本と病理組織像

文献
1)「食道癌診断・治療ガイドライン 第3版」（日本食道学会／編），金原出版，2012
2)「臨床・病理 食道癌取扱い規約 第10版補訂版」（日本食道学会／編），金原出版，2008

第3章 術前内視鏡診断

A. 通常内視鏡診断

4. 癌の深達度診断 ②胃

鈴木晴久，小田一郎，谷口浩和

早期胃癌の深達度診断においてM癌とSM癌を診断することは特に分化型では治療選択に直結しており，重要な術前診断の1つである．本稿では，肉眼型別に胃癌の内視鏡的深達度診断のポイントについて解説する．

隆起型

1 0-I型

① 2 cm以下はまずM癌の可能性が高い（図1）．
② 2 cm以上で無茎性・広基性の場合や腫瘍表面に陥凹面やくずれ像がある場合は，SM癌を疑う．
③ 3 cm以上ではSM癌の頻度が高く（図2），さらに進行癌の可能性もでてくる．胃内の空気を少量にしたときに壁の硬化像や腫瘍根部のゆるやかな立ち上がりを認めた場合には，進行癌を疑う．

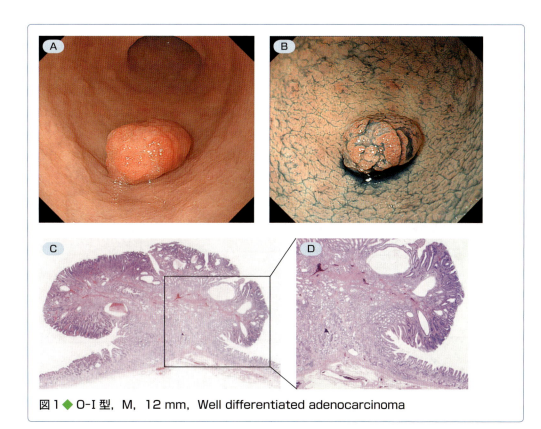

図1 ◆ 0-I型，M，12 mm，Well differentiated adenocarcinoma

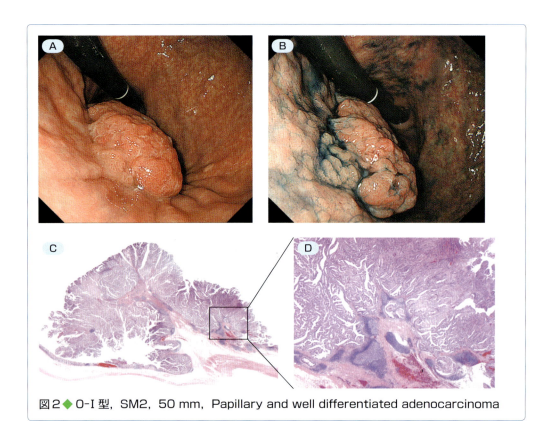

図2◆ O-Ⅰ型,SM2,50 mm,Papillary and well differentiated adenocarcinoma

2 O-Ⅱa型

① 表面平滑な腺腫様の隆起や比較的大きくても分葉構造が保たれている扁平隆起の場合は,大きさにかかわらず基本的にM癌と考えてよい(図3).
② 結節の大小不揃いが目立つ,中心陥凹がある,表面粘膜にびらん・発赤がみられ粗ぞうである,全体的にいびつであるなどの場合には,SM癌を疑う(図4).

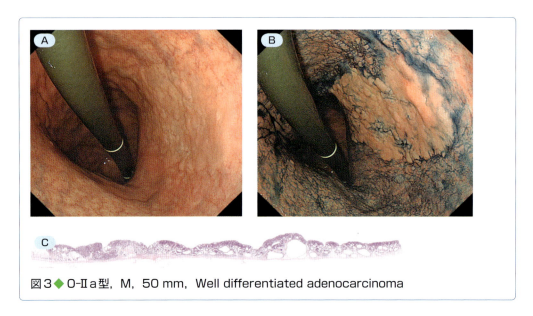

図3◆ O-Ⅱa型,M,50 mm,Well differentiated adenocarcinoma

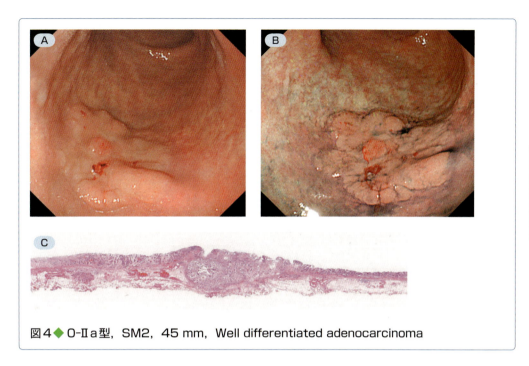

図4◆ O-Ⅱa型，SM2，45 mm，Well differentiated adenocarcinoma

3 O-Ⅱa＋Ⅱc型

① 早期癌と進行癌のいずれの可能性もあり，SM以深の場合が多い（図5）．
② 2型進行癌に類似した場合で，2 cmを超えたり，隆起の立ち上がりが粘膜下腫瘍様になだらかな場合には進行癌を考慮する（図6）．
③ 隆起成分が優位な型（図7）や0-Ⅱcに類似したびらん型では，M癌の可能性もありうる．

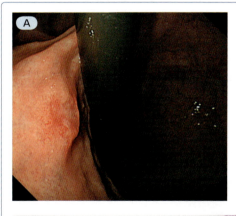
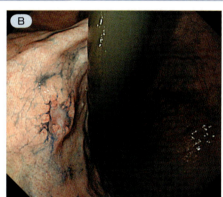
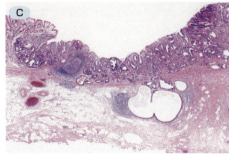

図5◆ O-Ⅱa＋Ⅱc型，SM2，13 mm，Well differentiated adenocarcinoma

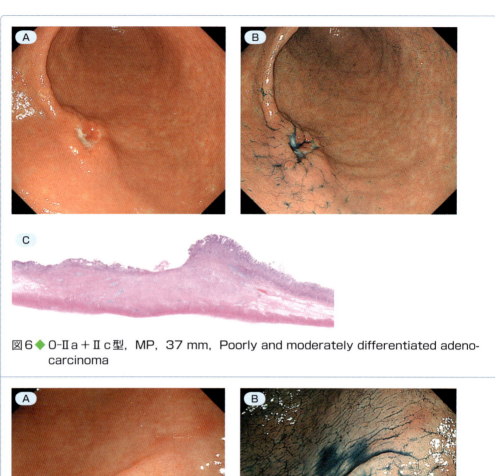

図6 ◆ O-Ⅱa+Ⅱc型, MP, 37 mm, Poorly and moderately differentiated adenocarcinoma

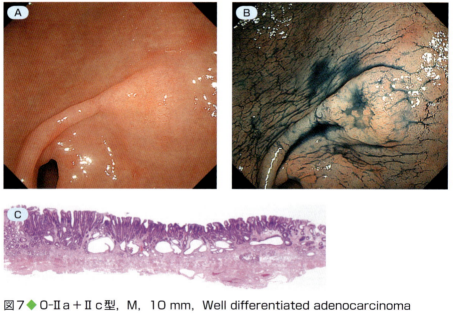

図7 ◆ O-Ⅱa+Ⅱc型, M, 10 mm, Well differentiated adenocarcinoma

陥凹型

基本形は 0-Ⅱc 型早期胃癌である．

1 0-Ⅱc 型

0-Ⅱc 型胃癌の SM 以深の浸潤を示唆する指標は以下のごとくである．
① 陥凹面の色調（顕著な発赤，図8）．
② 陥凹部の厚み（図9）．
③ 壁の硬化像．
④ 病変の大きさ（2 cm を超える場合）．
⑤ 粘膜ひだ先端の腫大・融合所見（図10）．
⑥ 辺縁の隆起・膨隆像（粘膜下腫瘍様の立ち上がり）．
⑦ 陥凹面の構造〔大小不同の結節（図11）・粘膜模様の無構造化（図12）〕．
　上記の所見がなく，粘膜模様が保たれているときは M 癌と考える（図13，14）．

2 0-Ⅱc 型・UL（＋）の深達度診断

　0-Ⅱc 型・UL（＋）病変の深達度診断は最も難しい．0-Ⅱc 型胃癌の SM 以深の浸潤を示唆する上述の指標のうち，⑥の辺縁の隆起・膨隆像は活動性潰瘍を伴う病変周囲の炎症性浮腫と，③の壁の硬化像は潰瘍瘢痕を伴う病変の線維化による壁硬化と，①の陥凹面の発赤は潰瘍による炎症性の発赤と，各々鑑別が困難であるため，SM 浸潤を強く示唆する所見にはならない．

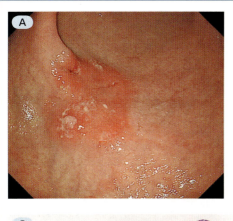
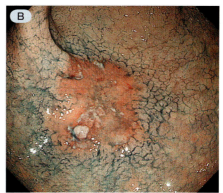
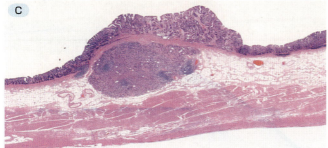

図8 ◆ 0-Ⅱc＋Ⅱa 型，SM2，36 mm，Moderately and poorly differentiated adenocarcinoma

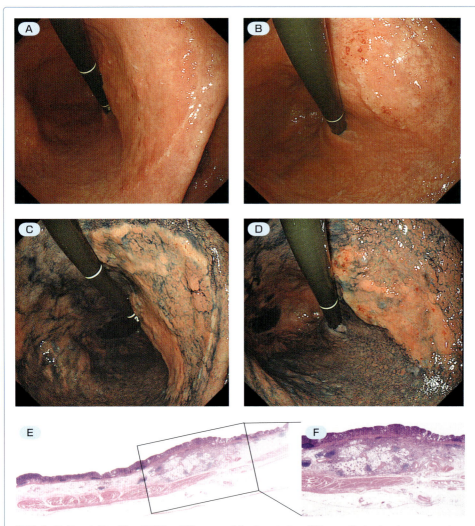

図9 ◆ O-IIc＋IIa型，SM2，80 mm，Moderately differentiated adenocarcinoma and signet ring cell carcinoma

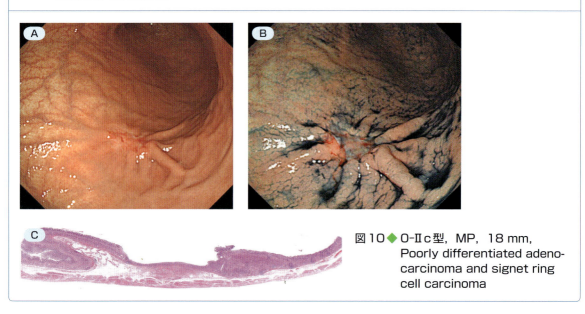

図10 ◆ O-IIc型，MP，18 mm，Poorly differentiated adenocarcinoma and signet ring cell carcinoma

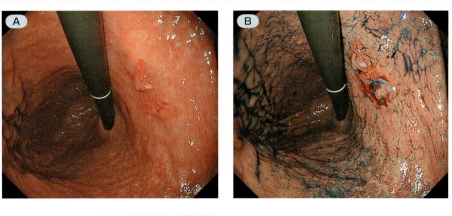

図11 ◆ O-Ⅱc＋Ⅱa型，SM2，25 mm，Well and moderately differentiated adenocarcinoma

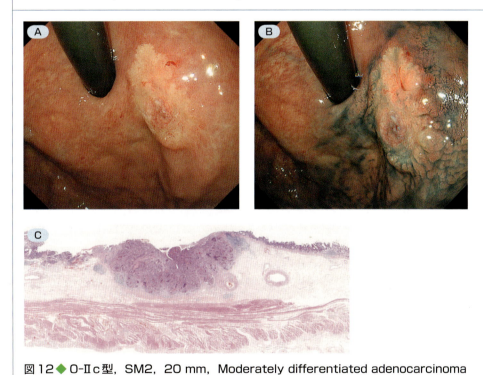

図12 ◆ O-Ⅱc型，SM2，20 mm，Moderately differentiated adenocarcinoma

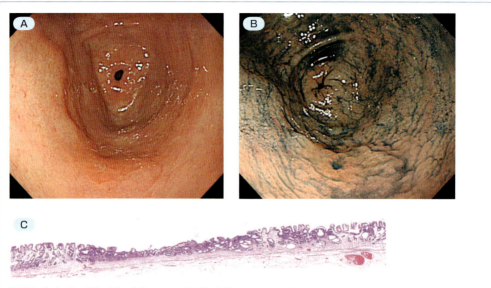

図13◆ O-Ⅱc型，M，13 mm，Well differentiated adenocarcinoma

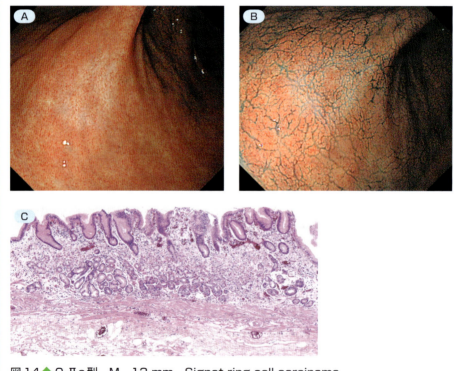

図14◆ O-Ⅱc型，M，13 mm，Signet ring cell carcinoma

0-Ⅱc型・UL（＋）病変では，主に以下の点を指標に診断する．
1）陥凹部の厚み：SM浸潤（図15）．
2）陥凹内の大小不同の結節または無構造化：SM浸潤．
陥凹内の所見に乏しく，壁の厚みを認めない場合にM癌UL（＋）と考える（上記①，②の所見なし，図16）．

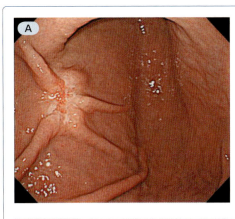
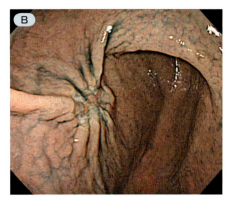
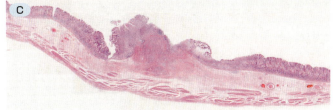

図15 ◆ 0-Ⅱc型，SM2，15 mm，UL Ⅱs，Signet ring cell carcinoma and poorly differentiated adenocarcinoma

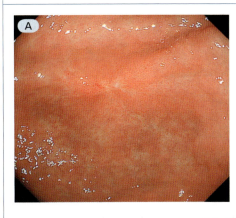
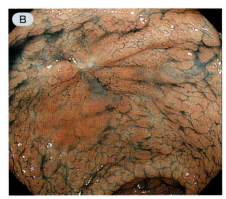
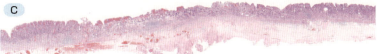

図16 ◆ 0-Ⅱc型，M，30 mm，UL Ⅱs，Moderately and poorly differentiated adenocarcinoma

おわりに

　胃癌の内視鏡的深達度診断について，肉眼型別に具体的症例を提示し述べた．しかし，深達度診断を含めた内視鏡診断は症例ごとに異なり，画一的なものではないため，一例一例の症例を大切にし，自らの深達度診断の向上に心がけていただきたい．

文　献

1) 小野裕之，吉田茂昭：2.胃癌の深達度診断．2) 内視鏡像からみた深達度診断．胃と腸，36（3）：334-340，2001
2) 長南明道，他：切開・剥離法（ESD）に必要な早期胃癌の術前内視鏡診断　深達度診断を中心に．胃と腸，40（5）：769-777，2005
3) 「胃癌取扱い規約 第14版」（日本胃癌学会／編），金原出版，2010

第3章　術前内視鏡診断

B．拡大内視鏡診断（NBIを含む）

1. 食道

小山恒男

食道扁平上皮の拡大内視鏡分類にはInoue分類[1]とArima分類[2]があり，ともに優れた分類であるが，一般の内視鏡医からみるとやや複雑であった．そこで日本食道学会では，より簡略化した拡大内視鏡分類を作成することを目的とし，「日本食道学会分類」を作成した．本稿では分類のポイントと実際の症例を提示する．

日本食道学会分類[3, 4]の要点

この分類は扁平上皮癌（squamous cell carcinoma：SCC）が疑われる領域性のある病変，すなわち通常観察における発赤，褪色やNBIなどの画像強調観察にてbrownish areaを呈する病変を対象とした．拡大観察でみられる血管を，後に述べる指標に基づいてType AとBに2分し，異型の弱い腫瘍や炎症でみられる血管をType A，扁平上皮癌でみられる血管をType Bとした．また，深達度診断のためにType BをB1，B2，B3に亜分類した（表1）．

表1 ◆ 日本食道学会分類

Type	所見	深達度
A	IPCLの異常が軽微	IN
B1	ループ状の異常血管	EP/LPM
B2	非ループ血管	MM/SM1
B3	太く緑色の血管（B2の3倍径）	SM2

1 Type A：血管形態の変化がないか軽度なもの

a）定義
乳頭内血管（intra-epithelial papillary capillary loop：IPCL）の変化を認めないか，軽微なもの．

b）解説
白色光やNBIにて発赤や褪色，brownish areaなど領域が認識される病変だが，NBI拡大観察にて，血管像に変化がない，または軽微なものが対象であり，異型の弱い腫瘍や炎症が含まれる．明らかなSCCではなく，経過観察が許容される病変である．

2 Type B：血管形態の変化が高度なもの

a）定義
B1：拡張・蛇行・口径不同・形状不均一のすべてを示すループ様の異常血管．
B2：ループ形成に乏しい異常血管．
B3：高度に拡張した不整な血管（B2血管の約3倍以上で，血管径が約60μmを越える不整な血管）．

b）解説
食道扁平上皮における微細血管の基本構造は，乳頭内に存在するループ様の血管（IPCL）である．SCCでは拡張，蛇行，口径不同，形状不均一という血管異常が観察されるが，癌が上皮

内にとどまる場合は既存の構造を置換性に発育するため，ループ様の血管構造は維持される．これがB1血管である．

一方，癌がT1a-MMからT1b-SM1へ浸潤すると，乳頭様構造は破壊されるため，ループ様構造が消失する．これがB2血管である．さらに癌が深部へ浸潤すると，著明に腫大したB3血管が出現する．しかし，B3血管の出現頻度は低いため陽性的中率（PPV）は高いが，感度が低いという特徴がある．B2血管の領域が広い場合はT1b-SM2への浸潤を考慮し，通常観察所見やEUSを含め総合的に診断する必要がある．

Avascular area（AVA）(表2)

a）定義
Type B血管で囲まれた無血管もしくは血管が粗な領域をAVAとし，その大きさから0.5 mm未満をAVA-small，0.5 mm以上3 mm未満をAVA-middle，3 mm以上をAVA-largeと表記する．

b）解説
AVA-smallは深達度EP〜LPM，AVA-middleは深達度MM〜SM1，AVA-largeは深達度SM2に相当する．ただし，B1血管のみで構成されるAVAは大きさにかかわらず深達度EP〜LPMに相当する．

表2 ◆ Avascular area

Type	大きさ	深達度
small	0.5 mm未満	EP/LPM
middle	0.5〜3 mm未満	MM/SM1
large	3 mm以上	SM2

MEMO
- 不規則で細かい網状（reticular：R）血管を認めることがあり，低分化型，INFC，特殊な組織型を示す食道癌のことが多いので，Rと付記する．
- Brownish area（415, 540 nmを中心とした狭帯域光観察にて茶色域を呈する領域）を構成する血管と血管の間の色調をinter-vascular background coloration（血管間背景粘膜色調）とする．

具体例

1 Type A

NBIにて境界のあるbrownish areaだが，NBI拡大観察にて軽度延長したIPCLを認めた（図1）．拡張，蛇行，口径不同，形状不均一は軽度であり，Type Aと判定した．組織学的には食道炎と診断された．

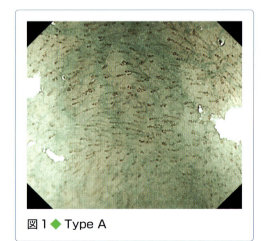

図1 ◆ Type A

2 Type B1

通常観察で発赤，NBIでbrownish areaを呈した病変で，NBI拡大観察にて拡張，蛇行，口径不同，形状不均一を呈する異常血管を認めた（図2）．ESDを施行し，深達度T1a-EPのSCCであった．

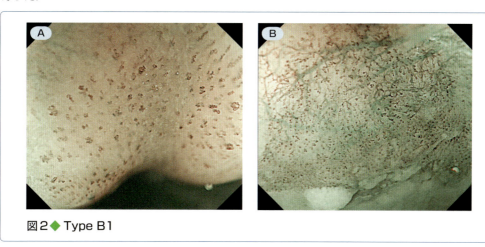

図2◆ Type B1

3 Type B2

広範な0-Ⅱc病変の一部にループ形成のない，延長した異常血管を認めた（図3）．深達度T1b-SM1のSCCであった．B1との鑑別には血管の起点と終点を確認することが重要である．

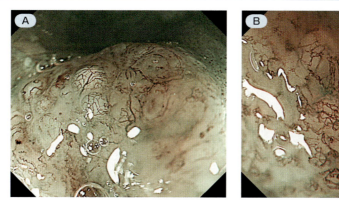

図3◆ Type B2

4 Type B3

頸部食道の0-Ⅰ型癌である．NBI拡大観察にて，太く緑色の異常血管を認めた（図4）．周囲のB2血管の3倍以上の太さであり，B3血管と診断した．B3血管の出現頻度は低いため，感度は低いが，その陽性的中率は高い．

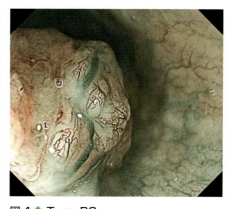

図4◆ Type B3

5 AVA-small

多重状血管に取り囲まれた，無血管領域を認める（図5，6）．大きさは0.5 mm程度であり，AVA-smallと診断した．深達度T1a-EPのSCCであった．

6 AVA-middle

多重状血管に取り囲まれ，血管が粗な領域を認めた（図7）．大きさは2 mm程度であり，AVA-middleと診断した．T1b-SM1（浸潤距離190μm）のSCCであった．

7 AVA-large

Type B2血管で取り囲まれた，血管が粗な領域を認めた（図8）．直径3 mmを超えていることからAVA-large，深達度はT1b-SM2と診断した．

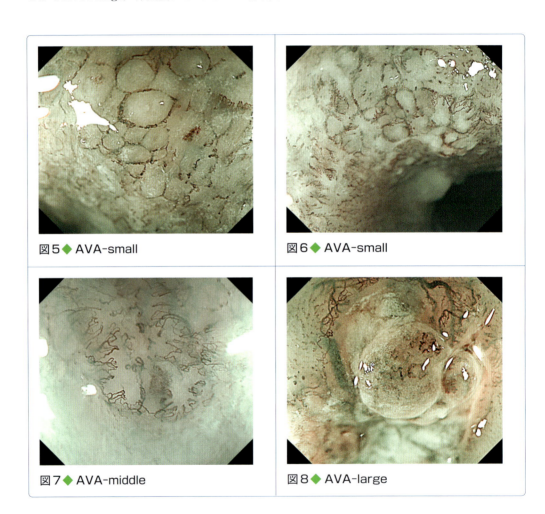

図5 ◆ AVA-small 　　図6 ◆ AVA-small
図7 ◆ AVA-middle 　　図8 ◆ AVA-large

8 Type R

0-Ⅱb病変内部に，やや厚みのある領域を認めた（図9）．NBI拡大観察にて非ループ血管が密に増生しており，Type Rと診断した．組織学的にはN-CAM陽性，synaptophysin陽性，chromogranin A陽性で，内分泌細胞癌と診断した．深達度はT1b-SM2，浸潤距離250μmであった．

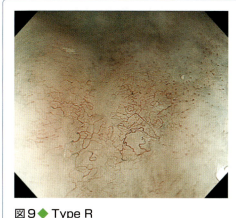

図9 ◆ Type R

食道学会分類の限界

NBI拡大内視鏡では，ごく表層の血管のみを観察しているため，癌巣が薄い0-Ⅱc型や0-Ⅱb型癌では血管異型と深達度がよく相関する．一方，0-Ⅰや0-Ⅱa型では癌巣が厚いため，最深部の情報は最表層の血管異型に反映されにくくなり，深達度正診率は低下する[5, 6]．その際には，通常観察における厚みや，空気量による形態の変化など，総合的な診断が重要となる．

「日本食道学会拡大内視鏡による食道表在癌深達度診断基準検討委員会」では，肉眼型別の深達度正診率を明らかにし，今後の課題を解明するために「食道表在癌に対する食道学会拡大内視鏡分類の有用性についての多施設共同前向き試験」（UMIN000011614）を進行中である．

文献

1) Inoue H：Magnification endoscopy in the esophagus and stomach. Dig Endosc, 13：S40-S41, 2001
2) Arima M, et al：Evaluation of microvascular patterns of superficial esophageal cancers by magnifying endoscopy. Esophagus, 2：191-197, 2005
3) 小山恒男，他：食道表在癌の拡大内視鏡分類．第65回日本食道学会学術集会抄録集，143，2011
4) Oyama T & Monma K：Summaries from the 65th Annual Meeting of the Japan Esophageal Society on September 26, 2011, Sendai. Esophagus, 8：247-251, 2011
5) 友利彰寿，他：隆起型食道扁平上皮癌の深達度診断 拡大内視鏡を中心に．胃と腸，48：337-345, 2013
6) 小山恒男，他：食道癌の発育進展—初期浸潤の病態と診断 食道粘膜癌の初期浸潤像の診断 拡大内視鏡の立場から．胃と腸，47：1360-1368, 2012

第3章 術前内視鏡診断

B. 拡大内視鏡診断（NBIを含む）

2. Barrett食道・表在癌

郷田憲一

> Barrett食道・表在癌は，今後の増加が懸念されているため，それらの内視鏡診断のポイントを十分に理解しておく必要がある．

Barrett食道

1 Barrett食道の診断

　Barrett食道は内視鏡的および組織学的所見によって定義されている[1]（第3章-A-1-②参照）．欧米とわが国ではEGJ（esophagogastric junction：食道胃接合部）およびBarrett食道の定義が異なる．欧米諸国では胃粘膜ヒダの口側端をもってのみEGJが規定される．また，英国を除き（特に北米），組織学的に杯細胞を有する特殊腸上皮化生（specialized intestinal metaplasia：SIM）を認めることが必須である．

　一方，わが国におけるBarrett食道の組織学的定義のうち（第3章-A-1-②参照），円柱上皮内の扁平上皮島（squamous island）のみが内視鏡的にも観察可能であり，後述のごとく，NBIを併用するとその視認性が格段に向上する．

　LSBEは通常観察で容易に診断できる．しかし，短いSSBE（特にBarrett食道長が1cm未満）において，高度の炎症や萎縮性胃炎によって柵状血管や胃縦走ヒダが不明瞭である場合など，通常観察のみでは，その診断に苦慮するケースが少なくない．実際に欧米の報告では，通常内視鏡による1cm以下の短いSSBEの診断一致率は極めて低いとされている．

　前述の所見が診断の有力な手がかりとなるが，扁平上皮島は極めて小さい場合も少なくなく，通常内視鏡では，時にその視認が困難である（図1A）．そこで，NBIに切り替え観察すると極小の扁平上皮島（図1B▷）さえも明瞭な点状白斑として視認可能となるため，SSBEの補助的診断法として有用である．

　また，扁平上皮島は固有食道腺導管の開口部の腺上皮が扁平上皮化生をきたしたものとの考えがあり，実際，扁平上皮島の直下には固有食道腺またはその導管が存在する場合が多い．よって，Barrett表在癌の術前内視鏡時には，極小な扁平上皮島に至るまで，その位置を十分に把握しておく必要がある．その理由は，切り出しの際に，扁平上皮島で割を入れられれば，Barrett食道の有無や表在癌がBarrett食道由来か否かなどの問題解決の手がかりとなるためである．

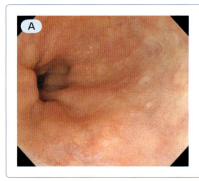
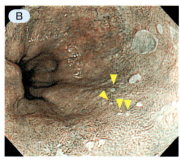

図1 ◆ 扁平上皮島
A）通常内視鏡像
B）NBI内視鏡像

2 Barrett食道に対する拡大内視鏡観察のコツとポイント
● 注目すべき点
　SSBEが大多数を占めるわが国において，Barrett食道はEGJ近傍に存在する場合がほとんどである．EGJは生理学的狭窄部であるとともに，蠕動・心拍動の影響を受けやすいため，その拡大観察は容易でない．そこで，前述したごとく（第3章A-1-②参照），いくつかの留意点がある．

　まず，蠕動に対しては，鎮痙薬投与が有効である．ブスコパンを用いると心拍数が亢進するため，拡大観察自体はもちろんのこと，ピントのあった撮像がより困難となる．そこで，われわれは可能な限り，グルカゴンを使用するようにしている．

　また，蠕動・心拍動とともに内腔が狭小化しているEGJにおいて，粘膜面とスコープ先端との距離を一定に保持しつつ，焦点のあった拡大観察を行うことは容易でない．そこで，先端フードの装着はその対処法として極めて有用である．出血はNBIによる観察を妨げる最大の要因となるため，われわれは摩擦による出血リスクを軽減できる先端の柔らかい黒フード（MB162，オリンパスメディカルシステムズ社）を使用している．

　さらに，炎症の強い症例に対しては，プロトンポンプ阻害薬（PPI）を投与した後に再検することを考慮すべきである．後述するが，Barrett食道内の発赤域は，表在癌発見の際に極めて重要な内視鏡所見であるため，食道炎を押さえた状態での観察は，表在癌の見逃しリスクを軽減できると思われる．PPI投与前に生検した場合，PPIの投与後，病変部が扁平上皮で被覆されることが多く，その後の診断（特に術前範囲診断）を難しくする場合がある．よって，生検は可能な限り，PPI投与後に行うよう留意すべきである．

Barrett表在癌

1 表在癌の検出　—欧米とわが国との相違点—
　Barrett食道の主な組織学的発癌経路はmetaplasia（SIM）-dysplasia-carcinoma sequenceと考えられているものの，通常の内視鏡観察では発癌の初期段階にあたるSIM，dysplasiaと非SIM Barrett粘膜との識別のみならず，早期癌でさえ病変検出は容易でない．わが国のBarrett食道は圧倒的大多数がSSBEであり，GERD患者に対する上部消化管内視鏡検査における頻度においてLSBEは1％にも満たないとの報告がある[2]．また，dysplasiaを含めた腫瘍性病変の発生分布において，SSBEでは単発・限局性である傾向があるのに対して，LSBEでは多発性・びまん性である傾向にあるとされている[3]．

　単発・限局性に腫瘍が発生する傾向のあるSSBEが大多数を占めるわが国では，従来から早期胃癌診断技術を応用し，詳細な観察の元，病変を発見した上で組織を採取する，"狙撃生検"がなされてきた．一方，多発・びまん性に腫瘍発生する傾向のあるLSBEの多い欧米ではBarrett食道の全域にわたり1〜2cmおきに4点生検するランダム生検法（いわゆるseattle protocol）が推奨されている．しかし，ランダム生検法はサンプリング・エラー，高コスト，手間（検査時間の延長），安全性（出血）などさまざまな問題をはらんでおり，経年的に繰り返し継続していくことの難しさも指摘されている．

　そこで，欧米においても粘膜表層の詳細な観察による"狙撃生検"に基づいたBarrett食道腫瘍に対するサーベイランスの可能性を追求すべく，色素法（インジゴカルミン，メチレンブルー，クリスタルバイオレットなど）や酢酸法に加え，拡大内視鏡を併用するなどして，SIMに特徴的な内視鏡像を明らかにする試みがなされた．しかし，これらの色素や酢酸を用いた検査は，染色や色調変化の程度に左右されやすく，染色液の準備・撒布チューブを要するなど手技的な煩

雑さを伴うことは否めない．

近年では，著しい画像技術の発達を背景に，光学・デジタル画像技術で消化管粘膜表層の微細構造を，微小血管像を含めて強調できる virtual chromoendoscopy が開発・臨床応用された．その1つであるNBIは国内外を問わず，Barrett食道・腺癌領域の精密な内視鏡診断に最も頻用されてきた．NBIは拡大内視鏡との併用により染色液を用いることなく，簡便かつ詳細にBarrett食道粘膜表層の微細粘膜・血管構造を精細に描出できるため，NBIを用いた狙撃生検の有用性が報告されている．

2 通常内視鏡観察 —拡大観察すべき病変の拾上げのポイント—

前述したごとく，わが国のBarrett食道の大多数はSSBEであり，色素・酢酸やNBIなどと拡大内視鏡を併用してBarrett食道全体を観察することは，それほど困難でない．しかし，通常観察で確実に拾上げることができれば，拡大内視鏡診断の精度がより高まることに異論はなかろう．

われわれは国内10施設より粘膜下層までに留まるBarrett表在癌175病変を集積し，その通常内視鏡像を解析した[4]．その結果，95％は通常内視鏡で視認可能であった．発見時の内視鏡像として，大多数（90％）が発赤調を呈し，2/3以上（72％）の病変が2°方向を主体に前壁〜右側壁に局在しており，過半数（52％）が隆起型（0-I or 0-IIa）であった．わが国からの報告でBarrett食道に発生したSM癌29例中22例（76％）は隆起型（0-I，0-IIa）を示し，そのうち7例（24％）にリンパ節転移を認めたとされている．われわれの検討でも隆起型にSM浸潤癌が多い傾向がみられ（0-I型の70％はSM癌），内視鏡的切除により根治が望めるリンパ節転移リスクの低い表在癌を発見するためには，特に平坦型（0-IIb）病変を検出する必要がある．前述の多施設アンケート調査では，通常白色光観察で視認できなかった病変はすべて平坦型で，IEE（NBI）で検出されていた．また，最近，学会などで平坦型腫瘍部は，柵状血管の透見像の消失した領域を示すことが多いことが議論されている．

よって，まず通常白色光では"EGJ右側の発赤調病変""柵状血管の透見消失域"に注意を払った観察を行う．そして，隆起の有無に関わらず，疑わしい部位に対しては積極的にIEE（NBI・酢酸など）を併用した拡大内観察を追加し，良悪性（質的診断）・領域性（範囲診断）を十分に評価し，最後に狙撃生検を行う．このような診断プロセスは，早期Barrett腺癌の効率的な検出に有用であると考えている．

3 NBIを用いた拡大内視鏡診断
● 腫瘍検出

Barrett食道における拡大内視鏡診断のゴールは，前癌病変とされるdysplasiaまたは早期癌の検出にある．しかしながら，通常内視鏡で視認困難なdysplasia/早期癌を拡大観察によって検出するには，SIMなど非腫瘍部Barrett粘膜・食道の拡大内視鏡像を理解しておく必要がある．

基本的に非腫瘍部はmucosal patternがregular patternを呈する．mucosal patternのregularとは，①形状・大きさが均一，②配列が規則的，③模様の密度が（周囲と）同等〜低い，④white zoneが明瞭・幅均一などが指標となる．また，vascular patternにおいては，微小血管がパターン内あるいはパターン間にあり，パターンに沿って走行しつつ分岐する像を示し，口径の変化が緩やかで，規則的に蛇行するなどがあげられる．

なお，かつてSIMが発癌母地と考えられていたが[5]，現在では臨床的意義は低下しつつある．内視鏡的治療の発達と普及によって，以前にもまして治療適応の有無に重点がおかれるようになり，dysplasia以上（carcinoma含む）であるか否かが内視鏡診断の最も重要なタスクとなってきた．

● 新しい分類法

　これまでのNBI拡大内視鏡診断は，SIMの拾上げにも重点をおいていたため，non-SIM・SIM・dyplasia or carcinomaと3段階で構成されており，複数の拡大内視鏡分類を考案され，その有用性が報告されてきた．しかし，複数の分類が存在すること，その一部は複雑であることなど一般臨床への応用の妨げとなっている．また，SIMを区別する臨床的意義が低下しつつあることなども踏まえ，これまでの分類を統合・簡略化した新分類が提唱されている．

　その新分類とは，NBIのmucosal/vascular patternをそれぞれregular/irregularの2つに大別するのみの分類（図2，3）であり，これまでに，2つの画像評価に基づいた後ろ向き検討[6, 7]がある．その結果は早期癌を予測において，観察者間一致度（κ=0.39，0.44）と0.60に満たず，感度（58％），特異度（66％），正診率（71％）と不十分な結果であった．その一因として，非ハイビジョン（high definition：HD）または非拡大の内視鏡画像であったことが考えられた．そこで，われわれはHDかつ拡大内視鏡の画像を用いて，過去の報告と同じ簡略化NBI分類を用いて診断の再現性・精度に関する検討を行った．その検討において，Barrett食道のnon-dysplasticなNBI拡大内視鏡像として特徴的なflat patternに関する定義をより明確にした．**flat pattern**は慢性炎症により，**高度に萎縮をきたした粘膜**と考えられ，一部にLGD（low-grade dyplasia）がみられるものの，多くの場合，SIMを伴うとされている．粘膜模様が消失しているため，わが国の内視鏡医は早期胃癌のNBI拡大内視鏡像にみられる，粘膜模様の微小化・消失するパターンとの鑑別に苦慮することが予想された．

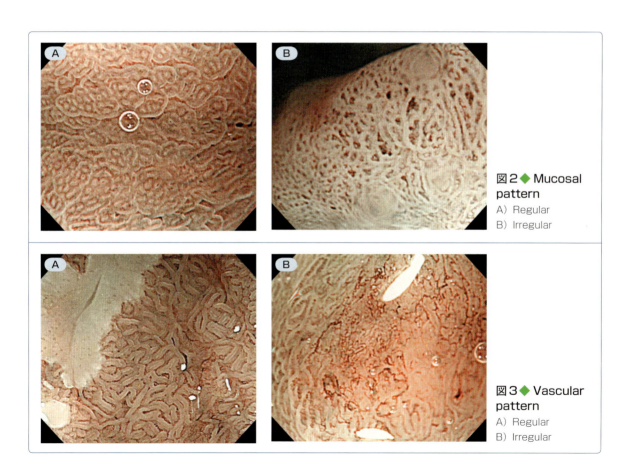

図2◆Mucosal pattern
A) Regular
B) Irregular

図3◆Vascular pattern
A) Regular
B) Irregular

そこで，非腫瘍性であるflat patternでは，腫瘍性病変にみられる粘膜模様の微小化・消失している領域と異なり，"粗造のない完全に平滑かつ光沢のある粘膜面とともに，NBIで緑色を呈する粘膜下層の静脈と考えられる太い血管が透見される"と定義した（図4）．

その結果，早期癌の組織予測に関する観察者間一致率は良好であった（κ＝0.80, almost perfect）．また感度（92.7％），特異度（95.9％），正診率（95％）と十分に高い診断精度が得られた（unpublished data）．今回は画像評価に基づいた結果であったため，HD拡大内視鏡を用いた実臨床での前向き試験で本研究の結果を検証する必要がある．さらに後述する最新のNBIシステムとdual focus scopeを用いて，簡略化NBI分類に関する検討も進めていく予定である．

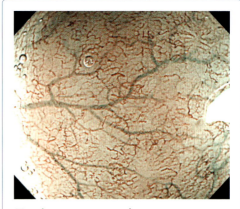

図4◆ Flat pattern（regular patternに属する）

術前範囲診断

術前の拡大内視鏡診断の主目的は，側方進展の範囲診断である．われわれは早期胃癌のNBI拡大内視鏡診断をBarrett表在癌診断に応用し，

① 領域性（demarcation line）
② irregular mucosal pattern〔形状・大きさが不均一，配列が不規則，模様の密度が（周囲と比べ）高い，white zone が不明瞭・幅不均一，不整または消失（微細化・不明瞭化含む）〕
③ irregular vascular pattern〔形状不均一，口径不同，走行異常：不規則な分岐（mucosal patternからの逸脱）・細かく不規則な蛇行〕

などの所見を吟味しつつ，範囲診断を行っている．

その手順としては，まず，中等度拡大でBarrett粘膜・食道全体のmucosal patternを観察し，パターンが変化する境界（demarcation line：DL）を把握するよう努める．境界と判断したDLの外側（非腫瘍と思われる粘膜）と内側（腫瘍部と思われる領域）とを，拡大率をあげつつ，vascular patternを含めて比較していく．1つの局面におけるDLの外側と内側とを比較しつつ，その局面を少しずつ，ずらしていくことより，DLをつなげていく．その作業を病変の全周にわたり行えれば，領域性いわゆる術前範囲診断は終了し，切除標本でその範囲診断の成否について検討することとなる．

治療法の選択

前述したごとく，平坦型の腫瘍がびまん性に側方進展する病変が，特にLSBE症例においてみられる場合がある．そのような症例に対しては，基本的に外科的切除の適応となる．しかし，高齢者が大多数を占めるBarrett腺癌患者およびその家族は，低侵襲治療を希望する場合が多い．また，腫瘍が粘膜内に限局していると考えられ，画像診断上，リンパ節転移がみられなければ，内視鏡による全周切除も選択肢の1つとなりえる．しかし，全周性切除後は，難治性の狭窄をきたす可能性が高く，切除直後にステロイド内服・局注投与する，2期的に切除するなどの工夫が必要である．Barrett食道内にびまん性に進展する表在性腫瘍に対する全周切除の是非については，今後，更なる症例の集積により，慎重に検討していくべきであろう．

また，わが国において圧倒的に多いSSBEに発生する腫瘍の場合，Barrett食道内の側方進展だけでなく，squamo-columnar junction（SCJ）より口側の扁平上皮下への腫瘍浸潤も問題となる．われわれの行った多施設検討では，内視鏡的・外科的切除したBarrett表在癌175病変中，

145病変（83％）がSCJ上あるいはSCJに接していた．そのうち，半数以上の75病変（52％）において，口側の扁平上皮下に腫瘍浸潤が認められた．このことから，SCJにかかる病変に遭遇した場合，口側の扁平上皮下浸潤の可能性について常に留意しつつ，術前診断を進める必要がある．扁平上皮下浸潤は粘膜下腫瘍様の立ち上がり，白濁・発赤領域として，通常光観察でも視認可能な場合もある．しかし，扁平上皮下の腫瘍腺管の量が少なく，扁平上皮下浸潤部の上にある重層扁平上層が全層性に保たれていた場合，通常観察のみでは視認できない場合も少なくない．そのような症例に対しては，NBIまたは酢酸法を併用した拡大内視鏡観察の有用性が報告されており，活用すべき診断手技と思われる．また，前述したわれわれの検討において，扁平上皮下浸潤の長さの中央値4 mm（5～33 mm）で，その90％は10 mm以下であった．そのことから，治療の際の口側マージンを少なくとも10 mm確保し，その外側にマーキングをおく必要があろう．

このようにBarrett表在癌に対する範囲診断の難易度は，早期胃癌より高いことが多い．また，炎症細胞浸潤・粘膜筋板の二重化，さらにEGJに局在する場合，複雑な局面・内腔狭小化を有する解剖学的構造の複雑さから，深達度診断における超音波内視鏡検査の有用性は確立されておらず，通常内視鏡による深達度診断の精度も高くない．よって，Barrett表在癌に対する術前診断においては，全てのモダリティーを駆使し，慎重を期する必要がある．

4 Barrett表在癌典型例

Barrett表在癌の典型的内視鏡像を図5に示す．

NBI拡大による範囲診断に従い，ESDを行った結果，9×3 mm，pT1a-SMMの高分化型腺癌で脈管侵襲陰性，水平・垂直断端ともに陰性で完全切除しえた．

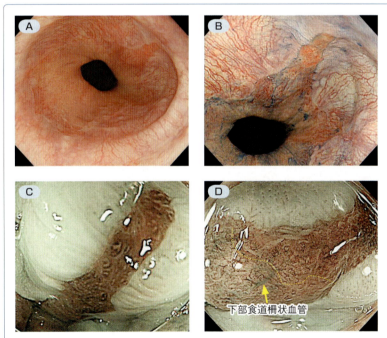

図5◆Barrett表在癌典型例
A）2°方向の平坦な発赤調病変．その胃側には下部食道柵状血管がみられ，Barrett食道内の発赤であると考えられる
B）インジゴカルミン撒布後の近接像では，発赤部にほぼ一致して，表面粗造で柵状血管の透見像が消失している
C）NBI拡大観察では，形状・大きさともに不均一なmucosal patternがみられる
D）病変肛門側の柵状血管の透見像（→）が途絶する高さ（---）において，病変の境界を認識できた．病変内には，微小化～不明瞭化したmucosal patternとともに，口径不同・形状不均一なvascular patternを認める．

文　献

1) 「臨床・病理 食道癌取扱い規約 第10版補訂版」（日本食道学会／編），金原出版，2008
2) 河野辰幸，他：日本人のBarrett粘膜の頻度．Gastroenterol Endosc, 47：951-973, 2005
3) Cameron AJ, et al.：Barrett's esophagus, high-grade dysplasia, and early adenocarcinoma: a pathological study. Am J Gastroenterol, 92：586-591, 1997
4) Goda K, et al：Current status of endoscopic diagnosis and treatment of superficial Barrett's adenocarcinoma in Asia-Pacific region. Dig Endosc, 25：S146-150, 2013
5) Goda K, et al.：Usefulness of magnifying endoscopy with narrow band imaging for the detection of specialized intestinal metaplasia in columnar-lined esophagus and Barrett's adenocarcinoma. Gastrointest Endosc, 65：36-46, 2007
6) Alvarez Herrero L, et al：Zooming in on Barrett oesophagus using narrow-band imaging：an international observer agreement study. Eur J Gastroenterol Hepatol, 21：1068-1075, 2009
7) Singh M, et al：Observer agreement in the assessment of narrowband imaging system surface patterns in Barrett's esophagus：a multicenter study. Endoscopy, 43：745-751, 2011

第3章 術前内視鏡診断

B. 拡大内視鏡診断（NBIを含む）

3. 胃
①胃炎

八木一芳

> *Helicobacter pylori*（*H.pylori*）感染によって発生する慢性萎縮性胃炎は胃癌など多くの疾患の原因であることが解明され，2013年2月には感染診断や除菌治療の保険適応拡大がなされた．すなわち*H.pylori*胃炎は明らかに1つの疾患として扱われるようになった．本稿では*H.pylori*未感染の正常の胃粘膜，*H.pylori*感染により炎症および萎縮を生じた胃粘膜，除菌によって活動性炎症が消失した胃粘膜のそれぞれの拡大像について述べる．

✦ *H. pylori* 未感染の正常胃粘膜の拡大像

1 幽門腺粘膜と胃底腺粘膜の違い

　正常の胃では幽門輪の周囲は幽門腺粘膜であるが，ほかはほとんど胃底腺粘膜から成っており，幽門腺粘膜と胃底腺粘膜は拡大像が異なっている．

● **胃底腺粘膜**
　胃底腺粘膜の固有腺は外分泌腺である胃底腺から成っており腺窩上皮は胃底腺で生成される酸・ペプシンを分泌する円形の開口部としての構造を呈している（図1）．すなわち胃底腺粘膜の腺窩上皮の腺窩は円形の開口部と一致している（図1Bの点線）[1]．

● **幽門腺粘膜**
　一方，幽門腺粘膜の固有腺は幽門腺であり，外分泌腺としての働きはない．幽門腺粘膜は蠕動が主な働きであり，粘膜は伸縮できるようなアコーディオンのような構造を呈している（図2）．

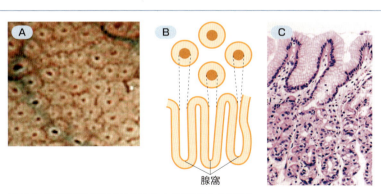

図1 ◆ 胃底腺粘膜のNBI拡大内視鏡像と組織像
A）NBI拡大内視鏡像
B）胃底腺粘膜のNBI拡大内視鏡像と組織像対比のシェーマ：円形の開口部は腺窩に対応する
C）組織像

すなわち幽門腺粘膜の腺窩は溝のように横に広がり，粘膜の伸縮の役割を果たしており，その間の窩間部が管状やうろこのような構造を形成している（図2Bの点線）[1]．

2 *H.pylori* 未感染の幽門腺粘膜

うろこ状または管状の模様から成っており，その配列は規則的である．窩間部にはコイル状の毛細血管が透見される（図2）．

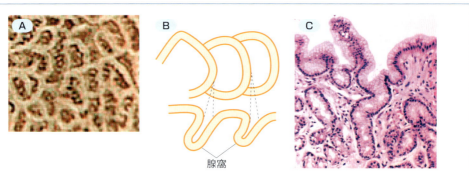

図2◆幽門腺粘膜のNBI拡大内視鏡像と組織像
A）NBI拡大内視鏡像
B）幽門腺粘膜のNBI拡大内視鏡像と組織像対比のシェーマ：うろこ模様の間の溝が腺窩に対応する．
C）組織像

3 *H.pylori* 未感染の胃底腺粘膜

H.pylori 未感染の胃底腺粘膜は前庭部の近位側から噴門部直下まで広がっている．特に胃角から体上部までの胃底腺粘膜は通常内視鏡観察で集合細静脈が規則的に配列している像が観察される．これはregular arrangement collecting venules（RAC）[1, 2]と命名されており*H.pylori* 未感染の正常胃にみられるもっとも特徴的な内視鏡像である（図3）．遠景では無数の発赤点として認識できるが近接ではヒトデ状の構造物として視認される．胃底腺型胃癌や一部の未分化型胃癌は*H.pylori* 未感染胃からも発生することが知られているが，このような症例ではRACが観察される．

H.pylori 未感染症例の胃底腺粘膜拡大像はRACの拡大像ということになる．円形のピンホール状の腺開口部の周りで毛細血管のネットワークが形成され，それらは350μm間隔で集合細静脈を形成し合流している（図4）[1, 2]．*H.pylori* 未感染症例で胃底腺が存在する部位ではこの像が基本的に観察される[1, 2]．

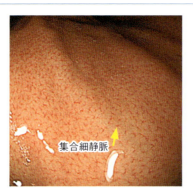

図3◆RACの通常内視鏡像

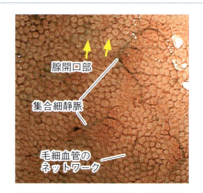

図4◆RACのNBI拡大内視鏡像
B-0型拡大像である

H.pylori感染による慢性胃炎の拡大像

　H.pylori持続感染により炎症細胞浸潤とともに胃粘膜の萎縮が生じてくる．H.pylori感染の本質は炎症によって胃底腺が消失し偽幽門腺化生や腸上皮化生が生じてくる変化であり，それが慢性萎縮性胃炎である．炎症と萎縮の2つの病態が混在して発生するために慢性萎縮性胃炎の拡大像は大変複雑である．

1 A-B分類

　筆者はこの複雑な慢性萎縮性胃炎の拡大像をA-B分類[1]として報告してきた（図5）．Aはatrophyとantrumの略，Bはbodyの略である．すなわちA分類は幽門腺粘膜と胃体部萎縮粘膜の分類であり，B分類は胃体部非萎縮粘膜の分類であり，この2つが合体してA-B分類となっている．

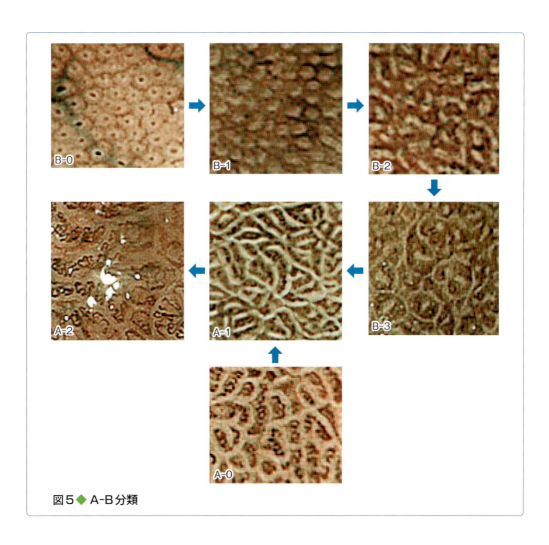

図5 ◆ A-B分類

B-0は*H.pylori*未感染の正常胃底腺粘膜の拡大像である．A-0は*H.pylori*未感染の正常幽門腺粘膜の拡大像である．持続炎症が続くと胃底腺粘膜はB-0→B-1→B-2→B-3→A-1→A-2と進展する．幽門腺粘膜はA-0→A-1→A-2と進展する．A-B分類のそれぞれの拡大像の特徴を表1に記した．

A-B分類のB-0からB-3までの*H.pylori*菌体，炎症，活動性，萎縮の陽性率を図6に示す．B-0は正常，B-1は炎症（+）活動性（±）萎縮（−），B-2は炎症（++）活動性（+）萎縮（−），B-3は炎症（++）活動性（++）萎縮（+）と単純に理解してよい．

表1 ◆ A-B分類のまとめ

胃底腺粘膜の拡大像	
B-0型	ピンホール状の腺開口部が観察され，規則的な毛細血管のネットワークが腺開口部を取り囲んでいる．また毛細血管が集って集合細静脈を形成している．RACの拡大像である．
B-1型	腺開口部は円形であるがB-0型に比較して形に均一性がない．集合細静脈は観察されないが腺開口部を取り囲む毛細血管は観察されることが多い．しかしB-0型に比して不整である．
B-2型	白濁した円形から楕円形の腺開口部と溝からなる胃小溝を認める．集合細静脈も毛細血管のネットワークも観察されない．
B-3型	白濁した楕円形からスリット状の腺開口部とそれらを取り囲む胃小溝から成り，全体に萎縮粘膜に見られるような管状模様に類似している．腺開口部の周囲には毛細血管が見られることが多いがネットワーク状ではない．萎縮粘膜への移行像である．
幽門腺粘膜および萎縮粘膜の拡大像	
A-1型	管状またはうろこ状粘膜模様の拡大像である．A-0に比し形や大きさに均一性に欠ける．毛細血管は粘膜模様の淵に沿って透見される．
A-2型	乳頭状または顆粒状粘膜模様の拡大像である．乳頭状・顆粒状の粘膜模様の窩間部には螺旋状走行の毛細血管が透見される．
*H.pylori*未感染症例の幽門腺粘膜の拡大像	
A-0型	規則的で均一な管状またはうろこ状粘膜模様である．その粘膜模様の淵に沿って毛細血管が透見される．

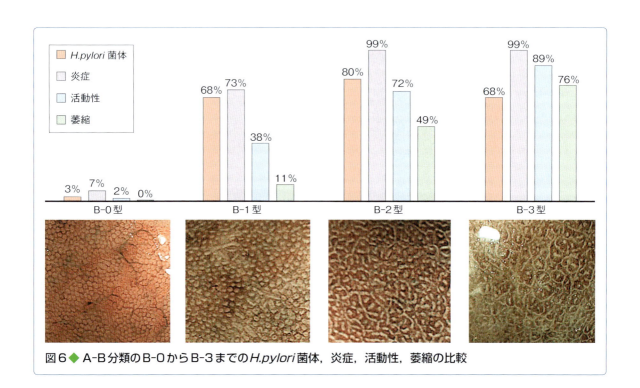

図6 ◆ A-B分類のB-0からB-3までの*H.pylori*菌体，炎症，活動性，萎縮の比較

2 正常胃粘膜から炎症粘膜，萎縮粘膜，腸上皮化生への拡大像の変化（A-B分類の解説）

A-B分類には矢印がついている（図5➡）．これは*H.pylori*感染によって正常の胃粘膜がどのように変化していくかを物語るための矢印である．その拡大像の変化を以下に記す．

● 胃底腺粘膜の変化

*H.pylori*未感染の胃底腺粘膜はピンホール状の開口部とそれを取り囲む規則的な毛細血管のネットワーク，それら毛細血管が集まって形成される集合細静脈が観察される（B-0型）．炎症が軽度の際は腺窩の破壊は乏しく腺開口部は円形に留まるが，不均一に観察される（B-1型，図7）．また，集合細静脈は視認されなくなる．炎症の進展とともに腺窩の構造は破壊され，楕円形の開口部や胃小溝が出現する（B-2型，図8）．さらに炎症が進展すると固有腺の萎縮が加わり開口部は円形というより楕円やスリット状となり，胃小溝がそれらの開口部を取り囲むようになる（B-3型，図9）．萎縮粘膜への移行像である．

胃底腺が消失して萎縮が完成すると，腺開口部は消失し腺窩は横に広がる溝となり管状やうろこ状の粘膜模様となる（A-1型，図10）．A-1型でも40％は腸上皮化生を混じている[1]が（表2），さらに腸上皮化生が主体となってくると乳頭状や顆粒状の粘膜模様に変化してくる（A-2型，図11）．A-2型が腸上皮化生を混じている率は75％である[1]（表2）．また萎縮粘膜に強い炎症細胞浸潤を伴った場合もA-2型を呈する（表2）．

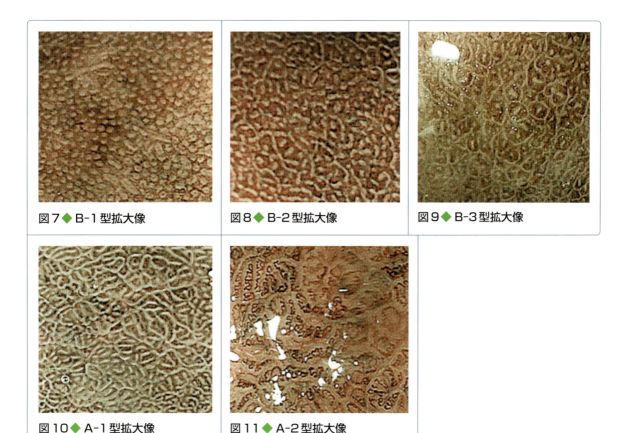

図7◆ B-1型拡大像　　図8◆ B-2型拡大像　　図9◆ B-3型拡大像

図10◆ A-1型拡大像　　図11◆ A-2型拡大像

表2 ◆ A分類の腸上皮化生の頻度と炎症の程度

A分類	腸上皮化生の有無	炎症のgrading（0〜3）
A-0型	有：0%	0
A-1型 (n=51)	有：41%（21/51） 無：59%（30/51）	0.4 0.8
A-2型 (n=24)	有：75%（18/24） 無：25%（6/24）	0.7 1.8

（文献1より引用）

● 幽門腺粘膜の変化

　H.pylori未感染の幽門腺粘膜は規則的で均一な管状またはうろこ状粘膜（A-0型）であるが，炎症が加わると不均一で不整な管状やうろこ状の粘膜模様（A-1型）に変化し，腸上皮化生や炎症の強い萎縮粘膜では乳頭状や顆粒状の粘膜模様（A-2型）となる．すなわち萎縮を呈した胃底腺粘膜と同様の変化である[1]．

H.pylori除菌成功後の胃粘膜拡大像

　H.pylori除菌成功によって炎症細胞浸潤は消褪する．炎症の消褪は胃底腺が残っている粘膜の腺窩上皮の構造に変化をもたらす．その変化は拡大内視鏡像で観察できる．一方，萎縮や腸上皮化生となり胃底腺が存在しない粘膜では除菌による変化を観察することはできない．

1 除菌成功後の胃底腺粘膜拡大像の特徴

　除菌に成功すると胃底腺粘膜はピンホール状の腺開口部とそれを同心円状に取り囲むwhite zone（上皮に一致する）に変化することが観察される[3〜5]（図12）．さらにそれらは比較的均一に配列している．自然除菌されH.pyloriが消失した胃も同様の拡大像が観察される．

　一方，除菌不成功または除菌されていないH.pylori陽性の胃底腺粘膜ではピンホール状の開口部は観察されず白濁したような腺開口部と不整なwhite zoneが一体となっており，それらのコントラストも不鮮明である（図13）．さらに配列も不均一である．

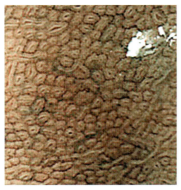

図12 ◆ 除菌成功でH.pyloriが消失した胃の胃底腺粘膜拡大像

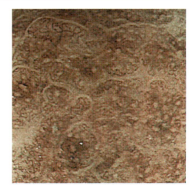

図13 ◆ H.pyloriが陽性で活動性胃炎が存在する胃の胃底腺拡大像

2 除菌成功の胃粘膜拡大像が出現する機序

　除菌が成功しH.pyloriが消失した腺窩上皮の組織像は内腔側も基底側も平滑となる（図14）．そのためコントラストの良好なwhite zoneが観察され，さらに開口部がピンホール状に観察される．しかしH.pylori陽性の粘膜では内腔側も基底側も不整である（図15）．そのため腺開口部はピンホール状には観察されずwhite zoneも不整となる．

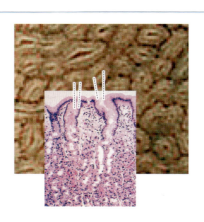

図14◆ H.pyloriが消失した胃の胃底腺粘膜拡大像と組織像の対比

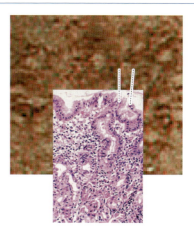

図15◆ H.pylori陽性活動性胃炎の胃底腺拡大像と組織像の対比

文　献

1) 「胃の拡大内視鏡診断」（八木一芳，味岡洋一/編），医学書院，2010
2) Yagi K, et al：Characteristic endoscopic and magnified endoscopic findings in the normal stomach without Helicobacter pylori infection. J Gastroenterol Hepatol, 17：39-45, 2002
3) Yagi K, et al：Magnifying endoscopy of the gastric body：a comparison of the findings before and after eradication of Helicobacter pylori. Dig Endosc, 14 Suppl：76-82, 2002
4) Yagi K, et al：Magnifying endoscopy in gastritis of the corpus. Endoscopy, 37：660-666, 2005
5) Yagi K, et al：Prediction of Helicobacter pylori status by conventional endoscopy, narrow-band imaging magnifying endoscopy in stomach after endoscopic resection of gastric cancer. Helicobacter, 19：111-115, 2014

第3章 術前内視鏡診断

B. 拡大内視鏡診断（NBIを含む）

3. 胃
②胃癌

高橋亜紀子，小山恒男

> 拡大内視鏡はNBIと併用することにより，表面構造と血管構造を詳細に観察することができ，胃癌の内視鏡診断にも用いられている．
> 本稿では，前半で基本的な拡大観察の仕方と分類を解説し，後半でびらんと陥凹性胃癌の鑑別，側方進展範囲診断，組織型診断に対するNBI拡大内視鏡の有用性を示す．

拡大観察のしかた

拡大内視鏡に先端フード〔MAJ-1988，MAJ-1989（オリンパス社），エラスティック・タッチスリット&ホール型のMまたはM（ロング）（トップ社）〕を装着し，出血させないよう，**背景粘膜から観察しはじめる**．その後，辺縁部を観察し，最後に中心部を観察する．反転観察が可能な部位では，病変口側は見下ろし，肛門側は見上げで観察すると出血させずにすむ．

先端フードの長さは隆起性病変ではやや長め，陥凹性病変ではやや短めにすると焦点が合いやすい．水中観察では屈折率を加味し，やや長めにフードを装着する．

拡大分類

拡大内視鏡にてまず中拡大率で表面構造を観察し，次に強拡大率で血管構造を観察する．着目すべき所見や名称は研究者によりさまざまな報告がされている．以下に代表的な分類を示す．

小山ら[1,2]は，拡大所見を表面構造と血管構造に大別し，表面構造をさらにvilli様構造とpit様構造に分けている．

表面構造では不整の有無，大小不同の有無，密度を観察し，**不整・大小不同・高密度を癌の根拠**としている．図1Aは軽度大小不同があるが，不整はなく密度も低いvilli様構造であり，非腫瘍の所見であった．一方図1Bは不整と大小不同があり密度も高いvilli様構造のため，癌の所見であった．図2Aは不整と大小不同が乏しく，密度の低いpit様構造であり，非腫瘍の所見であった．一方図2Bは不整と大小不同があり密度も高いpit様構造のため，癌の所見であった．

血管構造では不整の有無，口径不同の有無を観察し，不整・口径不同を癌としている．図3の右側では表面構造が不明瞭化し，血管構造の不整と口径不同を認め，癌の所見であった．

Yaoら[3]は，VS classificationと名付け，微細血管構築像MV（microvascular）patternをregular，irregular，absentに分類し，表面微細構造MS（microsurface）patternもregular，irregular，absentに分類しており，VS（vessel plus surface）classification systemを提唱している．irregular microvascular patternまたはirregular microsurface patternを認める場合には胃癌と診断する．

八木ら[4]は，粘膜模様を形成するwhite zoneと，mesh patternとloop patternに分類された血管パターンから癌の診断を行っている．

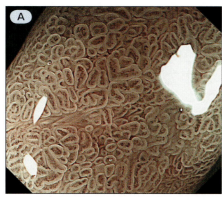 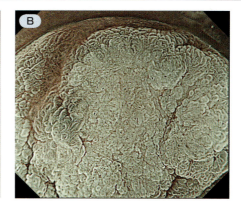

図1 ◆ NBI拡大内視鏡によるvilli様構造
A）軽度大小不同があるが，不整はなく密度も低いvilli様構造であり，非腫瘍の所見であった．
B）酢酸撒布下にて，不整と大小不同があり密度も高いvilli様構造のため，癌の所見であった．

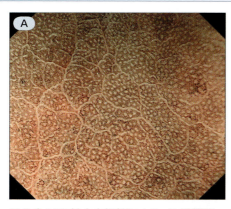 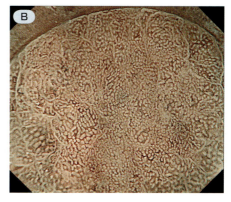

図2 ◆ NBI拡大内視鏡によるpit様構造
A）不整と大小不同が乏しく，密度の低いpit様構造であり，非腫瘍の所見であった．
B）不整と大小不同があり密度も高いpit様構造の癌の所見であった．

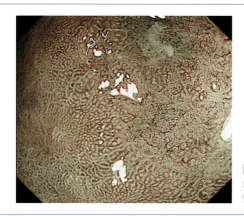

図3 ◆ NBI拡大内視鏡による血管構造
右側では表面構造が不明瞭化し，血管構造の不整と口径不同を認め，癌と診断した．

びらんと陥凹性胃癌との鑑別

　Ezoeら[5]はびらんと癌を含む胃小陥凹病変の鑑別診断において，WLI（white light imaging：白色光観察）拡大観察とNBI拡大観察を前向き研究で検討している．診断の精度，感度，特異度はNBIとWLIではそれぞれ，79％と44％，70％と33％，89％と67％でNBIの方が有用であった．

■ 症例1：陥凹性病変（非腫瘍）

　WLIにて胃前庭部後壁に発赤した不整形な陥凹性病変を認め，内部にびらんを伴っていた（図4A）．インジゴカルミン撒布にて，辺縁不整がより明瞭となった（図4B）．NBI拡大観察にて陥凹部は整ったpit様構造で，周囲粘膜のpit様構造と大差はなく，なだらかに移行していた（図4C）．以上より，WLIでは分化型癌を疑ったが，NBI拡大観察にて癌の所見はなく，生検にて非腫瘍を確認した．

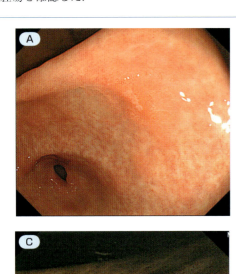
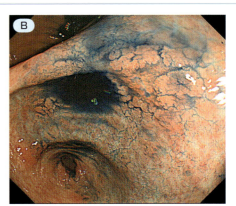
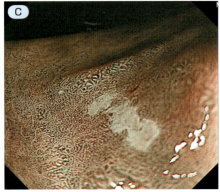

図4◆陥凹性病変（非腫瘍）
A）WLIにて胃前庭部後壁に発赤した不整形な陥凹性病変を認め，内部にびらんを伴っていた．
B）インジゴカルミン撒布にて，辺縁不整がより明瞭となった．
C）NBI拡大観察にて陥凹部は整ったpit様構造で，周囲粘膜のpit様構造と大差はなく，なだらかに移行しており，非腫瘍と診断した．

■ 症例2：陥凹性病変（分化型癌）

　WLIにて胃体上部後壁にびらんを認めたが，その周囲には境界を追える陥凹や発赤はなく，癌を示唆する所見には乏しかった（図5A）．NBI拡大観察にてびらん周囲の表面構造は不明瞭化し，中等度口径不同と走行不整のある異常血管を認め，分化型癌と診断し（図5B），生検にて分化型癌を確認した．

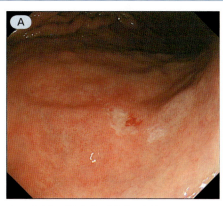 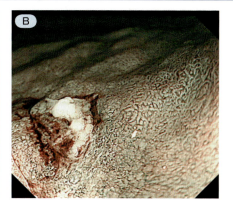

図5 ◆ 陥凹性病変（分化型癌）
A) WLIにて胃体上部後壁にびらんを認めたが，その周囲には境界を追える陥凹や発赤はなく，癌を示唆する所見には乏しかった．
B) NBI拡大観察にてびらん周囲の表面構造は不明瞭化し，中等度口径不同と走行不整のある異常血管を認め，分化型癌と診断した．

■ **症例3：陥凹性病変（未分化型癌）**

WLIにて胃前庭部大彎に周囲と同色調の小陥凹を認めた（図6A）．不整に乏しく中央に白苔が付着していることから，WLIではびらんと診断した．NBI拡大観察にて表面構造は不明瞭化し，軽度口径不同と走行不整を伴う非network異常血管が認められ，未分化型癌と診断した（図6B）．生検にて未分化型癌を確認した．

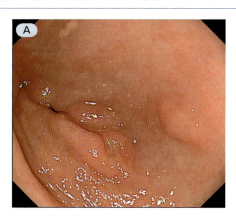 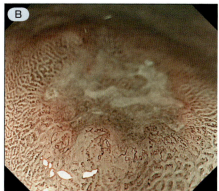

図6 ◆ 陥凹性病変（未分化型癌）
A) WLIにて胃前庭部大彎に周囲と同色調の小陥凹を認めた．不整に乏しく中央に白苔が付着していることから，WLIではびらんと診断した．
B) NBI拡大観察にて表面構造は不明瞭化し，軽度口径不同と走行不整を伴う非network異常血管が認められ，未分化型癌と診断した．

側方進展範囲診断

随伴0-IIbをWLIで診断することは時に困難だが，NBI拡大内視鏡にて表面構造と血管構造を観察することで，IIb進展部の診断が可能となる．**この際，背景粘膜から腫瘍側に観察をすることが重要である．**

分化型癌では基本的に表層に癌が露出しているため，NBI拡大診断が容易であるが，**未分化型癌は腺頸部を側方進展し表層は非腫瘍性上皮で覆われる**ため，異常所見が出ず，NBI拡大診断が時に困難である．そのため**未分化型癌の範囲診断には周囲生検の併用が必要**である．

■ 症例4：範囲診断が困難であったO-Ⅱb型癌

　胃前庭部前壁に境界不明瞭な発赤平坦病変を認めた（図7A）．NBIでは同部分はbrownish areaとして認識されたが，その境界はやはり不明瞭であった（図7B）．境界部のNBI拡大内視鏡像を図7Cに示す．背景粘膜（図7Cの上）の表面構造は規則正しいvilli様構造であったが，病変部（図7Cの下）の表面構造は不整で密なvilli様構造で，その境界は明瞭であった．内視鏡像と組織像を対比するため，境界部に目印マークをつけた（図7C⇨）．

　以上より，組織混在型のgastric adenocarcinoma，0-Ⅱb，T1a-Mと診断し，全周にマーキングした（図7D）．副病変を疑ったため，口側のマークが2重になっている．

　新鮮切除標本では標本中央部がやや発赤し粗造であったが，境界不明瞭であった（図7E）．境界部につけたマークを⇨で示している．最終診断は，gastric adenocarcinoma，tub1・pap≫tub2，T1a-M，ly0，v0，HM0，VM0，0-Ⅱb，46×31 mmであり，術前の境界診断は正診していた（図7F）．

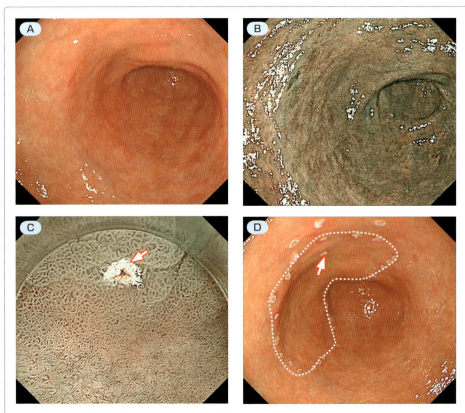

図7◆範囲診断が困難であったO-Ⅱb型癌
A）胃前庭部前壁に境界不明瞭な発赤平坦病変を認めた．
B）NBIでは同部分はbrownish areaとして認識されたが，その境界はやはり不明瞭であった．
C）境界部のNBI拡大内視鏡像を示す．背景粘膜（図7Cの上）の表面構造は規則正しいvilli様構造であったが，病変部（図7Cの下）の表面構造は不整で密なvilli様構造で，その境界は明瞭であった．内視鏡像と組織像を対比するため，境界部に目印マークをつけた（⇨）．
D）組織混在型のGastric adenocarcinoma，0-Ⅱb，T1a-Mと診断し，全周にマーキングした．（副病変を疑ったため，口側のマークが2重になっている．）

（図7 次ページへ続く）

(前ページの続き)

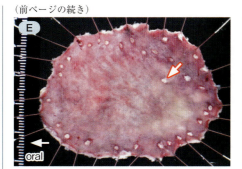
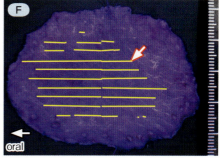

図7 ◆ 範囲診断が困難であった0-Ⅱb型癌
E) 新鮮切除標本では標本中央部がやや発赤し粗造であったが，境界不明瞭であった．境界部につけたマークを⇨で示している．
F) 最終診断は，Gastric adenocarcinoma, tub1・pap>>tub2, T1a-M, ly0, v0, HM0, VM0, 0-Ⅱb, 46×31 mmであり，術前の境界診断は正診していた（▬: M）．

組織型診断

　NBI拡大所見により，組織型診断も可能となってきている．以下に代表的なものを示す．
　Nakayoshiら[6]は陥凹型早期胃癌を対象とし，microvascular patternをfine network pattern, corkscrew pattern, unclassified patternに分類し，組織型との関連を検討した．fine network patternを持つ66.1％（72/109）は分化型癌，corkscrew patternをもつ85.7％（48/56）は未分化型癌であることを示した．
　小山ら[1]は**酢酸撒布を併用したNBI拡大観察の組織型診断に関する有用性**を検討した．pit様構造の軽度不整を高分化型，高度不整を中分化型，不整なしを低分化型とした．またvilli様構造の不整なしを高分化型，軽度不整を中分化型，高度不整を低分化型とした．表面構造の不明瞭化時は異常血管のnetworkの有無を判定し，networkがある場合には高分化型と診断した．networkがない場合は，血管の異型度が軽度の場合を高分化型，中等度の場合を中分化型，高度の場合を低分化型と診断した．その結果NBI拡大内視鏡による組織型正診率は高分化型で69％（27/39），中分化型で58％（7/12），低分化型で50％（1/2），合計66％（35/53）であったが，酢酸撒布を併用することで組織型診断正診率は高分化型90％（35/39），中分化型92％（11/12），低分化型100％（2/2），合計91％（48/53）と，有意に向上すると報告した．

■ 症例5：組織混在型癌（分化型優位）

　胃体下部大彎に発赤調と黄色調で不整形な縦長の陥凹性病変を認めた．色調は不均一で，肛門側では一部褪色調であった（図8A）．NBIでは境界明瞭なbrownish areaとして観察された（図8B）．
　病変口側のNBI拡大観察では，陥凹部に細かいpit様構造とnetwork patternを呈する異常血管を認め，tub1と診断した（図8C ⇨）．同部をAとする．
　病変中央部の隆起部では，villi様構造とpit様構造を認めた．整形でwhite zoneが保たれており，密度が低いため，非腫瘍と診断した（図8D ⇨）．同部をBとする．
　病変の肛門側では表面構造が不明瞭化し，口径不同と走行不整を呈する異常血管を認めたため，低分化型癌（por）と診断した（図8E ⇨）．同部をCとする．
　以上より，gastric adenocarcinoma，0-Ⅱc，T1a-Mと診断し，大部分はtub1で，発赤隆起部Bは非腫瘍，肛門側Cはpor，と診断した．全周にマーキングし（図8F），ESDにて一括切除した．
　固定切除標本上にA，B，Cの部位を記した（図8G）．
　Aのミクロ像はlow gradeのtub1であった（図8H）．Bは偽幽門腺化生であり，間質の充血が目立った（図8I）．Cはporであった（図8J）．組織混在型癌であったが，NBI拡大観察で表面構造，血管構造を観察することで，組織型を正診し得た．最終診断は，gastric adenocarcinoma，tub2＞tub1＞por，T1a-M，ly0，v0，HM0，VM0，0-Ⅱc，37×21 mmであった（図8K）．

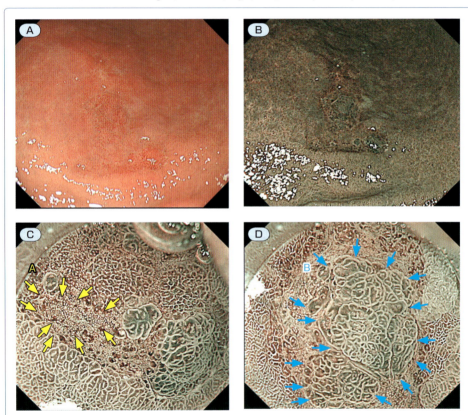

図8 ◆ 組織混在型癌（分化型優位）
A）胃体下部大彎に発赤調と黄色調の混在した不整形で縦長の陥凹性病変を認めた．色調は不均一で，肛門側では一部褪色調であった．
B）NBIでは明瞭なbrownish areaとして観察された．
C）病変口側のNBI拡大観察では，陥凹部に細かいpit様構造とnetwork patternを呈する異常血管を認め，tub1と診断した（⇨）．同部をAとする．
D）病変中央部の隆起部のNBI拡大観察では，villi様構造とpit様構造を認めた．整形でwhite zoneが保たれており，密度が低いため，非腫瘍と診断した（→）．同部をBとする．

（図8 次ページへ続く）

（前ページの続き）

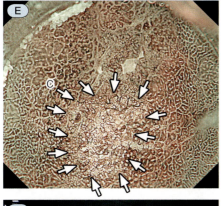
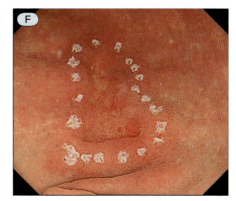
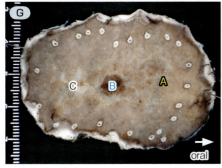
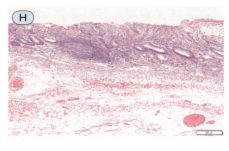
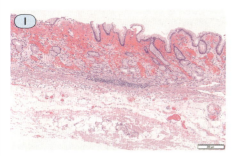
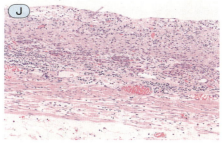
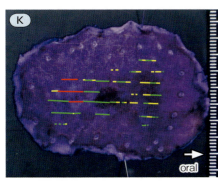

図8◆組織混在型癌（分化型優位）

E) 病変の肛門側では表面構造が不明瞭化し，口径不同と走行不整を呈する異常血管を認めたため，低分化型癌（por）と診断した（⇨）．同部をCとする．

F) gastric adenocarcinoma，0-Ⅱc，T1a-Mと診断し，大部分はtub1で，発赤隆起部Bは非腫瘍，肛門側Cはpor，と診断した．全周にマーキングした．

G) 固定切除標本上にA，B，Cの部位を記した．

H) Aのミクロ像はlow gradeのtub1であった

I) Bは偽幽門腺化生であり，間質の充血が目立った

J) Cはporであった．

K) 最終診断は，gastric adenocarcinoma, tub2＞tub1＞por, T1a-M, ly0, v0, HM0, VM0, 0-Ⅱc, 37×21 mmであった（━：tub1，━：tub2，━：por）．

■ 症例6：印環細胞癌

　萎縮のない胃体中部大彎に境界不明瞭な褪色陥凹を認めた（図9A）．NBI拡大観察にて周囲粘膜には整ったpit様構造を認めた（図9B）．陥凹部は表面構造が不明瞭化し，走行不整と口径不同を伴う異常血管を認めた．背景粘膜と陥凹の境界部には，密度の低い整形のpit様構造が認められ，窩間部に異常血管が入り込んでいた（図9C）．以上より，表層は非腫瘍性上皮に覆われ，腺頸部に未分化型癌が進展していると診断した．gastric adenocarcinoma, 0-Ⅱb, sig, T1a-Mと診断し，周囲の陰性生検採取部位を確認後，その外側にマーキングし（図9D），ESDにて一括切除した．新鮮切除標本では，中央部に小陥凹を認めた（図9E）．病変部では胃底腺の腺頸部にsignet ring cellが進展を認めた（図9F）．最終病理診断は，gastric adenocarcinoma, sig, T1a-M, ly0, v0, HM0, VM0, 0-Ⅱc, 9×4 mmであった（図9G）．

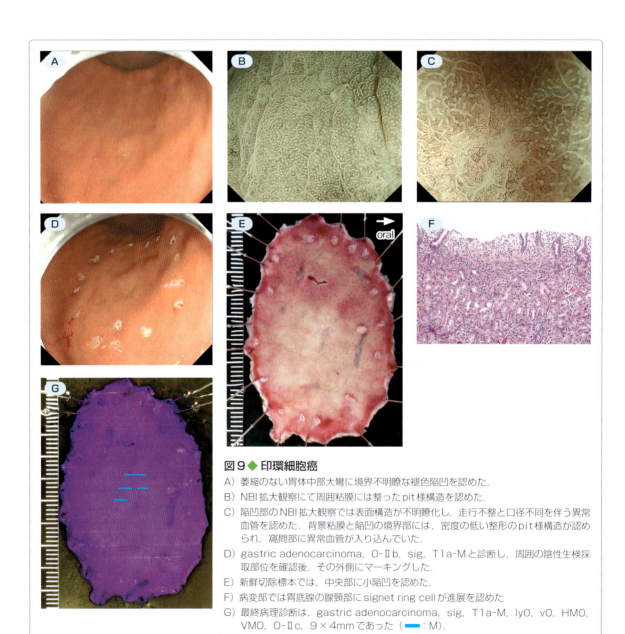

図9 ◆ 印環細胞癌

A) 萎縮のない胃体中部大彎に境界不明瞭な褪色陥凹を認めた．
B) NBI拡大観察にて周囲粘膜には整ったpit様構造を認めた．
C) 陥凹部のNBI拡大観察では表面構造が不明瞭化し，走行不整と口径不同を伴う異常血管を認めた．背景粘膜と陥凹の境界部には，密度の低い整形のpit様構造が認められ，窩間部に異常血管が入り込んでいた．
D) gastric adenocarcinoma, 0-Ⅱb, sig, T1a-Mと診断し，周囲の陰性生検採取部位を確認後，その外側にマーキングした．
E) 新鮮切除標本では，中央部に小陥凹を認めた．
F) 病変部では胃底腺の腺頸部にsignet ring cellが進展を認めた
G) 最終病理診断は，gastric adenocarcinoma, sig, T1a-M, ly0, v0, HM0, VM0, 0-Ⅱc, 9×4mmであった（▬：M）．

おわりに

　拡大内視鏡は胃癌の鑑別診断，範囲診断，組織型診断に有用だが，未分化型癌の範囲診断は困難であり，周囲の陰性生検が必要である．

文　献

1) 小山恒男，他：拡大内視鏡による胃癌組織型診断．胃と腸，46：933-942，2011
2) 「ESDのための胃癌術前診断」（小山恒男／編），南江堂，2010
3) Yao K, et al：Magnifying endoscopy for diagnosing and delineating early gastric cancer. Endoscopy, 41：462-467, 2009
4) 八木一芳，他：（3）拡大内視鏡検査―NBI併用拡大内視鏡と"化学的"内視鏡診断．胃と腸，44：663-674, 2009
5) Ezoe Y, et al：Magnifying narrow-band imaging versus magnifying white-light imaging for the differential diagnosis of gastric small depressive lesions: a prospective study. Gastrointest Endosc, 71：477-484, 2010
6) Nakayoshi T：Magnifying endoscopy combined with narrow band imaging system for early gastric cancer: correlation of vascular pattern with histopathology（including video）. Endoscopy, 36：1080-1084, 2004

第3章 術前内視鏡診断

C. 超音波内視鏡診断

1. 食道

有馬美和子

細径超音波プローブは表在癌の深達度診断に用いる．特に表面構造を保ちながら深部浸潤を示す病変や，粘膜下腫瘍様の病変で威力を発揮する．EUS専用機は主に系統的なリンパ節転移の検索に用いる．EMR/ESDの適応拡大にはリンパ節転移・再発に対して厳重な注意を払う必要があり，EUSは必須の検査法である．

EUSの機種

内視鏡の鉗子孔を通して用いる高周波数細径超音波プローブ（以下，細径プローブ）と，内視鏡と超音波プローブが一体化したEUS (endoscopic ultrasonography) 専用機の2つに大別される．それぞれの特徴に合わせた使い分けが必要となる．

1 細径プローブ

20 MHzなどの高周波数プローブは，分解能はよいが超音波ビームの深部減衰が著しいため，M・SM癌の深達度診断に用いる．水浸下で走査するため，リンパ節の検索には不向きである．

2 EUS専用機

SM以深癌，特に進行癌の深達度診断と系統的なリンパ節転移診断に用いる．超音波プローブの走査方式から，ラジアル型，リニア型およびコンベックス型に大別される．これまでわが国では，走査が簡便という点からラジアル型が広く用いられてきたが，EUS-FNAを行うにはリニア型もしくはコンベックス型であることが必要なため，普段からリニア型やコンベックス型を用いた走査に慣れておくことを推奨する．

EUSによる正常食道壁層構造

EUSで描出される食道壁構造については，第60回日本消化器内視鏡学会で討議され，コンセンサスが得られている[1, 2]．図1にEUSによる食道壁層構造のシェーマとEUS像を示した．

1 低周波数

7.5 MHzなどの低周波数では，食道壁は5～7層に描出される．内腔側の第1層は超音波伝達物質と粘膜上皮の境界で生じる境界エコーで，第2層の低エコー層と合わせて粘膜層を反映する．第3層の高エコー層が粘膜下層（sm層）にほぼ相当する．第4層の低エコー層は固有筋層（mp層），第5層の高エコー層は外膜に相当する．第4層内に内輪筋と外縦筋の筋間結合織が1層の高エコー層としてが描写され，mp層が3層に分離した場合には全体で7層に描出される．

2 高周波数

20 MHzなどでは通常9層に描出される．これは，高エコーに描出されていた第3層が，高・比較的低・高の3つの層に分離して描出されるためである．9層中の4層目（4/9層）の比較的低エコーな層が，sm層の固有エコーを表し，9層中の3層（3/9層）が粘膜筋板（mm）を反映している．3/9層がさらに分離して，mm層自体が1層の低エコー層として描出された時，食道壁は11層に分離する．

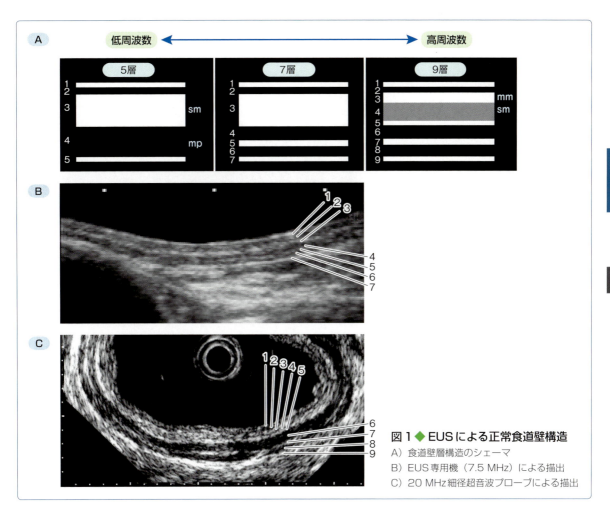

図1 ◆ EUSによる正常食道壁構造
A）食道壁層構造のシェーマ
B）EUS専用機（7.5 MHz）による描出
C）20 MHz細径超音波プローブによる描出

細径超音波プローブによる表在食道癌の深達度診断

1 機種と特性

　細径プローブの周波数は12，15，20，30 MHzがある．表在食道癌の深達度診断には20 MHzを用いることが多いが，病変の厚さによって周波数を変える必要がある．

2 検査手技の実際

　前処置は通常の上部消化管内視鏡検査と同様に行う．蠕動を抑え，誤嚥を防ぐ目的で，臭化ブチルスコポラミンまたは硫酸アトロピンを筋注もしくは静注する．安静な状態で検査するため，ミダゾラムの静注による鎮静下で行うことが多い．通常は水浸法でスキャンする．食道内に水を貯めるのは難しいことが多いので，2チャンネルスコープを用いるか，鉗子口径の太い処置用スコープを用い，側孔から注水可能なイリゲーター付き鉗子栓（富士フイルムメディカル社）から生理食塩水を注水して行う．

3 細径超音波プローブによる表在食道癌の深達度診断

　深達度診断は3/9層の走行に着目して行い，以下の3つのカテゴリーで評価する．

EP/LPM癌　　：腫瘍による低エコー肥厚が第2層にとどまり，3/9層が保たれるもの．
MM・SM1癌　：3/9層に不整，中断が認められるが，低エコー腫瘍が4/9層に及ばないもの．
SM2・SM3癌　：3/9層が断裂し，低エコー腫瘍が4/9層に及ぶもの．
それぞれの症例を図2～4に示した．

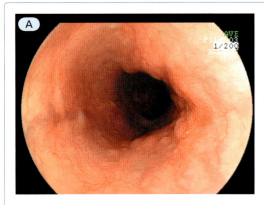
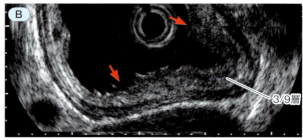
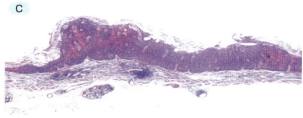

図2 ◆ 0-Ⅱa型食道癌（深達度pT1a-LPM）
　　A）内視鏡像．右側壁中心，1/2周を占める発赤調の0-Ⅱa病変
　　B）20 MHz細径超音波プローブ像．第2層に限局した低エコーな肥厚として描出され（→），3/9層は保たれていることから深達度LPMと診断できる
　　C）病理組織像

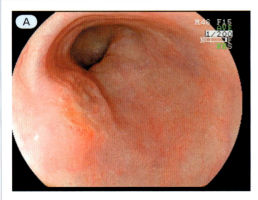
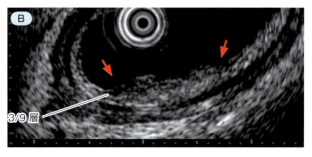
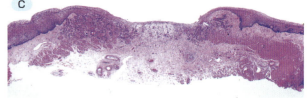

図3 ◆ 0-Ⅱc型食道癌（深達度pT1b-SM1）
　　A）内視鏡像．左側後壁中心，10 mm大の丈の低い辺縁隆起を伴う0-Ⅱc病変
　　B）20 MHz細径超音波プローブ像．厚みには乏しいが，不整な低エコー腫瘍により3/9層が下方へ圧排され，中央部では不明瞭となっている（→）．深達度MM～SM1と診断される
　　C）病理組織像．辺縁隆起部からmm層に接し，陥凹部でわずかにsm層に浸潤するSM1癌であった

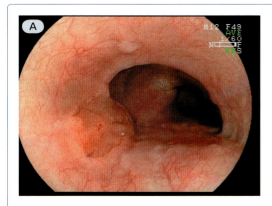
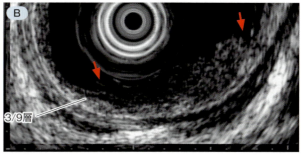
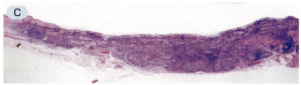

図4 ◆ O-Ⅱc型食道癌（深達度pT1b-SM2）
A）内視鏡像．左側後壁中心，15 mm大の辺縁隆起を伴うO-Ⅱc病変
B）20 MHz細径超音波プローブ像．分厚い低エコー腫瘤で3/9層は大きく圧排，中断し，4/9層にまで及んでおり，SM2癌と診断できる
C）病理組織像

4 MM・SM1癌の深達度診断の問題点と対策

　EP・LPM癌とSM2・SM3癌は高い診断率が得られるのに対し，MM・SM1癌の診断は難しいことが多い[3]．

　MM・SM1癌の誤診の原因として最も多いのは，微小な浸潤部を読み切れないことによる浅読みである．次に多い原因は，mm層の変化が癌以外の要因で生じているのか，癌によるものなのかの鑑別が難しいことにある．細胞浸潤や線維化，リンパ濾胞過形成，食道腺や貯留性囊胞，脈管などは癌そのものの変化と鑑別が難しい．このため，層構造が不整な範囲と癌浸潤部とが一致しないことがあり，詳細なMM癌とSM1癌の正確な鑑別までは難しい．

　しかし，食道腺や囊胞，血管などは，エコーレベルや形態，癌巣との連続性から鑑別できることもある．粘膜下腫瘍様の形態や辺縁隆起を伴う病変では，粘膜下の腫瘍のボリュームが断層像として描出されるので，通常内視鏡では得られない情報が得られる．

EUS専用機による診断

1 EUS専用機による深達度診断

　専用機は深部まで良好な画像を得ることができるため，進行癌の深達度診断に適している．心血管系の拍動に影響を受けず，リアルタイムに観察できるため他臓器浸潤診断の精度も高い[4]．

2 EUS専用機による3領域リンパ節転移検索の実際

　EUSによるリンパ節の検索には，食道を中心とした周囲臓器の解剖学的位置関係を把握することが大切である．各位置でメルクマールとする血管や臓器の周囲を検索していく[4]．以下，リニア型EUSを用いた3領域リンパ節の描出法と対応するリンパ節No.について解説する．

a）上腹部のオリエンテーション

スコープを胃内に挿入したら，胃液と空気をできる限り吸引する．
上腹部のシェーマを図5に，対応するEUS像を図6に示した．

A-1：胃体部まで挿入して後壁方向を走査し，膵体部を描出する．膵が描出しにくい場合には，噴門部まで少しスコープを引いて腹部大動脈（aorta）を確認してオリエンテーションを付ける．aortaからは腹腔動脈（CEA）が分岐し（No.9），その肛門側に上腸管膜動脈（SMA）の分岐が描出される（No.14）．CEAを追うと，左胃動脈（LGA）の分岐が描出され（No.7），LGAは胃体部小彎側を上行する（No.3）．

A-2：aorta前面には横隔膜筋脚（crus）が扁平な三角形として描出される（No.1）．

A-3：crusの口側先端は食道裂孔（hiatus）に相当する．消化管壁層構造の変化から食道胃接合部（EGJ）が認識できる．

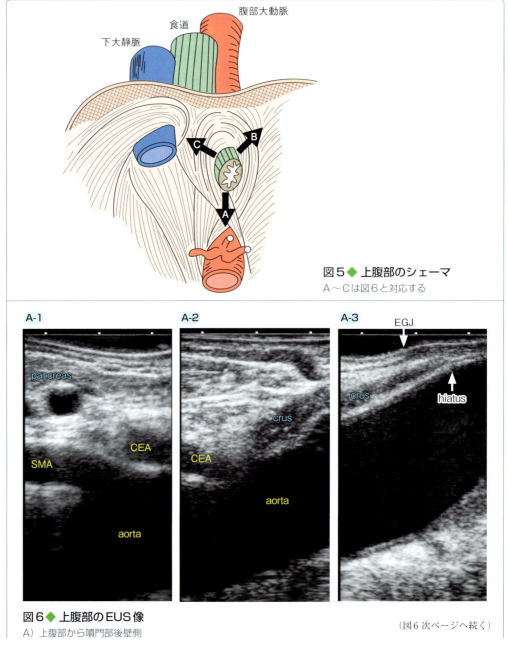

図5◆ 上腹部のシェーマ
A～Cは図6と対応する

図6◆ 上腹部のEUS像
A）上腹部から噴門部後壁側

（図6 次ページへ続く）

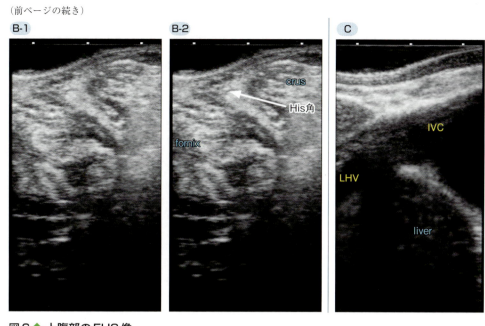

図6 ◆ 上腹部のEUS像
B）噴門部左側，C）食道裂孔部前壁側
SMA：上腸管膜動脈，CEA：腹腔動脈，crus：横隔膜筋脚，EGJ：食道胃接合部，LHV：左肝静脈，IVC：下大静脈

B：噴門部左側では，胃穹窿部（fornix）が描出される．fornix上縁はHis角を形成し，His角上にcrusの先端が確認できる（No.2）．
C：噴門部前壁側では肝左葉と左肝静脈（LHV），下大静脈（IVC）が描出される．

b）中下縦隔のオリエンテーション

図7，8に中下縦隔のシェーマと対応するEUS像を示した．下縦隔では，後壁側には下行大動脈，その右側に椎体，その右側に奇静脈が描出される．プローブを全周性に回しながら徐々に抜去する．肺門部から上縦隔・頸部では，気管気管支や血管の走行に沿って周囲を検索しながら抜いてくる．

D：前壁側は広く左心房（LA）に接し，その上縁で肺静脈（PV）が分岐する（No.110，108）．
E：肺静脈の口側には肺動脈幹（PA）の輪切りが描出され，気管分岐部領域（No.107）にあたる．この部位はほとんどの症例で，細長く扁平な三角形のリンパ節が描出され，3cm近いものも稀ではない．
F，G：肺動脈から左側に捻ると左主気管支のアーチファクトが，右側に捻ると右主気管支が描出される．この気管エコーに沿って高エコーな三角形の気管支リンパ節が描出されることが多い（No.109R，L）．

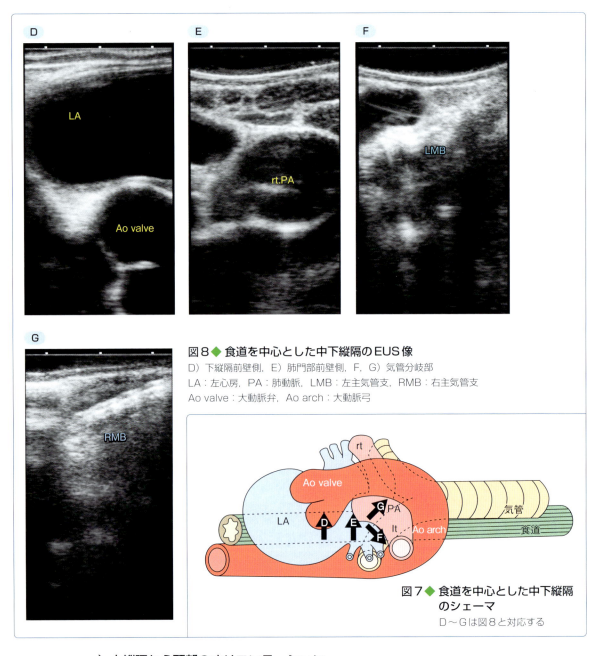

図8 ◆ 食道を中心とした中下縦隔のEUS像
D）下縦隔前壁側，E）肺門部前壁側，F，G）気管分岐部
LA：左心房，PA：肺動脈，LMB：左主気管支，RMB：右主気管支
Ao valve：大動脈弁，Ao arch：大動脈弓

図7 ◆ 食道を中心とした中下縦隔のシェーマ
D〜Gは図8と対応する

c）上縦隔から頸部のオリエンテーション

図9，10に上縦隔から頸部のシェーマと対応するEUS像を示した．

H：左主気管支エコーの口側に左肺動脈（lt. PA）の輪切りが描出される．左肺動脈の口側には大動脈弓（Ao arch）が現れ，左肺動脈と大動脈弓で囲まれるスペースはボタロもしくはAP windowと呼ばれ，No.106tbLに相当する．プローブを左右に十分捻り，大動脈や気管の走行を追って周囲を検索する．

I：右側に回ると，奇静脈弓（azygos arch）が描出される（No.106tbR, 105）．

J：左反回神経は大動脈弓を反回して，気管と食道の間を上行する．このため，大動脈弓と気管との間を観察しながら大動脈弓上へ至る．大動脈弓上左側では，食道に近い位置に鎖骨下動脈（lt. SCA）の分岐が描出される．鎖骨下動脈を追うと，食道から遠ざかるのが観察される．

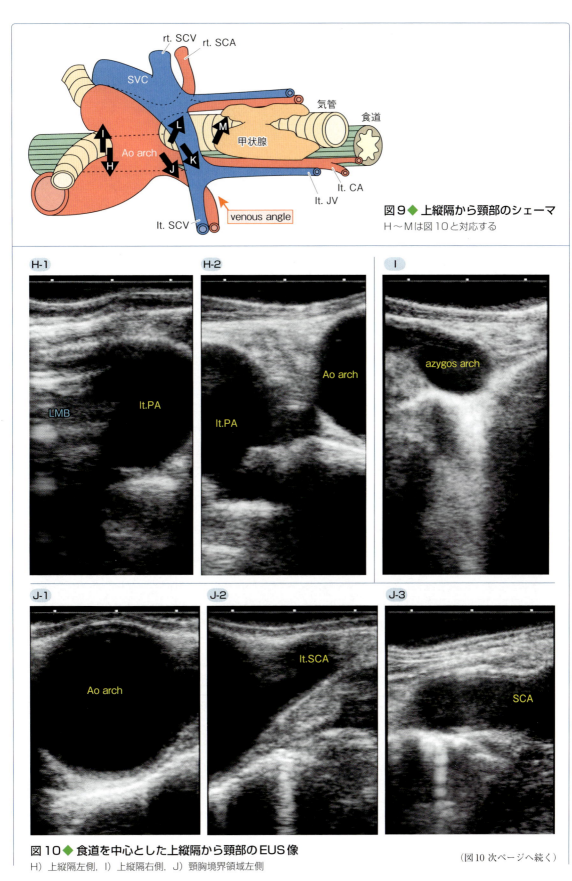

図9 ◆ 上縦隔から頸部のシェーマ
H〜Mは図10と対応する

図10 ◆ 食道を中心とした上縦隔から頸部のEUS像
H）上縦隔左側，I）上縦隔右側，J）頸胸境界領域左側

（図10 次ページへ続く）

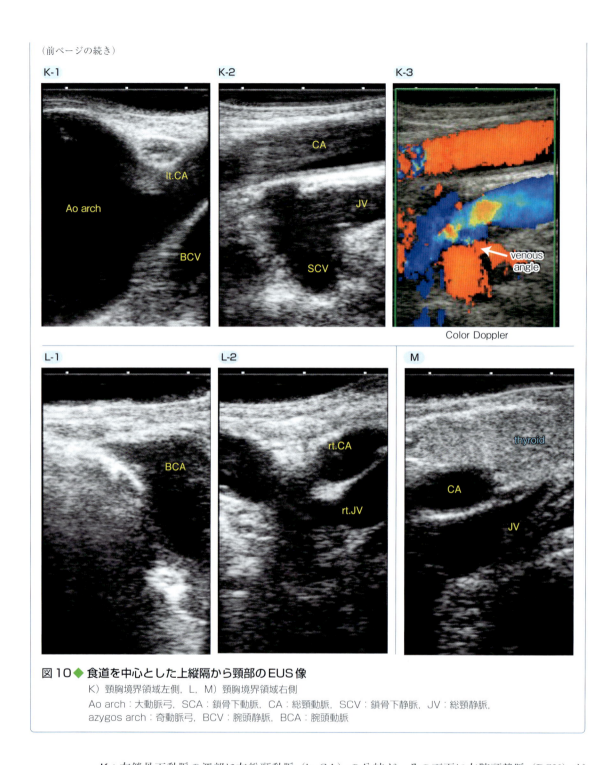

図10 ◆ 食道を中心とした上縦隔から頸部のEUS像

K）頸胸境界領域左側，L，M）頸胸境界領域右側
Ao arch：大動脈弓，SCA：鎖骨下動脈，CA：総頸動脈，SCV：鎖骨下静脈，JV：総頸静脈，azygos arch：奇静脈弓，BCV：腕頭静脈，BCA：腕頭動脈

K：左鎖骨下動脈の深部に左総頸動脈（lt. CA）の分岐が，その下面に左腕頭静脈（BCV）が描出される．総頸動脈が描出される位置から外側へ捻って，気管軟骨エコーが描出される位置まで確認し，頸部まで連続して検索する（No.106recL, 101L）．腕頭静脈は鎖骨下動脈の口側で，鎖骨下静脈（SCV）と総頸静脈（JV）に分岐し静脈角（venous angle）を形成する．総頸動脈より外側はNo. 104Lとなる．甲状腺が描出される高さまで検索する．

L, M：大動脈弓上でプローブを右側へ回して椎体を越えると，右上縦隔が描出できる．腕頭動脈（BCA）の上縁と，これから分岐する右鎖骨下動脈および右総頸動脈（CA）が描出できる．右反回神経は腕頭動脈で反回して気管との間を上行する．左側と同様に総頸動脈周囲を気管軟骨エコーが描出される位置まで確認しながら，甲状腺が描出される高さまで検索する（No.106recR, 101R）．

3 リンパ節転移診断規準

リンパ節の長径が長いほど転移が多いが，転移リンパ節の70％近くは10 mm以下であり，微小転移も多く質的診断は難しい．EUSでは転移の診断は長径，形態，内部エコー，境界エコーから判断し，5 mm以上，円形，低エコー，境界鮮明なリンパ節は転移陽性と診断する．USやCTと比較すると数倍の転移リンパ節を指摘可能である．しかし，肺門部周囲には長径2〜3 cmにも及ぶ，炭粉沈着によるリンパ節が描出されることが多く，部位による違いも考慮する必要がある．図11に症例を示した．

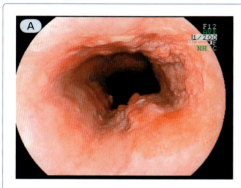
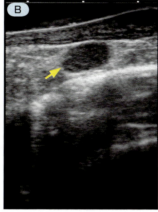
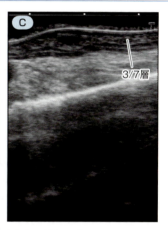
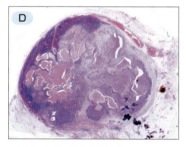
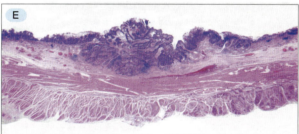

図11 ◆ 胸部中部食道のO-Ⅱa＋"O-Ⅰs"型食道癌（深達度pT1b-SM3）
A）内視鏡像．後壁側にO-Ⅰs型隆起を認め，周囲は全周性にO-Ⅱa病変を伴っている
B, C）EUS像．病変部の肛門側に9.6 mm大のNo.108リンパ節を認めた（B，⇨）．病変部は3/7層に及ぶ低エコー腫瘤として描出され（C），cT1bN1と診断し，根治手術を施行した
D, E）病理組織像．深達度pSM3，No.108リンパ節に転移を認めた（D：No.108リンパ節，E：主腫瘍）

食道粘膜下腫瘍のEUS診断

臨床的に食道粘膜下腫瘍（SMT）として認識される病変は，食道外圧迫であることも多く，画像診断で鑑別を行う必要がある．EUSはSMTや外圧迫性病変の描出に優れ，最も信頼度が高い[5, 6]．EUS下穿刺吸引生検（EUS-guided fine needle aspiration biopsy：EUS-FNAB）は安全かつ簡便に縦隔病変の組織採取ができるため，治療方針決定に直結する重要な情報をもたらす[5, 6]．

1 EUSによる食道SMTの鑑別診断

SMT診断のファーストステップとして，隣接臓器による外圧迫を否定する必要がある．食道外圧迫には大動脈の蛇行や椎体の変形，動脈奇形のほか，肺癌や囊胞などの縦隔腫瘍，リンパ節などがある．食道壁内の病変であることが確認できたら，セカンドステップとしてSMTの主座を評価し，大きさ，辺縁と境界の形状，内部の状態を観察する．

食道SMTのうち非上皮性腫瘍には，間葉系腫瘍（gastrointestinal mesenchymal tumor：GIMT）に総称される平滑筋腫，神経鞘腫，胃腸間質細胞腫瘍（gastrointestinal stromal tumor：GIST）のほか，脂肪腫，リンパ管腫，血管腫，顆粒細胞腫，悪性リンパ腫などがあり，上皮性腫瘍には囊腫，低分化型食道癌，リンパ球浸潤を伴う食道癌（carcinoma with lymphoid stroma），腺様囊胞癌や類基底細胞癌，腺癌，神経内分泌腫瘍などの特殊な組織型の食道癌がある．また，壁内転移，転移性腫瘍がある．

脂肪腫は粘膜から粘膜下層に主座を有し，高エコーを示す．血管腫は内部にエコー輝度（echogenicity）を伴い，比較的高エコーを示す．主座は粘膜〜粘膜下層のものから，全層性に広がるものもある．顆粒細胞腫は粘膜から粘膜下層に主座をもつため，粘膜筋板由来の平滑筋腫との鑑別を要する．悪性リンパ腫，低分化型癌や特殊な組織型の食道癌など，比較的表層から腫瘍が存在するSMTは通常内視鏡生検で診断可能なことが多い．

食道GIMTのうちGISTと神経鞘腫の頻度は非常に低く，ほとんどが平滑筋腫である．臨床所見による悪性予測因子として，腫瘍径，急速増大，組織学的には細胞密度と核分裂像が重要な基準とされ，予後判定因子として増殖指数（MIB-1 labeling index）などが指摘されている．鑑別には免疫染色を要するためEUS-FNABが必要である．

2 EUS-FNABの基本的事項

a）使用機種と前処置

EUS-FNABを行うには穿刺経路がEUS映像下に描出される必要があるため，コンベックス型もしくはリニア型のEUS専用機を用いる．生検針はオリンパス社やCook社，八光商事社などから販売されている．筆者らは八光商事社のエンドソノプシー（21 G，針長25 mm）を用いている．

EUS-FNABは検査の必要性と安全性についてインフォームドコンセントを行い，同意を得たうえで施行する．前投薬として硫酸アトロピン0.5 mgを筋注し，咽頭麻酔を行う．末梢点滴ラインを確保し，ミダゾラムなどを静注して鎮静下に行う．筆者らは検査後は1〜2時間の安静ののち帰宅し，その後の日常生活や食事は通常どおりとしている．

b）EUS-FNABの基本手技

　EUS-FNABを行うためには，通常のEUS検査と診断を行うことができ，食道を中心とした縦隔内の超音波解剖を理解していることが第1条件となる．まず，病変の状態を観察し，EUS-FNABが組織採取法として第1選択の選択肢となるかを評価する．通常の内視鏡下生検で組織診断が付けられない病変および，粘膜下層以深のSMTがEUS-FNABの適応となる．周囲臓器との位置関係を観察し，安全性の面からカラードプラ法を併施して腫瘍内部や穿刺経路に脈管がないことを確認し，至適な穿刺経路を決定する．

　穿刺に際しては針が確実に病変に刺入されていることをEUS映像下に確認する．縦隔内は肺や心臓・大血管が隣接しているため，ストロークを取る際にも針が病変を貫通しないように，プローブの位置を微調整して確実に病変を描写しながら行う．また，組織診断の信頼性を確保するため，抜針時には陰圧を解除する．抜針後は病変の形態変化と周囲組織に血腫などの拡がりがないかどうかを確認するとともに，刺入点から出血がないことを視認して終了する．生検後の組織は濾紙に回収してホルマリン固定し，病理組織検査に提出する．検体が液状の場合には細胞診に変更する．

　図12に症例を提示した．

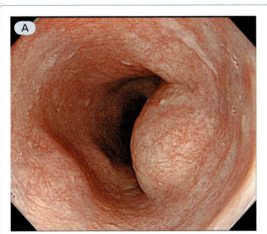
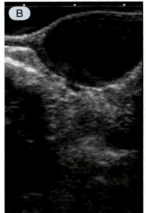
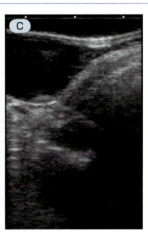

図12◆ 食道平滑筋腫
A）内視鏡像．胸部中部食道右側壁の25 mm大のSMT．
B，C）EUS像．奇静脈と肺静脈に接して，25×15 mm大の低エコー腫瘤を認めた．固有筋層由来で，境界明瞭，辺縁整，内部は均一な低エコーを示した．

（図12 次ページへ続く）

(前ページの続き)

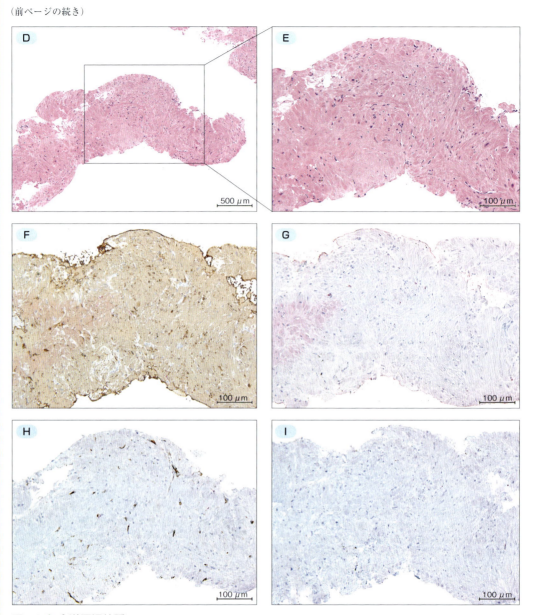

図 12 ◆ 食道平滑筋腫

D, E) EUS-FNAB で採取された組織の病理組織像(HE 染色, D:×40, E:×200).

F～I) 免疫染色像(×200, F:SMA, G:S-100, H:CD34, I:ki-67). 錯綜する紡錘形細胞が採取され, SMA (+), S-100 (−), CD34 (+), MIB-1 index は1%以下で細胞分裂像も認められず, 平滑筋腫と診断された.

おわりに

　現在，最も正確なリンパ節転移診断の実績をもつ検査法はEUSであり，転移・再発の早期診断にはEUSが不可欠である．EMR/ESDのみならず化学放射線療法（CRT）を選択する機会も増加している．効果判定とサルベージ手術選択のための再発診断など，積極的にEUSを組み込んだfollow up systemを行うことが予後の改善につながると考える．

文　献

1) 山中桓夫：コンセンサスミーティングのプロダクツ1—EUS壁構造の解釈．Gastroenterol. endosc., 43：1091-1092, 2001
2) 森川丘道, 他：高周波数細径超音波プローブによる食道内ラジアル走査—表在食道癌深達度診断の検討—．腹部画像診断, 14：604-614, 1994
3) 有馬美和子, 多田正弘：高周波数細径超音波プローブによる食道表在癌のを誤認させる要因と画像の特徴．胃と腸, 39：901-913, 2004
4) 有馬美和子, 多田正弘, 大倉康男：食道癌の病期診断におけるEUSの精度．消化器内視鏡, 14：573-581, 2002
5) 有馬美和子, 多田正弘：EUS-FNABによる縦隔・食道疾患の診断．消化器内視鏡, 20：599-606, 2008
6) 有馬美和子, 他：消化管の平滑筋腫瘍 神経性腫瘍 GISTの診断と治療 1- 食道．胃と腸, 39：539-551, 2004

第3章 術前内視鏡診断

C. 超音波内視鏡診断

2. 胃

赤星和也

> 超音波内視鏡検査（EUS）は胃病変の壁内超音波断層像を観察し，直接所見（腫瘍エコーなど）により診断する特殊内視鏡検査である．本稿では日常の胃疾患診療現場におけるEUSの実際について述べる．

基本事項と正常胃壁層構造

1 EUSの種類

EUS（Endoscopic ultrasonography：超音波内視鏡検査）は内視鏡機器と超音波探触子が一体化した超音波内視鏡専用機を用いる方法と，内視鏡の鉗子チャンネルを通して小型のプローブを挿入する細径超音波プローブを用いる方法が主として行われている．EUS画像のみによる診断には限界があるため，補助手段として原発病変，リンパ節や腹水などをEUSガイド下に穿刺し，病理組織診断を行う，超音波内視鏡下穿刺吸引法（Endoscopic ultrasound guided fine needle aspiration：EUS-FNA）も併用されている[1〜3]．

2 適応と禁忌 （表）

EUSは内視鏡を挿入して実施するため，通常の内視鏡検査が可能であれば実施可能であり，すべての胃疾患が適応となる．禁忌はEUSを行うことの危険性が有用性を上回る場合である[1]．

3 使用機種

a）走査方式

EUSの走査方式は内視鏡の長軸に直交し，360°スキャンされるラジアル式（図1A）と内視鏡長軸に平行してスキャンされるリニア式とコンベックス式（図1B）がある．前者は全周性のスキャンが可能でオリエンテーションがつけやすく，通常観察に広く使用されている．一方，後者は内視鏡の鉗子孔より出される穿刺針など処置具を超音波画像で観察可能なため，EUS-FNAに用いられることが多い[3]．

b）超音波内視鏡専用機

専用機は先端に超音波プローブを有する内視鏡（図1）で，プローブが大きいため，広範囲の病変でも鮮明な画像が得やすい．また専用機の周波数は主に低周波の7.5 MHzが用いられるため，超音波ビームの減衰が少なく，胃壁から数cmの範囲までスキャンすることができ，進行癌のように大型の病変やリンパ節転移の診断に適している．最近では電子スキャン方式のものが主流で，超音波周波数が5，7.5，10，12，20 MHzなどに切り替え可能な機種が多く，血流の評価から種々の病変にも対応可能である．従来型の機種は前方斜視型で挿入などの内視鏡操作にある程度の熟練が必要であったが，最近の機種では前方直視型も市販されており操作性は格段に改善されている[3]．しかし内視鏡径がやや太く先端硬性部も長いため操作性が劣り，病変の部位によってはスキャンが困難である．

c）細径超音波プローブ

細径超音波プローブ（図2）は径が2.6 mmと細いため，通常内視鏡の鉗子孔を通してEUSが

表 ◆ EUSとEUS-FNAの適応と禁忌

	適応	禁忌
EUS	① 胃悪性腫瘍（癌・リンパ腫）の病期診断（深達度, リンパ節転移） ② 粘膜下腫瘍の局在診断と質的診断 ③ 胃静脈瘤の治療法の選択, 再発予測および治療効果の判定 ④ 胃潰瘍の深度診断と治癒過程の評価 ⑤ 胃巨大皺襞症の鑑別診断 ⑥ 内視鏡手術時の壁内モニタリング（局注液の胃壁内の分布状況, 血管の有無）	① 全身状態がきわめて不良 ② 腸閉塞 ③ 手術直後や消化管穿孔 ④ 検査に非協力的な患者
EUS-FNA	① 胃粘膜下腫瘍の組織診断 ② 胃周囲腫大リンパ節の組織診断 ③ 通常内視鏡下生検では診断困難な病変の組織診断 ④ EUSでしか描出されない少量の腹水の細胞診	① EUSが禁忌の例 ② 出血傾向 ③ 著明な呼吸性移動や穿刺経路上の血管介在により安全な穿刺ができない場合

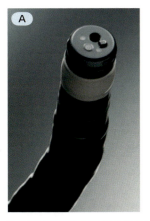 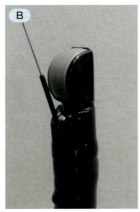

図1◆ 超音波内視鏡専用機
A) 前方直視型360°ラジアル電子走査超音波内視鏡先端部（FUJIFILM社, EG530-UR2）
B) 斜視型コンベックス超音波内視鏡先端部（FUJIFILM社, EG530-UT2）とEUS-FNA用穿刺針
（写真はFUJIFILM社より提供）

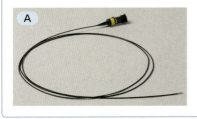 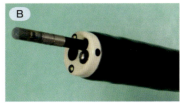

図2◆ 細径超音波プローブ
A) 20 MHz超音波プローブの全体像（FUJIFILM社, SP702）
B) 内視鏡の鉗子口を挿通した細径超音波プローブ（FUJIFILM社, SP702）
（写真はFUJIFILM社より提供）

施行できる. そのため通常の上部消化管内視鏡検査に引き続き, 内視鏡を変えることなくその場でEUSが行え, しかも直視下に走査できるため, 狭窄性病変から微小病変まで容易かつ安全に検査可能である[4]. しかし小病変の観察には優れているが, 大型の病変や広範な病変では, 超音波が減衰したり, 有効画角が狭いために診断が困難になることも少なくない. そのような場合は, 超音波内視鏡専用機に替え正確なEUS診断に努めることが大事である.

4 正常胃壁層構造

相部ら[5]が報告した5層構造（図3A）が基本的な構造となる. 管腔側から第1層の高エコー層と第2層の低エコー層が粘膜層（M層）, 第3層の高エコー層が粘膜下層（SM層）, 第4層の低エコー層が固有筋層（MP層）, 最外層の第5層の高エコー層が漿膜下層と漿膜（SS, S層）とされ, 組織学的に対応している. 周波数の高いプローブ（15, 20 MHz）を用いるとしばしば上記5層構造が9層構造（図3B）として描出される. 第2層と第3層の間に高エコー層が認めら

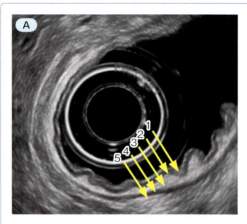
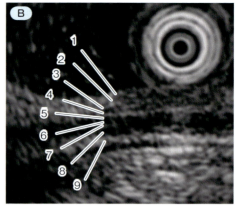

図3 ◆ 正常胃壁層構造
A）超音波内視鏡専用機（12 MHz）により描出された正常胃壁5層構造
  1：第1層, 2：第2層（1＋2, 粘膜層）, 3：第3層（粘膜下層）, 4：第4層（固有筋層）, 5：第5層（漿膜下層および漿膜）
B）細径超音波プローブ（15 MHz）により描出された正常胃壁9層構造
  1：第1層, 2：第2層, 3：第3層（1＋2＋3, 粘膜層）, 4：第4層（粘膜筋板）, 5：第5層（粘膜下層）, 6：第6層（固有筋層-内輪筋）, 7：第7層（固有筋層-筋層間境界エコー）, 8：第8層（固有筋層-外縦筋）, 9：第9層（漿膜下層および漿膜）

れ，これは粘膜層と粘膜筋板の境界エコーに相当し，その外側の低エコー層が組織学的な粘膜筋板（MM層）に対応する．また第4層内にも高エコー層を1層認めることがあり，それは筋層間の境界エコーと考えられている[6]．

検査方法

1 前処置

通常の上部消化管内視鏡検査と同様で，特別な前処置は不要である．

2 走査方法

目的病変を内視鏡にて観察した後に，管腔内の空気や残渣を十分に吸引し，脱気水を鉗子孔より病変が浸水するまで注入する．

a）超音波内視鏡専用機

前方直視型の場合は，水浸下に病変を確認後，スコープを少し進め（前方斜視の場合は不要），引き抜きながらスコープ操作を行い，病変と隣接正常胃壁の明瞭な5層構造が描出されるような超音波像を得るように調整する．

b）細径超音波プローブ

鉗子孔より細径超音波プローブを挿入し，内視鏡下に観察しながら病変に超音波ビームが直角にあたるよう超音波走査を行う．

> **MEMO**
> 細径プローブで有用な超音波像が得られない場合には，超音波内視鏡専用機に換え再検査する．

超音波内視鏡診断の基本とコツ

1 胃癌

a) 深達度診断

　胃癌に対するEUSの目的は，ESDなどの内視鏡治療から各種外科治療の治療法選択に必要な胃癌の病期診断，特に壁深達度診断とリンパ節転移診断である．癌は一般的にEUSで低エコー腫瘤として描出される．隣接正常胃壁5層構造と対比して低エコー腫瘤の最深部が第何層に及ぶかで深達度診断を行う（**コツ**参照）．すなわち，低エコー腫瘤が第2層までに限局するものをM癌（図4A），第3層内までに限局するものをSM癌（図4B），第4層に及ぶが第5層は保たれているものをMP癌，第5層を破り腫瘍エコー外側辺縁に凹凸を認めるものをSE癌（図4C），さらに隣接臓器が存在する場合に低エコー腫瘤と臓器との間の境界エコーが消失した場合をSI癌とする．報告されている胃癌の深達度正診率は63〜92％である[7]．深達度診断を誤診する主な原因は，overstagingが並存する潰瘍性変化（線維化など），understagingが腫瘍の微小浸潤と推定されている[7]．EUSはESDの適応決定に重要なM，SM癌の鑑別診断では深読み傾向がある．従来の判定法では第3層のわずかな低エコー化もSM癌と診断していたが，第3層表層1mm以深の低エコー化をSM癌と判定する新基準を採用するとM，SM癌の鑑別診断能が向上すると報告されている[1]．

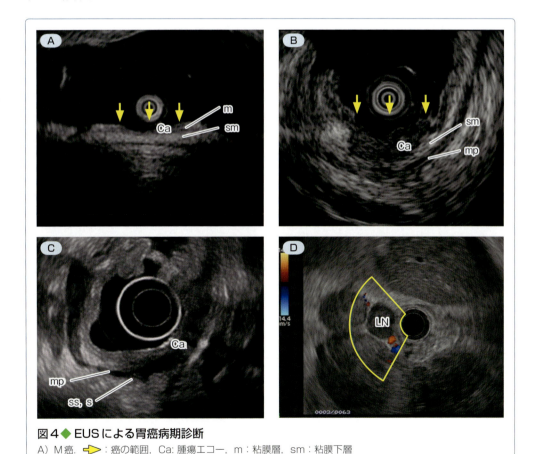

図4 ◆ EUSによる胃癌病期診断
A）M癌．⬇：癌の範囲，Ca：腫瘍エコー，m：粘膜層，sm：粘膜下層
B）SM癌．⬇：癌の範囲，Ca：腫瘍エコー，sm：粘膜下層，mp：固有筋層
C）SE癌．Ca：腫瘍エコー，mp：固有筋層，ss，s：漿膜下層および漿膜
D）胃周囲転移リンパ節（LN）

第3章 ● 術前内視鏡診断　171

> **コツ**
>
> 《鮮明な画像を得る工夫》
> ① 病変に直角に超音波ビームをあてる．
> ② 病変を焦点距離（専用機：20〜30 mm，細径プローブ：5〜10 mm）にてとらえる．
> ③ スキャン前に残渣を十分洗浄吸引し，脱気水を注入する．
> ④ 体位変換（病変部胃前庭部：腹臥位）により病変を水没させる．
> ⑤ 胃体部大彎の病変の描出は注入脱気水を増量しフィールドをできるだけつぶす．

b）リンパ節転移診断

リンパ節転移診断は壁外の血管を除外した円形〜類円形の低エコー領域（図4D，Pitfall参照）をすべて転移リンパ節と判定する方法や，描出リンパ節の大きさ（5 mm以上）や，形（類円形），内部エコー像（均一な低エコー），辺縁像（鮮明）などから転移陽性を判定する方法があるが，いまだ確立した診断基準はない（MEMO参照）．報告されているEUSのリンパ節転移診断能は，正診率65〜88％，感度17〜94％，特異度53〜97％である[7]．

 リンパ節と血管の区別は意外と難しい．プローブを前後に動かした際，円形構造物が画面上移動する場合は血管，画面からすぐ消える場合はリンパ節と判断する．カラードプラ機能付きのEUSでは血流の有無で両者を区別する（図4D）．

> **MEMO**
>
> EUSによる早期胃癌のリンパ節転移診断能はきわめて不良である．ESDなどの適応決定の際は，EUSのリンパ節所見よりも壁深達度所見を重視すべきである[7]．

2 胃粘膜下腫瘍（SMT）

粘膜下腫瘍は内視鏡画像による質的診断が困難であるうえ，内視鏡下生検を行っても診断できないことが多い．EUSは腫瘍の胃壁内での局在部位や内部性状を推測でき，質的診断がある程度可能である（図5）．またEUSは壁内腫瘍と壁外性圧排の鑑別も容易に行える．脂肪腫は第3層内の高エコー腫瘤（図6A），囊胞は第3層内の無エコー腫瘤（図6B），消化管間葉系腫瘍（gastrointestinal mesenchymal tumor：GIMT）つまりGIST（gastrointestinal stromal tumor），筋原性腫瘍や神経原性腫瘍は主として第4層と連続した低エコー充実性腫瘤（図6C），壁外性圧排は正常胃壁5層構造を保ったまま壁外の臓器や腫瘍により圧排された像（図6D）として描出されることが多い．

しかしEUSは，あくまでも画像診断であり，粘膜下腫瘍の組織診断をある程度予測できるモダリティにすぎない．EUS画像のみで，ほぼ診断可能な脂肪腫や囊胞と診断がつけば，特別な場合を除いて無治療で経過観察が可能である．しかしEUSにて低エコーの充実性腫瘤として描出された場合，悪性疾患（GIST，粘膜下腫瘍様胃癌，転移性胃腫瘍，悪性リンパ腫，カルチノイドなど）と良性疾患（迷入膵，平滑筋腫，神経鞘腫など）の可能性があり，その鑑別はEUS画像のみからでは不可能である[8]．また胃粘膜下腫瘍の中で頻度の高い潜在的悪性腫瘍であるGISTは，免疫組織学的診断名であり，EUS-FNAにより得られた組織検体を免疫組織化学的に検索し，c-kitまたはCD34陽性を証明してはじめて診断される（Point参照）．よって粘膜下腫瘍の良悪性診断及び治療方針決定には，胃癌診断における生検病理診断のように，EUS-FNAによる組織診断が不可欠である（図5，7，8）[2,8]．また粘膜下腫瘍で悪性を否定できない場合や，その症状などから治療が必要な際は，EUSにて病変が粘膜下層内に限局するものであれば内視鏡的切除（EMR，ESD），固有筋層との連続性があれば外科的切除，といったようにEUSはSMTの治療法選択にも有用な情報を与えてくれる．

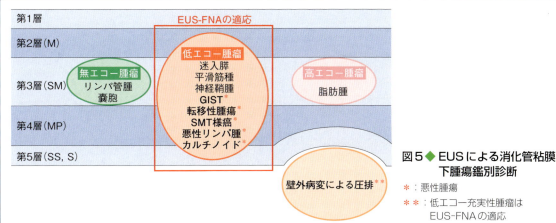

図5◆ EUSによる消化管粘膜下腫瘍鑑別診断

＊：悪性腫瘍
＊＊：低エコー充実性腫瘤はEUS-FNAの適応

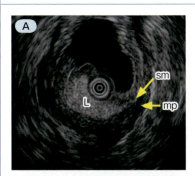
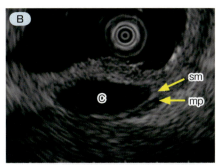
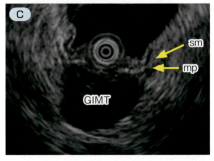
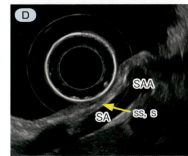

図6◆ 消化管粘膜下腫瘍のEUS像

A) 脂肪腫（L），sm：粘膜下層，mp：固有筋層
B) 嚢胞（C），sm：粘膜下層，mp：固有筋層
C) 消化管間葉系腫瘍（GIMT），sm：粘膜下層，mp：固有筋層
D) 脾動脈瘤による壁外性圧排，ss, s：漿膜下層および漿膜，SA：脾動脈，SAA：脾動脈瘤

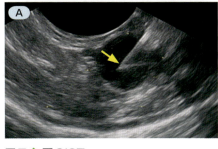
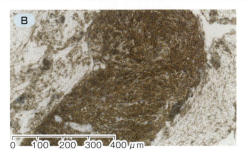

図7◆ 胃GIST

A) 10 mmの小型胃GISTに対するFNA時のEUS像，⇒：穿刺針先端
B) EUS-FNA標本免疫組織染色像．c-kit陽性の紡錘形腫瘍細胞を認める

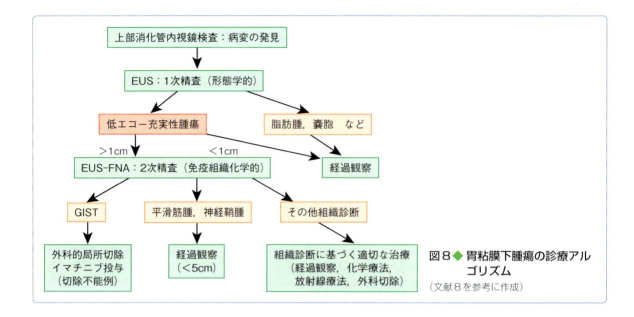

図8◆ 胃粘膜下腫瘍の診療アルゴリズム
(文献8を参考に作成)

> **Point**
> GISTは潜在的悪性腫瘍であり，2 cmを超える腫瘍は病理組織学的に悪性度が低くとも，転移の可能性がある．EUS-FNAにて早期診断し，早期外科的局所切除を行うことが本疾患の予後向上に重要である[2, 8]．

文献

1) 柳井秀雄，他：胃・十二指腸　2-超音波内視鏡．「消化器内視鏡ハンドブック」（日本消化器内視鏡学会／監，日本消化器内視鏡学会卒後教育委員会／編），pp237-243，日本メディカルセンター，2012
2) Akahoshi K, et al：Clinical Usefulness of Endoscopic Ultrasound-Guided Fine Needle Aspiration for Gastric Subepithelial Lesion Smaller than 2 cm. J Gastrointestin Liver Dis, 23：405-412, 2014
3) Akahoshi K, et al：Newly developed all in one EUS system: one cart system, forward-viewing optics type 360 degrees electronic radial array echoendoscope and oblique-viewing type convex array echoendoscope. Fukuoka Igaku Zasshi, 98：82-89, 2007
4) Akahoshi K：Instrumentation.「Practical Handbook of Endoscopic Ultrasonography」（Akahoshi K & Bapaye A, eds），pp3-10, Springer, 2012
5) 相部　剛：超音波内視鏡による消化管壁の層構造に関する基礎的，臨床的研究 1-胃壁の層構造について．Gastroenterol. Endosc, 26：1447-1464, 1984
6) Yanai H, et al：Endoscopic ultrasonography and endoscopy for staging depth of invasion in early gastric cancer: a pilot study. Gastrointest Endosc, 46：212-216, 1997
7) 赤星和也，他：EUSによる診断と治療―現状と将来展望 3-胃癌のEUS診断．臨床消化器内科，20：1507-1514, 2005
8) Akahoshi K & Oya M：Gastrointestinal stromal tumor of the stomach：How to manage? World J Gastrointest Endosc, 2：271-277, 2010

第4章 内視鏡治療の適応（EMRとESD）

1. 表在型食道癌

竹内　学，小林正明

　表在型食道癌に対する治療として内視鏡的切除術，3領域リンパ節郭清を伴う根治的外科的切除術，根治的化学放射線療法がある．しかし，外科的切除術は著しく侵襲が大きく，臓器欠損・術後合併症や在院死が問題であり，化学放射線療法は長期入院や放射線肺臓炎・胸水・心嚢水などの晩期障害が問題である．一方，内視鏡的切除術は患者に対する負担が最も少なく，臓器機能温存の点からも優れた治療法である．近年，食道においてもESDが確立した治療として保険収載され，全周性病変に対してもESDが積極的に行われつつある．しかしその適応はリンパ節転移の危険性が極めて低いことが原則である．本稿では扁平上皮癌とBarrett腺癌に分け，それぞれの表在型食道癌に対する内視鏡治療（EMRとESD）の適応を中心に述べる．

食道EMRとESD

1 EMR（endoscopic mucosal resection：内視鏡的粘膜切除術）

　EMR手技には，門馬らが早期胃癌のストリップバイオプシー法を食道に応用した2チャンネル法，幕内らが開発したEEMR-tube法・EEMR-tube4段法，井上らにより開発された透明キャップを用いたEMR-C法がある．これらは非常に簡便かつ安全な手技であり，短時間に施行できるため広く普及した一方で，把持鉗子や吸引による病変表面の挫滅や，スネアを用いるため切除面積が制限され分割切除となることがあり，切除標本の詳細な検討が困難なことや遺残・再発が多くなることが課題である．**食道EMRの一括完全切除率は23〜57％，EMR後の局所再発率は7.8〜20％**と報告されている[1,2]．

2 ESD（endoscopic submucosal dissection：内視鏡的粘膜下層剥離術）

　1990年代に開発された方法で，特に小山らにより開発されたHookナイフに代表される先端系デバイスが頻用されている．病変周囲の粘膜を切開，粘膜下層の線維を剥離して病変を一括切除する手技であり，現在ではFlexナイフ，ITナイフnano，Flushナイフ，ムコゼクトーム，さらにClutch CutterやSBナイフといったハサミ型ナイフなどさまざまなデバイスが開発され，使用されている．ESDは直視下手技のため側方および深部断端を確保した正確な一括切除と挫滅の少ないきれいな切除標本ができ，詳細な病理組織学的検索とそれに基づいた正確な追加治療是非の判断ができる．さらに**一括完全切除率は87.9〜97.4％，局所遺残再発率は0〜0.9％**と報告され，EMRに比べ治療成績は向上し，根治性は高い．一方，ESDは治療技術難易度が高く偶発症が問題とされてきたが，**穿孔率はESDで2.4％，EMRで1.7％**と有意差はなかったとされる[3]．

表在型食道扁平上皮癌の内視鏡治療適応

　表在型食道癌の内視鏡治療を行ううえで重要となるのは深達度,周在性,腫瘍数である.2007年の「食道癌診断・治療ガイドライン 第2版」では,内視鏡治療の絶対的適応は深達度T1a-EP・T1a-LPMで周在性2/3周以下とされており,内視鏡治療後の粘膜欠損が3/4周以上におよぶものあるいは深達度T1a-MM・T1b-SM1は相対的適応とされていた.しかし,2012年4月版の「食道癌診断・治療ガイドライン 第3版」では,周在性に関する規定は削除された[4].広範な病変の場合,術後狭窄は必発であり,くり返すバルーン拡張術は患者に負担を強いていたが,**ステロイド局注・内服治療による術後狭窄予防法**が進歩したため,周在性の制限が外された.当科では,このガイドライン以前より術前深達度T1a-EP・T1a-LPMと診断した全周性病変などの相対的適応病変に対しても積極的にESDを行ってきた.また術前深達度T1b-SM2病変においてはEUS(endoscopic ultrasonography)で深部断端が確実に切除可能と判断され,腫瘍径が小さくかつ臨床的にリンパ節転移を認めない病変に対しては,**オプション治療としてESD＋追加CRT(化学放射線療法)**を患者にインフォームドコンセント行ったうえ,施行してきた(図1).以下,具体的に深達度別に治療方針および治療のポイントを述べる.

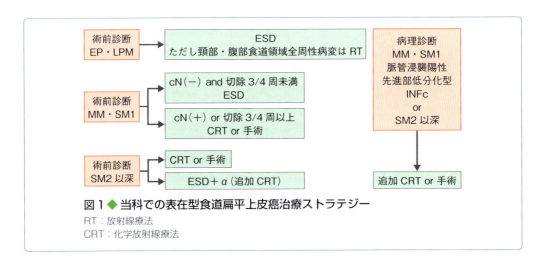

図1 ◆ 当科での表在型食道扁平上皮癌治療ストラテジー
RT:放射線療法
CRT:化学放射線療法

1 深達度T1a-EP・T1a-LPM

a)治療方針

　内視鏡的切除は局所治療のため,転移のない病変が原則対象となる.深達度T1a-EP・T1a-LPM癌にはほとんどリンパ節転移や遠隔転移がなく内視鏡治療の良い適応であり,根治できる.すなわちT1a-EP・T1a-LPM癌では内視鏡的切除後の局所遺残・再発の有無が予後を決定する重要な因子である.腫瘍径5〜10 mmまでの病変であれば,ほぼ確実にEMRで一括切除可能であるが,局在や線維化などにより一括切除ができない場合もあるため,当科では全例ESDを行っている.腫瘍径が大きいものはEMRでは多分割切除となり遺残・再発をきたすことが危惧される.遺残・再発病変の再EMR・ESDは線維化のため極めて困難であり,最初からESDによる一括完全切除が望ましい.しかし範囲誤診すればたとえESDでも遺残・再発をきたす可能性があるため,その対策としてヨード染色はくり返して行わず,ヨード染色後は最低1カ月間空けてから内視鏡治療を行う必要がある.これはヨード染色により表層が脱落した癌の表面を再生上皮が覆い,ヨードで染色されることを避けるためである.

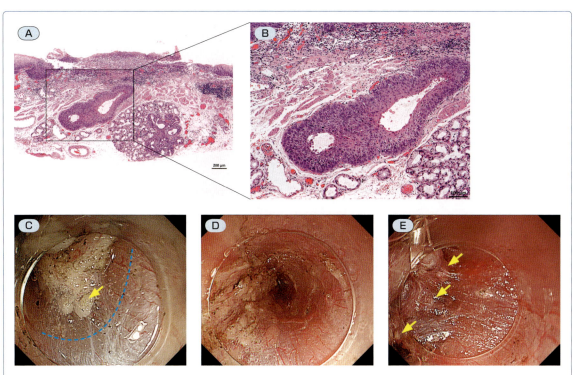

図2 ◆ 食道固有腺の確実な切除
A, B）癌の食道固有腺への導管進展組織像
C）⇨が食道固有腺．┅┅の層で剥離を行う
D）病変側に食道固有腺を付着させた剥離
E）糸付きクリップにより牽引を行うと適切な剥離が行える．⇨が食道固有腺

> **Point**（図2）
> T1a-EP・T1a-LPM癌でも浅い深度で粘膜下層剥離を行うと，食道固有腺に癌が導管内進展していた場合，癌を残存させ粘膜下腫瘍様の遺残・再発をきたす可能性があるため，固有腺を確実に切除することがポイントである．

b）術後狭窄の予防

　2007年のガイドラインで3/4周以上の切除病変が相対的適応と規定されていたのは術後狭窄が高率に生ずるからであり，狭窄は患者の経口摂取を著しく制限し，QOLの低下を招く．近年，術後狭窄に対しステロイド局注・内服の有用性が報告され，当科においてはESD後切除面への**トリアムシノロンアセトニド（ケナコルト-A®）局注療法**を開発した．これは，ESD当日にケナコルト-A® を50～100 mg，1カ所につき0.2 mLずつ浅い深度で局注する療法である（図3）．**切除面に深く局注を行うと，遅発性穿孔の危険**があるため注意が必要である．当科でのバルーン拡張術単独での成績では平均施行回数7.1回（1～20）であったが，切除長径や部位による拡張回数の違いは認めなかった．しかし，亜全周切除25病変の平均拡張回数は6.5回（1～20），全周切除3病変の平均拡張回数は12.3回（5～20）と全周切除例において拡張回数を多く要する傾向にあった（表1）．

　一方ステロイド局注を行った場合では，亜全周切除21病変と全周切除16病変で比較検討してみると平均局注回数はそれぞれ2.8回と3.5回であり，全周切除例でやや多い傾向にあった．ま

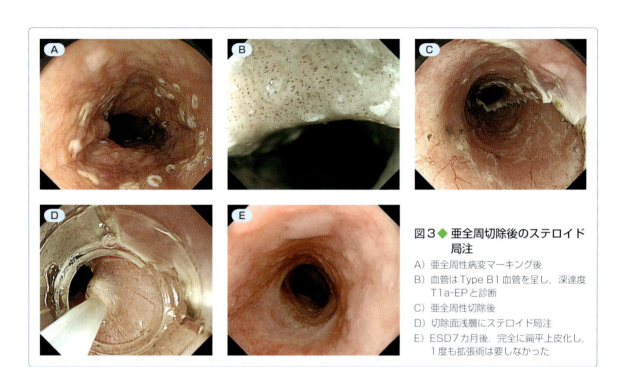

図3◆ 亜全周切除後のステロイド局注
A）亜全周性病変マーキング後
B）血管はType B1血管を呈し，深達度T1a-EPと診断
C）亜全周性切除後
D）切除面浅層にステロイド局注
E）ESD 7カ月後．完全に扁平上皮化し，1度も拡張術は要しなかった

表1◆ 術後狭窄に対するバルーン拡張術単独治療成績

	バルーン拡張術単独（28病変，27名）	
切除範囲	亜全周切除：25例	全周切除：3例
平均拡張回数*	6.5回（1〜20）	12.3回（5〜20）

＊（ ）内の数字は最小〜最大回数

表2◆ 術後狭窄に対するステロイド局注治療成績

	ステロイド局注（37病変，36名）	
切除範囲	亜全周切除：21例	全周切除：16例
平均局注回数*	2.8回（2〜4）	3.5回（2〜5）
平均拡張回数*	2.1回（0〜25）	7.5回（0〜28）
バルーン拡張不要例数	17例（81.0％）	6例（37.5％）

＊（ ）内の数字は最小〜最大回数

たこの亜全周切除例では追加バルーン拡張施行平均回数は2.1回とバルーン拡張単独群での回数に比べると有意（P＜0.001）に減らすことが可能であった．さらに21病変中17病変（81.0％）ではバルーン拡張は全く不要であった（表2）．

現在，JCOG（Japan Clinical Oncology Group）1217試験では，ステロイド局注療法と経口内服療法のランダム化前向き比較試験が進行中であり，その結果により今後の術後狭窄に対する指針が決められると思われる．また，培養自己口腔粘膜上皮細胞シート移植による再生医療やPGA（ポリグリコール酸）シート（ネオベール）の貼り付け，吸収ステント留置などが術後狭窄対策として報告されており，今後の多数例での成績が待たれる．

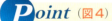**oint**（図4）
たとえステロイド局注を施行しても生理的狭窄部の頸部食道と腹部食道では難渋する症例を経験する．よって当科では図1に示したように特に頸部食道領域に跨る全周性の病変に対しては放射線治療などのESD以外の治療を行う方針としている．

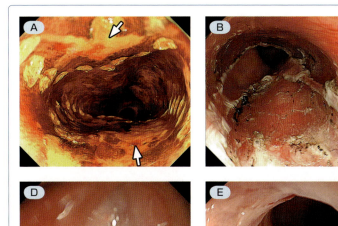
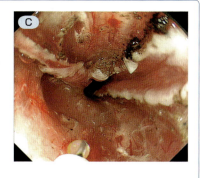
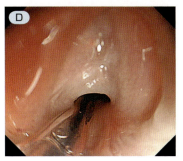
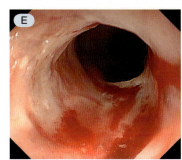

図4◆頸部食道癌ESD後の難治狭窄

A) 頸部食道前壁・後壁に2病変（⇨）認める
B) 2病変ESD後．残存する粘膜は幅の狭い2条のみ
C) 狭窄予防にステロイドを局注
D, E) 以後くり返し，ステロイド局注・拡張術を追加するも再狭窄をきたし，その都度拡張術を追加

2 深達度T1a-MM・T1b-SM1

　第46回食道色素研究会での小山らのアンケート集計によると深達度T1a-MMのリンパ節転移は9.3％，深達度T1b-SM1のリンパ節転移は19.3％で，他の報告でもほぼ10〜20％にリンパ節転移を認めるとされている．以前は外科手術が第1選択とされていたが，約80〜90％にリンパ節転移がなく，これらの癌のリンパ節転移危険因子が長径50 mm以上，肉眼型0-Ⅰ，0-Ⅲ，浸潤様式INFc，先進部組織型低分化型，脈管侵襲陽性であると判明したことより，画像上リンパ節転移を認めず，術前診断T1a-MM・T1b-SM1癌にはまず内視鏡治療を行い，切除後の病理組織診断をもとに追加治療を検討する傾向にある．よって「食道癌診断・治療ガイドライン」では相対的適応と位置づけられている．

　上述の長径50 mm以上の表層拡大型病変や肉眼型0-Ⅰ，0-Ⅲは術前に判別が可能であるため，原則外科手術あるいはCRTを考慮すべきである．腫瘍径が大きい病変や内視鏡的にT1b-SM2が疑われる肉眼型では，結果的に深達度がT1a-MM・T1b-SM1であっても粘膜筋板への浸潤範囲が広いことが多く，筋板上下のリンパ管網や血管網に接する部分が広くなるため，リンパ節転移が高くなる．しかしそれ以外の危険因子はすべて切除後病理組織診断にて判明することであり，そのためには一括完全切除を行い，詳細な組織診断が必要である．

　一方，3/4周以上の切除が予測されるときは原則内視鏡治療は行わず，外科手術ないしはCRTを推奨している（図1）．3/4周以上の切除では術後狭窄は必発であり，もし術後病理診断で追加治療が必要であると判明した場合，狭窄解除ができなければ，すぐに放射線治療に移行できない可能性がある．バルーン拡張術では狭窄部に裂創が生じるため，同時期の放射線照射や逆に放射線照射中の食道拡張術においては穿孔などの偶発症が懸念される．よって3/4周以上の切除が予想されるT1a-MM・T1b-SM1癌は追加治療時期が遅れる可能性があるため，内視鏡治療は基本的に適応から外している．

3 深達度T1b-SM2

　T1b-SM2癌はリンパ節転移が約40〜50％であるため，原則的に外科手術である．一方，根治的CRTはJCOGの臨床病期stage I（T1b，N0，M0）に対する第II相試験（JCOG9708）で90％以上の完全寛解率と80％前後の3年生存率が得られ，外科的切除に匹敵する成績であった．しかし約20％に局所再発が認められたことが課題である．

　また他臓器癌術後や呼吸器・循環器合併症のため外科手術や放射線治療が困難な症例がある．そのため画像上リンパ節転移が認められない場合は内視鏡治療を選択することも許容されると考える．ESDにて深部断端を確保し一括完全切除を行えば局所コントロールが可能である．局所コントロール可能であれば，放射線療法での原発巣ブースト照射線量が減少され，EMR/ESD＋α療法が放射線晩期毒性を軽減する可能性も報告されている[5]．

> **Point**
> 現在JOCG0508試験では内視鏡的切除が可能と思われる粘膜下層浸潤癌に対して，内視鏡的切除を先行し，病理組織診断の結果で予防的あるいは根治的CRTを行う第III相試験が行われており，その結果次第で粘膜下層浸潤癌に対する内視鏡的切除＋予防的CRTが選択オプションとして加わる可能性がある．

表在型食道扁平上皮癌の内視鏡治療適応オプション

■ CRT後遺残・再発（図5）

　CRT後の局所遺残・再発においては原則的にsalvage手術が考慮されるが，術後合併症が高く，患者QOLも著しく低下することが問題である．深達度が粘膜下層にとどまる遺残・再発に

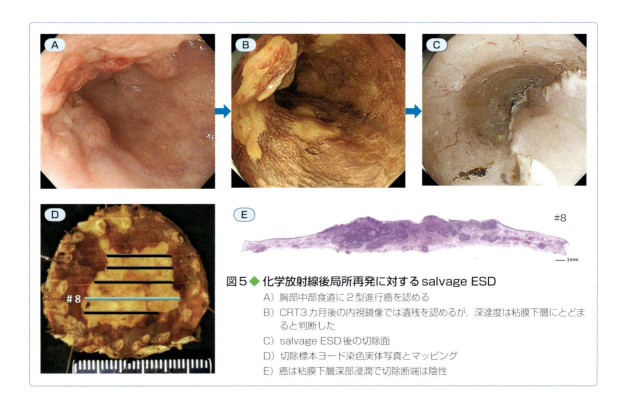

図5 ◆ 化学放射線後局所再発に対するsalvage ESD
A）胸部中部食道に2型進行癌を認める
B）CRT3カ月後の内視鏡像では遺残を認めるが，深達度は粘膜下層にとどまると判断した
C）salvage ESD後の切除面
D）切除標本ヨード染色実体写真とマッピング
E）癌は粘膜下層深部浸潤で切除断端は陰性

対してはsalvage EMRの有用性が報告されている．しかしEMRでは分割切除，深部断端陽性例が存在し，その後再々発が認められている．salvage内視鏡治療は非常に有用であるが，特に粘膜下層深部浸潤例に対するEMRでは，深部断端を確保した完全切除は難しいと考える．一方ESDでは，粘膜下層の腫瘍を視認し，その深層を確実に剥離することで一括完全切除が期待できる．当科では，EUSにて固有筋層が保たれ，腫瘍が完全に筋層に接していなければ，ESDの方針としている．また，19例の放射線治療後のsalvage ESDを行い，18例，94.7％において一括完全切除可能で，その3年生存率は74％であったことを報告している[6]．

表在型Barrett腺癌の内視鏡治療適応

Barrett腺癌に対するわが国での明確な指針はいまだ決まっていないが，扁平上皮癌と同様に「食道癌診断・治療ガイドライン」では深達度T1a-LPMまでが内視鏡治療の適応としている．欧米の報告ではHGD（high grade dysplasia）やIMC（intramucosal carcinoma）ではリンパ節転移の頻度は1％以下であり，内視鏡治療のよい適応としており，さらに粘膜下層浸潤200μm未満であるSM1もリンパ節転移の頻度が低いとの報告より内視鏡治療の適応となる可能性があるとしている[7]．また別のレビューではBarrett腺癌やHGDの外科的切除例での検討で，IMCのリンパ節転移は1.9％，HGDは0％と報告し，これらは術死亡率より低いことから内視鏡的切除の適応になりうるとしている[8]．わが国においては，西らが症例報告されたBarrett腺癌701例の検討を行い，粘膜内癌では1％にのみリンパ節転移を認めたことより，Barrett食道粘膜内癌は，リンパ節転移が極めて少なく，脈管侵襲の頻度も低いため，内視鏡治療の絶対適応であるとしている[9]．

粘膜内にとどまるBarrett腺癌に対しては，低侵襲な内視鏡治療として，EMRやESDに代表される内視鏡的切除術，RFA（radiofrequency ablation），PDT（photodynamic therapy），APC（argon plasma coagulation）などの内視鏡的焼灼術が行われているのが現状である．欧米では粘膜内癌をEMRし，引き続き残存する腫瘍と背景のBarrett食道に対しRFAを併用する方法の安全性や有用性が報告されている．しかし，この焼灼療法は深部にBarrett腺を残存させ，Barrett上皮の再形成や癌化の問題をもつ．Barrett腺の残存はPDTやAPCでは約20％，RFAは約10％とされており，粘膜深層までの焼灼が必要である．わが国では病理組織学的検討の重要性からESDが積極的に行われているのが現状である．

oint

わが国での表在型Barrett腺癌のリンパ節転移に関する詳細なデータはなく，現段階では欧米の報告を参考に内視鏡治療適応を決めているのが現状である．しかし，組織型や深達度亜分類，潰瘍瘢痕の有無などの詳細な検討もすべきであり，今後は多施設で詳細な病理診断を基にした内視鏡治療基準を検討する必要がある．

おわりに

治療決定に際し，患者の全身状態，合併症，重複癌の有無，本人の希望を考慮することが重要であり，個々の患者にあった適切な治療を行うべきである．根治的CRTや根治的外科手術は過大な侵襲を伴うため，われわれに必要なことは，低侵襲治療の内視鏡的切除で根治できる早期の段階で発見，診断することである．

文 献

1) Nomura T, et al：Recurrence after endoscopic mucosal resection for superficial esophageal cancer. Endoscopy, 32：277-280, 2000
2) Takeo Y, et al：Endoscopic mucosal resection for early esophageal cancer and esophageal dysplasia. Hepatogastroenterology, 48：453-457, 2001
3) Takahashi H, et al：Endoscopic submucosal dissection is superior to conventional endoscopic resection as a curative treatment for early squamous cell carcinoma of the esophagus（with video）. Gastrointest Endosc, 72：255-264, 264.e1-2, 2010
4) 「食道癌診断・治療ガイドライン 第3版」（日本食道学会／編），金原出版，2012
5) Kawaguchi G, et al：The effectiveness of endoscopic submucosal dissection followed by chemoradiotherapy for superficial esophageal cancer. Radiation Oncology, 10：31, 2015 [Epub ahead of print]
6) Takeuchi M, et al：Salvage endoscopic submucosal dissection in patients with local failure after chemoradiotherapy for esophageal squamous cell carcinoma. Scand J Gastroenterol, 48：1095-1101, 2013
7) Ortiz-Fernández-Sordo J, et al：Endoscopic resection techniques and ablative therapies for Barrett's neoplasia. World J Gastrointest Endosc, 3：171-182, 2011
8) Dunbar KB & Spechler SJ：The risk of lymph-node metastases in patients with high-grade dysplasia or intramucosal carcinoma in Barrett's esophagus: a systematic review. Am J Gastroenterol, 107：850-62; quiz 863, 2012
9) 西 隆之, 他：Barrett腺癌の臨床病理学的検討―当科45例と本邦報告656例の検討―．消化器内視鏡，21：1199-1206, 2009

第4章 内視鏡治療の適応（EMRとESD）

2. 早期胃癌

吉田将雄，小野裕之

早期胃癌に対する内視鏡的切除は，外科手術と比較して，低侵襲な治療法として広く普及しているが，適応の適切な判断が重要である．本稿では内視鏡的切除の適応の基本的な考え方を確認し，現在のガイドラインにおける内視鏡的切除の適応と根治性の評価，さらに今後の課題について述べる．

適応の基本的な考え方

『胃癌治療ガイドライン』[1]では，内視鏡的切除の適応の原則を「リンパ節転移の可能性が極めて低い病変であること（理論的条件）」，「腫瘍が一括切除できる大きさと部位にあること（技術的条件）」としている（表1）．

表1 ◆ 適応の原則

理論的条件	リンパ節転移の可能性がきわめて低いこと
技術的条件	腫瘍が一括切除できる大きさと部位にあること

1 理論的条件

早期胃癌外科手術例の他病死を除いた5年生存割合が，pT1aで99.3％，pT1bで96.7％と報告されていることから[2]，予想されるリンパ節転移率の95％信頼区間の上限がcT1aでは約1％以下，cT1bでは約3％以下の病変に限定することができれば，リンパ節郭清を伴わない局所療法である内視鏡的切除でも，理論的には外科手術と同等の治療成績を期待できる．早期胃癌に対する外科手術症例の多数例の詳細な検討[3,4]から，①分化型（tub1, tub2, pap），pT1a, UL（−），②分化型，pT1a, UL（＋），3 cm以下，③未分化型（por1, por2, sig, muc），pT1a, UL（−），2 cm以下，④分化型，pT1b，3 cm以下（いずれも脈管侵襲陰性），の条件を満たせば，予想されるリンパ節転移率の95％信頼区間の上限が上記の値を下回ることが示され，内視鏡的切除後に経過観察が可能な病変が具体化された（表2）．

表2 ◆ 外科切除例からみた早期胃癌のリンパ節転移リスク（ly0, v0の場合）

深達度	潰瘍	分化型		未分化型	
		≦2 cm	>2 cm	≦2 cm	>2 cm
M	UL(−)	0％（0/437） 0〜0.7％	0％（0/493） 0〜0.6％	0％（0/310） 0〜0.96％	2.8％（6/214） 1.0〜6.0％
		≦3 cm	>3 cm	≦2 cm	>2 cm
	UL(＋)	0％（0/488） 0〜0.6％	3.0％（7/230） 1.2〜6.2％	2.9％（8/271） 1.2〜5.7％	5.9％（44/743） 4.3〜7.9％
SM1		≦3 cm	>3 cm		
		0％（0/145） 0〜2.6％	2.6％（2/78） 0.3〜9.0％	10.6％（9/85） 5.0〜19.2％	

上段：リンパ節転移率，下段：95％信頼区間

Pitfall 生命予後に関して，適応拡大病変に対するESDが標準治療である外科切除と同等もしくはそれ以上であるという十分なエビデンスは現在のところなく，臨床研究と位置づけられていることを再認識する必要がある．理論的条件で示した①②③を対象とした前向き試験である，JCOG0508，JCOG1009/1010が現在進行中である．その結果に期待されたい．

2 技術的条件

　術前に深達度やリンパ節転移の危険因子を正確に評価することは困難であるため，切除後の検体にて組織型・腫瘍径・深達度・脈管侵襲・切除断端を組織学的に評価する必要がある．さらに，不完全切除では局所再発率が高く[5]，外科手術と同等の治療成績は期待できない可能性があることから，病変の大きさ，部位，瘢痕などの病変の性状・使用可能な道具・術者の技量などを加味したうえで安全に一括切除が可能であることを技術的条件としている．すなわち，理論的条件を満たす病変であっても，各施設，各施行医の技量に応じて内視鏡的切除の適応を決定する必要がある．

ガイドラインにおける内視鏡的切除の適応病変

1 絶対適応病変

　『胃癌治療ガイドライン』ではリンパ節転移の可能性が低く，EMRでも一括切除が可能な病変を絶対適応病変と定義し，日常診療として内視鏡的切除（EMR・ESD）が推奨される病変として位置づけている．**分化型（tub1，tub2，pap），cT1a，UL（−），2cm以下の病変が相当する**（表3）．

2 適応拡大病変

　ESDであれば部位・大きさに関係なく一括切除することが可能であることから，前述のリンパ節転移の検討から導き出された病変へと内視鏡的切除の適応が広がった．**①分化型，cT1a，UL（−），2cmを超えるもの，②分化型，cT1a，UL（＋），3cm以下のもの，③未分化型（por1，por2，sig），cT1a，UL（−），2cm以下のものが相当する**（表3）．なお，分化型で3cm以下のSM浅層浸潤癌（SM1）は，理論的条件を満たすが，SM癌の正診率は6割程度と低く，治療前にSM1を診断することは困難であるため，現行の『胃癌治療ガイドライン 第4版』では，治療前の適応拡大病変としての記載はない．診断的意味合いで内視鏡的切除を施行する，という考え方が現状では望ましい[6]．

表3◆ 内視鏡的切除の適応病変

絶対適応	分化型（tub1，tub2，pap），cT1a，UL（−），2cm以下
適応拡大病変	分化型，cT1a，UL（−），2cmを超える 分化型，cT1a，UL（＋），3cm以下 未分化型（por1，por2，sig），cT1a，UL（−），2cm以下

根治性の評価

内視鏡的切除の根治性は「局所の完全切除」と「リンパ節転移の可能性」という要素によって決定される．すなわち，病変が断端陰性で切除され，前述の理論的条件を満たすことを組織学的に確認する必要がある．『胃癌治療ガイドライン』では治癒切除と適応拡大治癒切除に分けて記載されている（表4）．

表4 ◆ 根治性の評価
〔腫瘍が一括切除され，HM0，VM0，ly（−），v（−）である場合〕

治癒切除	2 cm以下のUL（−）の分化型（tub1，tub2，pap）pT1a，
適応拡大治癒切除	2 cmを超えるUL（−）の分化型pT1a[※1] 3 cm以下のUL（+）の分化型pT1a 2 cm以下のUL（−）の未分化型（por1，por2，sig）pT1a 3 cm以下の分化型pT1b（SM1，粘膜筋板から500 μm）[※2]

※1 未分化成分の長径和が2 cmを超えるものは非治癒切除
※2 浸潤部に未分化成分があるものは非治癒切除

1 治癒切除

腫瘍が一括切除され，2 cm以下の分化型（tub1，tub2，pap）pT1a，UL（−），HM0，VM0，ly（−），v（−），のすべてを満たす場合には治癒切除と判定される．

2 適応拡大治癒切除

腫瘍が一括切除され，①2 cmを超えるUL（−）の分化型pT1a，②3 cm以下のUL（+）の分化型pT1a，③2 cm以下のUL（−）の未分化型（por1，por2，sig）pT1a，④3 cm以下の分化型pT1b（SM1，粘膜筋板から500 μm），のいずれかであり，かつHM0，VM0，ly（−），v（−）の場合に適応拡大治癒切除と判定される．

現行の『胃癌治療ガイドライン 第4版』では，上記②で未分化成分を有するものであっても，リンパ節転移のリスクが低いという報告から[7]，適応拡大治癒切除に含まれることとなった．

ただし，組織混在例に関するエビデンスはいまだ十分ではなく，上記①で未分化成分の長径和が2 cmを超えるもの，④で浸潤部に未分化成分があるものは非治癒切除と判定される．

3 非治癒切除

治癒切除・適応拡大治癒切除の条件にひとつでも当てはまらない場合には，非治癒切除と判定される．

なお，『胃癌治療ガイドライン 第3版』ではmucも未分化型に含まれていたが，mucは分化型，未分化型いずれかに分類される組織型ではないため，現行の第4版では未分化型には含めていない．しかし，悪性度に関するエビデンスが不明であるため，SM浸潤部にmucの成分を有する例に関しては，分化型・未分化型どちらの由来にかかわらず，非治癒切除として扱うことになっている．

ESDにおける今後の課題

ESDは完成度が高く，理論的には病変の大きさ，位置に関係なく切除ができる治療法であるが，世界的に見れば一部の地域でのみ行われている特殊な治療法である．ESDがさらに普及するためには，ESD手技自体の易化，教育システムの構築などが必要である．また，高齢化社会に伴い，高齢者に対する内視鏡的切除を行う機会が増えているが，内視鏡治療を行う意義，さらには非治癒切除時の追加外科切除の意義など解決しなくてはならない課題も多く，質の高いエビデンスが求められている．

最後に

ESDが登場してから早期胃癌に対する消化器内科医の立場は診断と治療の両方を行うものに変わったが，内視鏡治療の根幹にあるものは術前の内視鏡診断であり，診断精度が低ければ，治療成績も当然悪くなる．術前に十分な検討を行わず，切除検体にて診断をつけるという姿勢は不要な内視鏡的切除を増やし，ひいてはわが国の高い診断能力を下げてしまう危険さえある．諸先輩方が築き上げてきた診断体系をもう一度見直し，術前診断と切除検体の対比を積み重ね，それを術前診断にフィードバックする姿勢によってのみ，ESDの治療成績は改善される．

Point
ESDの適応を考えるときには，理論的条件と技術的条件の両方を満たすかを検討する必要がある．理論的条件に合致していても，技術的に切除困難な場合には，他施設にコンサルトする，あるいは外科切除も検討するなど，症例ごとの対応が必要である．

文　献

1) 「胃癌治療ガイドライン 医師用 第4版」（日本胃癌学会／編），金原出版，2014
2) 笹子三津留，他：早期胃癌の予後．胃と腸，28：139-146，1993
3) Gotoda T, et al：Incidence of lymph node metastasis from early gastric cancer: estimation with a large number of cases at two large centers. Gastric Cancer, 3：219-225, 2000
4) Hirasawa T, et al：Incidence of lymph node metastasis and the feasibility of endoscopic resection for undifferentiated-type early gastric cancer. Gastric Cancer, 12：148-152, 2009
5) Tanabe S, et al：Clinical outcome of endoscopic aspiration mucosectomy for early stage gastric cancer. Gastrointest Endosc, 56：708-713, 2002
6) 小野裕之，他：胃癌に対するESD/EMRガイドライン．日本消化器内視鏡学会雑誌，56：310-323，2014
7) 滝沢耕平，他：組織混在パターン別粘膜内胃癌の臨床病理学的特徴 早期胃癌外科切除例からの検討および多施設調査結果．胃と腸，48：1567-79，2013

3. 十二指腸腫瘍

港 洋平, 大圃 研

十二指腸の腫瘍性病変の発生頻度は低く, 生物学的悪性度や予後, 治療の適応などについて明確な知見はいまだ乏しい. EMRやESDなどの内視鏡治療に関しては, その難易度や合併症発生率の高さから, 十二指腸腫瘍への適応の是非が議論されている. 本稿では十二指腸腫瘍に対する治療の現況について述べる.

はじめに

原発性十二指腸腫瘍（乳頭部位以外）の剖検例における発生頻度は0.02〜0.5％程度で, 原発性十二指腸癌も, 消化管悪性腫瘍の0.5％程度と報告されており, 十二指腸の腫瘍性病変の発生頻度は低い[1]. そのために生物学的悪性度や予後, 治療の適応などについて明確な知見はいまだ乏しく, 治療適応についても定まっていないのが現状である. 内視鏡治療に関しては, 1992年に最初のEMRが行われており, またESDは2006年に早期胃癌に対するESDと同時期に保険収載されている. しかし, 高難度の手技であること, 術中穿孔, 遅発性穿孔, 後出血などが多いことから, 一部の施設のみで行われているのが現状であり, その有用性や安全性に関して議論がなされている.

また最近では, 胃のLECS (laparoscopy and endoscopy cooperative surgery：腹腔鏡・内視鏡合同手術) の技術が十二指腸においても応用が可能と考えられ, いくつかの施設では十二指腸LECSを導入している.

以下では乳頭部を除く十二指腸腫瘍に対する内視鏡治療の適応と実際の治療手技の解説に加え, 十二指腸LECSについても併せて解説する.

術前診断

十二指腸の腺腫は典型的には境界明瞭な白色調の隆起として観察され, 腫瘍径が大きくなるにつれ癌と診断される確率が高くなる. また, 肉眼型や色調（発赤）が腺腫と癌の鑑別点としてあげられるとの報告もあるが, 腺腫と癌の内視鏡での鑑別はいまだ明らかになっておらず, NBI診断も確立していない. しかし, 郷田らの行った国内多施設アンケート調査では[2], 内視鏡診断が生検組織診断より正診率が高かったとの報告もされており, 十二指腸においては生検組織診断がgold standardとならない可能性も念頭に置く必要がある. また生検は, 粘膜下層に線維化をきたし, 内視鏡的切除が困難となることが少なからずある.

以上から十二指腸病変における術前の内視鏡診断の重要性は非常に高く, 内視鏡における診断基準の確立が急務と考えられる. NBI拡大内視鏡の解析や高い拡大倍率を要するendocytoscopyやconfocal laser endomicroscopy（CLE）などの顕微内視鏡の有用性についても期待したい.

治療法の選択

　十二指腸腫瘍に対する内視鏡治療の適応は，上皮性腫瘍では術前診断で粘膜内までの病変と考えられ，リンパ節転移のない病変である．EMRの適応は10 mm以内の病変とする意見が多い．それ以上の病変においては分割切除となる可能性が高くなり，正確な組織学的評価が困難になるからである．ESDに関しては，現時点で適応は定まっていないが，10 mm以上の病変，小さい病変でも線維化を伴う病変などが適応と考える．しかし，比較的高い偶発症を考慮する必要があり，偶発症に対応できる施設においてのみ行うべきである．LECSによる全層切除術は，潰瘍底を縫縮するため，後出血や穿孔が高確率で回避できることから新たな治療の選択肢の1つとなりうると考えられる．以下では，各々の治療法の実際について解説する．

1 EMR

　十二指腸ではEMRとESDどちらを選択すべきかについてのコンセンサスはいまだ確立されていない．より確実な一括切除にはESDが選択されることも多く，EMRは，病変サイズが小さい隆起性の病変が対象となる．先端透明キャップを用いた粘膜吸引切除法（EMR-C：endoscopic mucosal resection with using a cap）を用いて行う場合もある（症例1）．

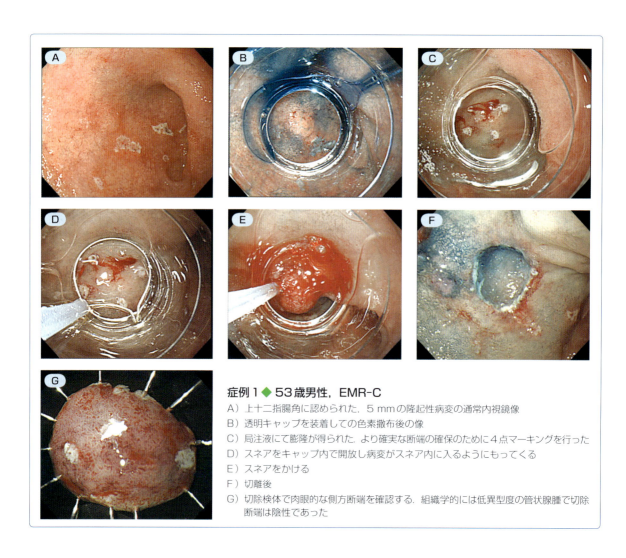

症例1 ◆ 53歳男性，EMR-C
A）上十二指腸角に認められた，5 mmの隆起性病変の通常内視鏡像
B）透明キャップを装着しての色素撒布後の像
C）局注液にて膨隆が得られ，より確実な断端の確保のために4点マーキングを行った
D）スネアをキャップ内で開放し病変がスネア内に入るようにもってくる
E）スネアをかける
F）切離後
G）切除検体で肉眼的な側方断端を確認する．組織学的には低異型度の管状腺腫で切除断端は陰性であった

> **Pitfall** キャップ法では，キャップの口径が大きくなるほど吸引できる深部距離は長くなるが，十二指腸では穿孔のリスクがあるために十分に注意して行う必要がある．

2 ESD

EMRと比べてより確実な一括切除が期待されるが，穿孔率が高いことが問題とされる．偶発症対策として，NGチューブの留置，潰瘍底の縫縮，膵酵素阻害薬投与などが報告されているが，有効性は明確ではない（症例2, 3）．最近では，潰瘍底に対してネオベール（シートタイプ）とフィブリン接着剤を用いた粘膜欠損被覆法の有効性が議論されており，遅発性穿孔の予防につながる可能性がある．しかしネオベールの切片を上手くdeliveryすることや潰瘍底に貼付・接着させることに熟練を要することが問題点としてあげられ，さらなる検討が望まれる．

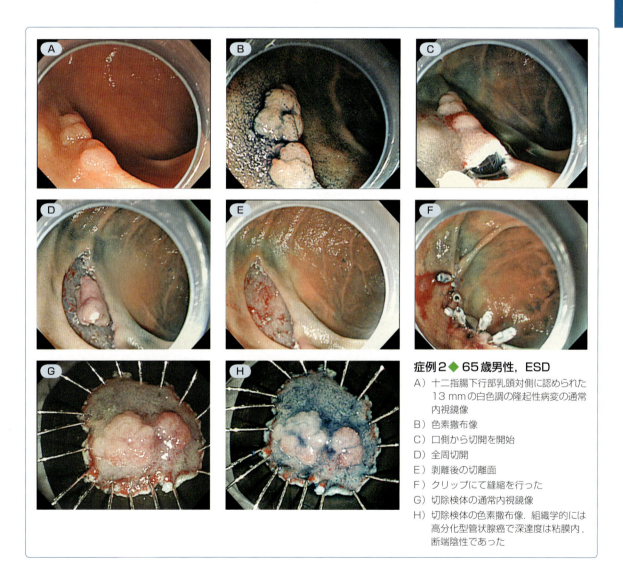

症例2 ◆ 65歳男性，ESD
A）十二指腸下行部乳頭対側に認められた13 mmの白色調の隆起性病変の通常内視鏡像
B）色素撒布像
C）口側から切開を開始
D）全周切開
E）剥離後の切離面
F）クリップにて縫縮を行った
G）切除検体の通常内視鏡像
H）切除検体の色素撒布像．組織学的には高分化型管状腺癌で深達度は粘膜内，断端陰性であった

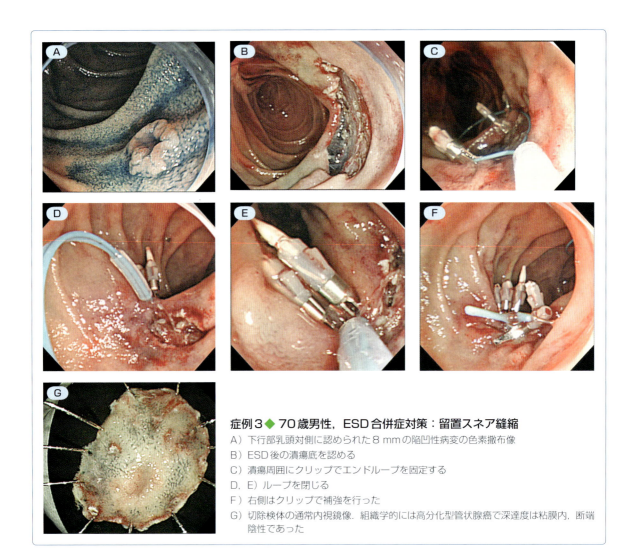

症例3 ◆ 70歳男性，ESD合併症対策：留置スネア縫縮
A）下行部乳頭対側に認められた8 mmの陥凹性病変の色素撒布像
B）ESD後の潰瘍底を認める
C）潰瘍周囲にクリップでエンドループを固定する
D，E）ループを閉じる
F）右側はクリップで補強を行った
G）切除検体の通常内視鏡像．組織学的には高分化型管状腺癌で深達度は粘膜内，断端陰性であった

十二指腸ESD後の遅発性穿孔は胃ESDに比べて高く，特に下行部以深は7.2％と非常に高い[3]．技術の習熟により今後穿孔率はある程度下がると思われるが，偶発症対策が確立されるまでは内視鏡治療は専門施設においてのみ行うべきと考える．

胃のESDにおいては潰瘍底の露出血管に対する凝固止血は後出血予防に有用とされるが，壁の薄い十二指腸においては，過度な凝固処置は致命的なダメージを与え，穿孔を誘発する可能性があり凝固による止血処置は最小限にとどめるべきである．

3 外科手術

永谷らによると早期十二指腸癌のうち，粘膜内癌ではリンパ節転移が1例もなく，粘膜下層癌では5％にリンパ節転移が認められたとの報告がある．上皮性腫瘍でSM以深への浸潤癌に関してはリンパ節郭清が望ましく，標準術式として膵頭十二指腸切除術（pancreatico-duodenectomy：PD）が一般的である[4]．また，十二指腸神経内分泌腫瘍（neuroendocrine tumor：NET）

の治療戦略に関しては議論も多く，10 mm 以上の病変であればリンパ節転移が比較的高率にみられるとの報告[5]や，10 mm 未満でも SM 病変であればリンパ節転移が9.8％という報告[6]もある．以上から標準治療として PD を行う施設も多いが，侵襲を減らすべく，リンパ節の術中迅速病理診断でリンパ節転移の陰性を確認したのちに局所切除を行うといった取り組みも報告されている．

4 LECS

十二指腸において，内視鏡治療は上記のように技術的に困難であり，偶発症が高いといった問題点が解決されていない．また一方外科手術は，腫瘍部位の同定が困難で，局所切除が部位によっては難しいといった問題点がある．そこで，胃粘膜下腫瘍（submucosal tumor：SMT）に対する LECS を応用した，十二指腸 LECS の報告が散見されるようになってきている[7]（症例4）．ただし腹腔内への腫瘍の曝露の問題など解決すべき問題点も存在する．

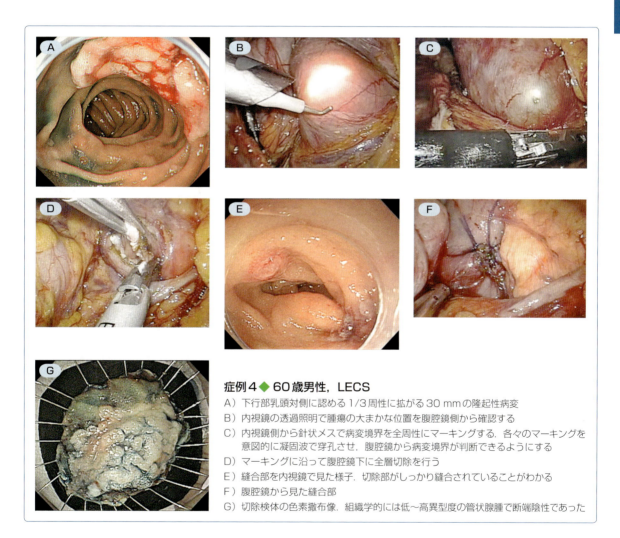

症例4◆60歳男性，LECS
A）下行部乳頭対側に認める1/3周性に拡がる30 mm の隆起性病変
B）内視鏡の透過照明で腫瘍の大まかな位置を腹腔鏡側から確認する
C）内視鏡側から針状メスで病変境界を全周性にマーキングする．各々のマーキングを意図的に凝固波で穿孔させ，腹腔鏡から病変境界が判断できるようにする
D）マーキングに沿って腹腔鏡下に全層切除を行う
E）縫合部を内視鏡で見た様子．切除部がしっかり縫合されていることがわかる
F）腹腔鏡から見た縫合部
G）切除検体の色素撒布像．組織学的には低〜高異型度の管状腺腫で断端陰性であった

5 経過観察

　治療の適応は，悪性度と治療の侵襲性を加味する必要があるが，十二指腸癌については稀な疾患であり現時点では悪性度は不明で，粘膜内癌や粘膜下層癌の転移リスクも明らかでない．また，腺腫に関してはどこまでを治療の適応とするかのエビデンスがないのが現状である．十二指腸は治療の侵襲性が高い臓器であり，患者の年齢や合併症により経過観察も含めて慎重に治療選択をすべきである．

文　献

1) Cortese AF & Cornell GN：Carcinoma of the duodenum. Cancer, 29：1010-1015, 1972
2) Goda K, et al：Endoscopic diagnosis of superficial non-ampullary duodenal epithelial tumors in Japan: Multicenter case series. Dig Endosc, 26 Suppl 2：23-29, 2014
3) 小野裕之：十二指腸における非乳頭部腫瘍に対するEMR, ESDの現状と問題点．胃と腸, 46：1669-1677, 2011
4) Nagatani K：Indication for endoscopic treatment of early duodenal cancer. Endosc Digest, 7：969-976, 1993
5) Burke AP, et al：Carcinoid tumors of the duodenum. A clinicopathologic study of 99 cases. Arch Pathol Lab Med, 114：700-704, 1990
6) Soga J：Carcinoid tumors: A statistical analysis of a Japanese series of 3,126 reported and 1,180 autopsy cases. Acta Med Bio, 42：87-102, 1994
7) Ohata K, et al：Feasibility of endoscopy-assisted laparoscopic full-thickness resection for superficial duodenal neoplasms. ScientificWorldJournal, 2014：239627, 2014

第5章 Case Study：Q & A

A. 咽頭

1. 鑑別診断 Case ①

川久保博文

【患　者】50歳代，女性
【主　訴】咽頭痛
【現病歴】5月より咽頭痛あり，約1ヶ月後に当院耳鼻科を受診した．
【既往歴】虫垂炎
【家族歴】特記すべきことなし
【飲酒歴】ウイスキー 0.5 ボトル / 日
【喫煙歴】20本 / 日× 35 年

1．質的診断は？（図1）
2．鑑別診断は？（図1）

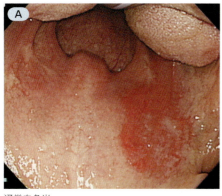
A 通常白色光

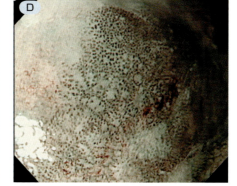
B NBI観察

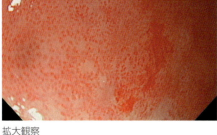
C 拡大観察

D NBI拡大観察

図1 ◆ 上部消化管内視鏡所見

解 説

● 上部消化管内視鏡所見

中咽頭軟口蓋左側に平坦な発赤を認める．境界は明瞭で領域性をもっている（図1A）．narrow band imaging（NBI）観察では同部位はbrownish areaとして認識できる（図1B）．拡大内視鏡検査では発赤部に一致して拡張，腫大した血管増生を認める（図1C）．拡大NBI観察では，拡張，腫大した異型血管の増生を認め，配列の乱れや口径不同，形状不均一が目立つ（図1D）．境界が明瞭で，病変部は異型血管が増生しているため中咽頭癌と診断できる．凹凸のない平坦な病変のことから0-Ⅱbで深達度は上皮内癌（EP）と考えられた．

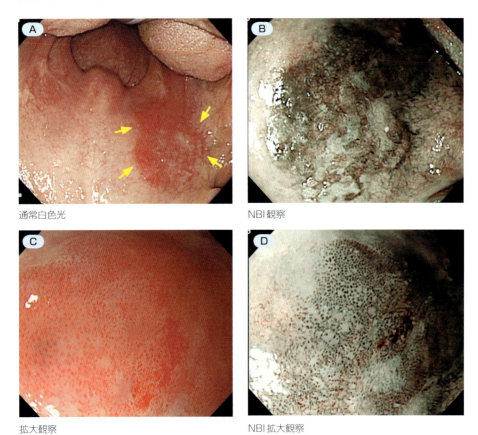

通常白色光 / NBI観察 / 拡大観察 / NBI拡大観察

図1 ◆ 再掲

● 全身麻酔下精査

全身麻酔下に精査を施行した．病変内の拡大NBI観察（図2A）では拡張，腫大した異型血管が密に増生し，配列の乱れや口径不同，形状不均一を認める．食道学会分類のType B1血管が主体である（図2B，C）．また，一部にsmall avascular area（AVA）を認める（図2D）．深達度は上皮下浸潤癌（SEP）と考えられた．ヨード染色を施行すると病変は境界明瞭なヨード不染帯として認識された（図3）．

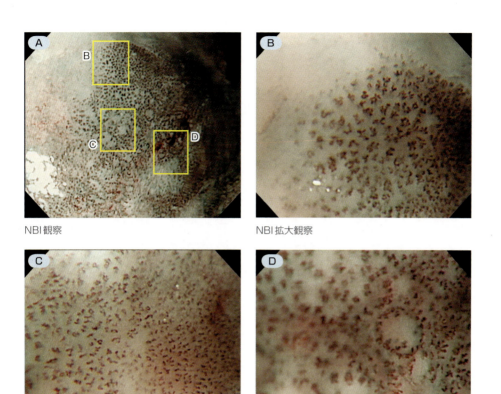

NBI観察　　　　　　　　　　　　　　NBI拡大観察

NBI拡大観察　　　　　　　　　　　　NBI拡大観察

図2◆ 全身麻酔下精査

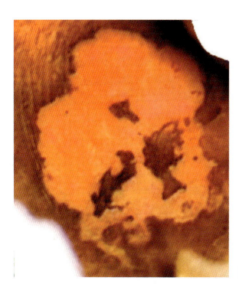

図3◆ ヨード染色

● 切除標本

中咽頭軟口蓋に存在する表在癌0-Ⅱbの診断でマイクロ下粘膜切除を施行した．病変は一括完全切除され，切除径は28×23 mm，病変径は26×21 mmであった（図4）．

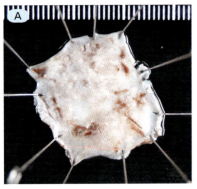
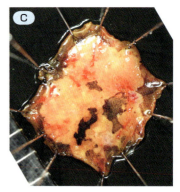

固定切除標本　　　　　新鮮切除標本　　　　　新鮮切除標本（ヨード染色）

図4◆切除標本

● 切除病理組織学所見

NBI拡大観察所見と病理組織学所見を対比した（図5B，C，D）．腫瘍のほとんどは粘膜上皮にとどまっている（図5B）が，一部で下方増殖を認めた（図5C）．腫瘍の先進部が基底膜の想定線より下方に認められた．特にAVA-smallの部位は腫大した癌胞巣の下方増殖を認めた（図5D）．深達度は上皮下浸潤（sep）と考えられる．リンパ管侵襲，静脈侵襲は認めなかった．squamous cell carcinoma，INFb，sep，ly0，v0，HM0，VM0と診断した．

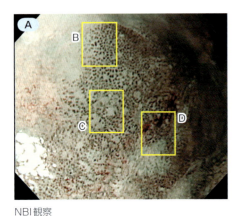
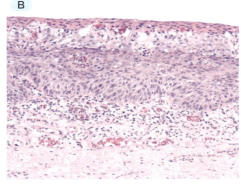

NBI観察　　　　　　　　　　　　　病理組織所見

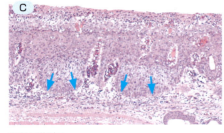
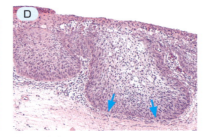

病理組織所見　　　　　　　　　　病理組織所見

図5◆NBI観察所見と切除病理組織学所見の比較

● 鑑別診断

本症例の鑑別診断としては咽頭炎である．咽頭痛で受診し，中咽頭軟口蓋に発赤を認める．臨床的には高飲酒歴，高喫煙歴などの咽頭癌のリスクファクターを有しており，咽頭痛が比較的長期間持続していることより癌を疑う必要がある．内視鏡的には発赤が左側に限局しており，周囲と明瞭な境界を有していることから癌が疑われる．癌かどうかは拡大観察を施行すれば異型血管が増生していることから容易に診断可能である．

1．中咽頭癌
2．急性咽頭炎

Summary

【最終診断】
Squamous cell carcinoma, INFb, sep, ly0, v0

① 中咽頭軟口蓋左側に境界が明瞭で，平坦な発赤を認めた．
② 発赤部の拡大観察では異型血管の増生を認めた．
③ 一部に AVA-small を認めた．
④ 鑑別診断としては咽頭炎があげられる．

第5章 Case Study：Q & A

A. 咽頭

1. 鑑別診断 Case ②

川久保博文

【患　者】80歳代，女性
【主　訴】特になし
【現病歴】早期胃癌に対する治療目的で当院紹介となった．治療前の精査内視鏡検査時に下咽頭後壁に隆起性病変を認めた．
【既往歴】81歳，早期胃癌
【家族歴】特記すべきことなし
【飲酒歴】なし

1．質的診断は？（図1）
2．鑑別診断は？（図1）

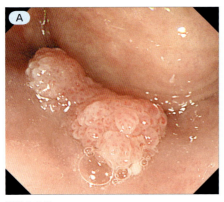
通常白色光

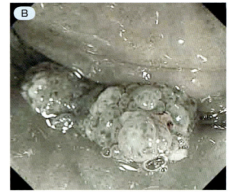
NBI観察

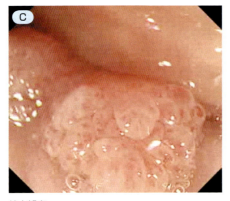
拡大観察

NBI拡大観察

図1 ◆ 上部消化管内視鏡所見

解説

● 上部消化管内視鏡所見

下咽頭後壁に乳頭状，分葉状で白色調の丈の低い隆起性病変を認める（図1A）．narrow band imaging（NBI）観察では内部の拡張，腫大した血管がより協調されて認識できる（図1B）．拡大内視鏡検査では腫瘤は分葉状，辺縁は乳頭状の隆起で，内部には拡張，腫大した血管増生を認める（図1C）．NBI拡大内視鏡検査では，腫大した乳頭の中に異型の強い血管が確認され，配列の乱れや口径不同，形状不均一が目立つ（図1D）．

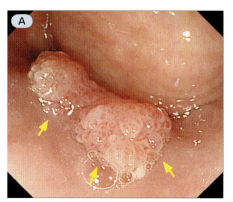
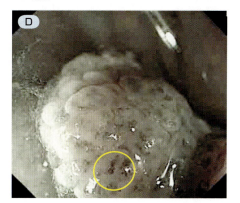

図1 ◆ 再掲

● **全身麻酔下精査**（図2）

　全身麻酔下で湾曲型喉頭鏡にて喉頭展開を施行した．通常内視鏡検査では病変の一部分しか観察されず，病変の全貌は観察できない．しかし，このように**全身麻酔下に喉頭を挙上すると下咽頭から食道入口部が一望できる．また病変も伸展され，通常内視鏡検査の観察とは病型の印象が変わることが多い．**本症例は通常白色光では下咽頭後壁から左梨状陥凹に白色乳頭状隆起を認め，肛側は丈の低い乳頭状隆起が食道入口部付近まで達している（図2A, B）．NBI観察では病変は隆起したbrownish areaとして描出され，肛門側に平坦なbrownish areaが入口部を超えて頸部食道に伸展している（図2C）．NBI拡大内視鏡検査では隆起部の血管は拡張，蛇行，口径不同，形状不均一であったが（図2D, E），平坦伸展部は腫大，拡張した異型血管を認めるものの，血管密度は低い（図2F）．全体としては0-Ⅱa＋Ⅱbの表在癌と診断した．ヨード染色では病変全体はヨード不染帯として描出され，平坦病変は淡染となり食道入口部を超えて頸部食道に達していた（図2G, H）．

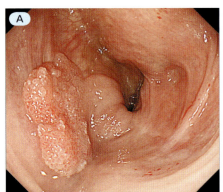

通常白色光（下咽頭）

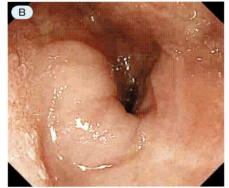

通常白色光（食道入口部）

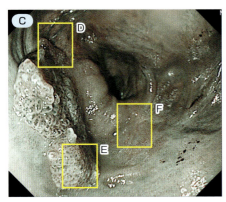

NBI観察

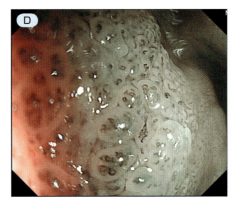

NBI拡大観察

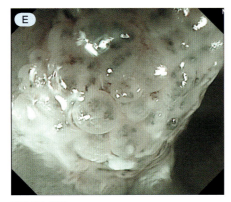

NBI拡大観察

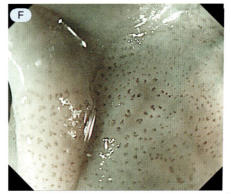

NBI拡大観察

（図2 次ページへ続く）

（前ページの続き）

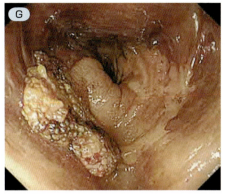
ヨード染色（下咽頭）

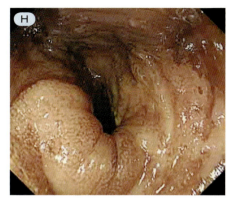
ヨード染色（食道入口部）

図2◆全身麻酔下精査

● 手術所見

　下咽頭後壁から頸部食道に達する表在癌0-Ⅱa＋Ⅱbの診断で内視鏡手術を施行した．下咽頭から食道入口まではendoscopic laryngo-pharyngeal surgery（ELPS）の手技を，頸部食道はESDの手技を用いてELPS＋ESDのhybrid内視鏡手術を施行した．病変は一括完全切除され，切除径は45×35 mm，病変径は38×32 mmであった（図3）．

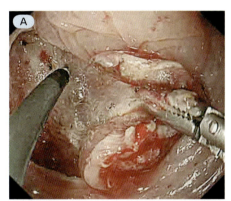
ELPS中の様子

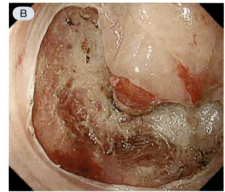
切除後潰瘍

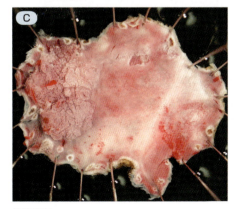
切除標本

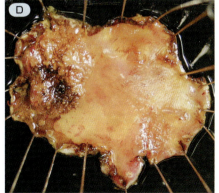
ヨード染色後標本

図3◆術中写真と切除標本

● 切除病理組織学所見

　病変の隆起部は乳頭状に増殖し，隆起に連続して平坦な随伴病変を認める（図4）．扁平上皮系の異型細胞が拡張した毛細血管を含む間質を軸にして乳頭状を呈して密に増殖している．細胞密度が高く，核異型，散在性の異型核分裂像と乳頭内毛細血管腔の不整な拡張像が認められる．腫瘍は粘膜上皮にとどまり，リンパ管侵襲，静脈侵襲は認めない．squamous cell carcinoma，INFa，ep，ly0，v0と診断した．

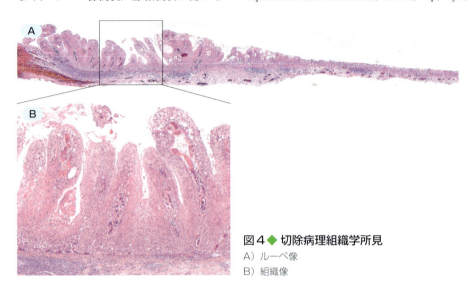

図4 ◆ 切除病理組織学所見
A）ルーペ像
B）組織像

● 鑑別診断

　本症例の鑑別診断としては乳頭腫である．実際，本症例は確定診断の1年前に乳頭腫の可能性が高いと診断し，経過観察された．経過観察中，腫瘍径の増大傾向がみられ，拡大内視鏡検査では配列の乱れや口径不同，形状不均一などの所見が増強した（図5）．乳頭腫は咽頭から食道扁平上皮に発生する良性の上皮性腫瘍である．肉眼的には分葉状で，無茎性または亜有茎性の隆起の形態をとることが多い．拡大内視鏡観察では通常は乳頭内に異型のない血管構造が認められ，規則的に房状に分かれている．

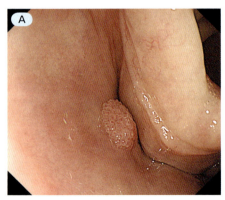
通常白色光観察

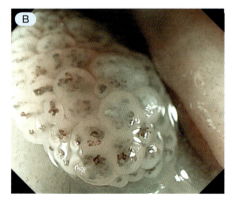
NBI拡大観察

図5 ◆ 上部消化管内視鏡所見（確定診断1年前）

1．下咽頭癌
2．乳頭腫

Summary

【最終診断】
Squamous cell carcinoma, INFa, ep, ly0, v0

① 下咽頭後壁に乳頭状，分葉状で白色調の丈の低い隆起性病変を認めた．
② 腫大した乳頭の中に異型の強い血管が確認され，配列の乱れや口径不同，形状不均一を認めた．
③ 隆起の肛門側に平坦病変を随伴していた．
④ 鑑別診断としては乳頭腫である．鑑別が困難な場合には生検もしくは経過観察が必要である．

第5章 Case Study：Q & A

A. 咽頭

2. 深達度診断 Case ①

船越真木子，武藤　学

【症　例】80歳代，男性
【主　訴】特になし
【現病歴】3年前に前医で胃癌に対して幽門側胃切除術を施行された．フォローアップの上部消化管内視鏡検査で下咽頭に病変を指摘され，当院を紹介受診された．
【嗜好歴】飲酒：3合/日×60年，former flusher．喫煙：60本/日×40年（30年前に禁煙）．

1. 深達度診断は？（図1〜4）
2. 治療方針は？

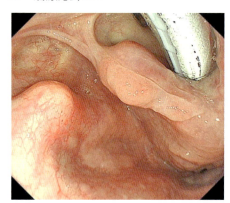

図1 ◆ 白色光観察

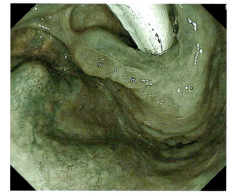

図2 ◆ NBI観察

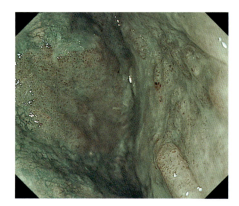

図3 ◆ NBI弱拡大

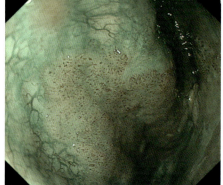

図4 ◆ NBI弱拡大2
病変中央部に前医での生検瘢痕あり

解説

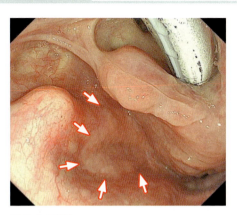

図1 ◆ 再掲

　左梨状陥凹の通常内視観察で，正常な血管網が消失した褐色調で丈の低い扁平隆起性病変を認める（図1）．narrow band imaging（NBI）に切り替えると，左梨状陥凹喉頭側にも褐色領域（brownish area）の広がりが観察される（図2 ⇨ および図3 ○）．

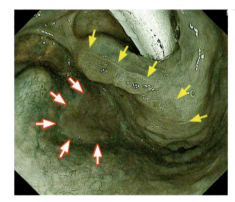

図2 ◆ 再掲

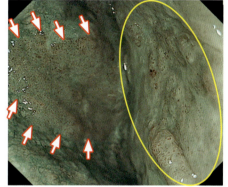

図3 ◆ 再掲

　さらに，梨状陥凹の尖端にも，内部に大小不同の異型血管が増生した境界明瞭な brownish area を認める（図5 ➡）．

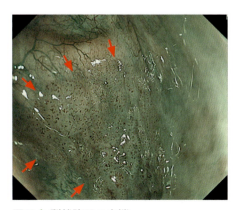

図5 ◆ 梨状陥凹の尖端

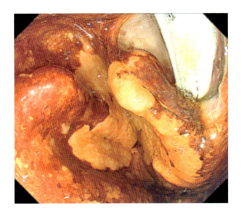

図6 ◆ ルゴール撒布像

非腫瘍部と腫瘍部の間に明瞭な境界線があり，腫瘍部では褐色領域内に異型血管が増生していることから，この病変は上皮性腫瘍と診断できる[1]．基本的に丈の低い平坦隆起性病変であり，病変内の凹凸がほとんどないことから，壁深達度は上皮内にとどまる腫瘍と考えられる．ルゴール撒布で病変の境界は明瞭となる（図6）．

　頭頸部領域のTNM分類でのT因子は，腫瘍の大きさ・隣接臓器への浸潤の有無などで規定されており，壁深達度は考慮されていない．本病変は現行のTNM分類でT3と診断される[2]．
　「NCCNガイドライン（ver.2 2014）」[3]では，T3病変の治療選択肢に局所切除術はない．一方，日本の頭頸部癌診療ガイドライン[4]では，2013年版からTis病変に対する内視鏡的粘膜切除が治療アルゴリズムに加えられた．
　当症例は，食道・頭頸部癌診療にあたる消化器内科・外科・放射線科・耳鼻咽喉科合同で治療方針を討論した．その結果，壁深達度が上皮内と診断し，耳鼻咽喉科・内視鏡部合同で全身麻酔下に内視鏡下経口的粘膜切除術を施行した．病理組織診断は上皮内にとどまる扁平上皮癌であった（図7，8）．なお当院では，壁深達度を上皮内またはわずかな上皮下への浸潤と診断した症例に対して，経口的粘膜切除術を施行している．

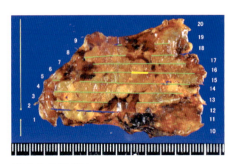

図7 ◆ 切除標本

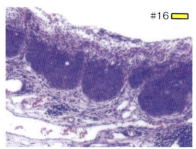

図8 ◆ 病理組織像

1. 上皮内癌
2. 経口的粘膜切除術

Summary

【最終診断】
Squamous cell carcinoma, Tis, ly0, v0, surgical margin ; negative. 0-Ⅱa, 48 × 27 mm

① 通常観察では境界不明瞭な発赤調平坦病変と褪色調扁平隆起性病変であった．
② NBIでは境界明瞭な褐色領域で，内部に異常血管を認めた．
③ 病変は凸凹なくほぼ平坦であり，上皮内に留まる扁平上皮癌と診断した．

文　献

1) Muto M, et al：Squamous cell carcinoma in situ at oropharyngeal and hypopharyngeal mucosal sites. Cancer, 101：1375-1381, 2004
2) 「頭頸部癌取扱い規約 第5版」（日本頭頸部癌学会／編），金原出版，2012
3) 「NCCN Clinical Practice Guidelines in Oncology（NCCN Guidelines®） Head and Neck Cancers version2. 2014」：http://www.nccn.org/professionals/physician_gls/f_guidelines.asp
4) 「頭頸部癌診療ガイドライン2013年版」（日本頭頸部癌学会／編），金原出版，2013

第5章 Case Study：Q & A

A. 咽頭

2. 深達度診断 Case ②

船越真木子，武藤　学

【症　例】70歳代，男性
【主　訴】特になし
【既往歴】62歳時，大腸癌手術
【現病歴】近医でスクリーニング目的に施行された上部消化管内視鏡検査で下咽頭に病変を指摘され，当院を紹介受診された．
【嗜好歴】飲酒：3合/日×42年，flusher．喫煙：20本/日×42年（10年前に禁酒・禁煙）．

1. 深達度診断は？（図1）
2. 治療方針は？

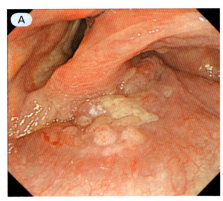

A 白色光観察

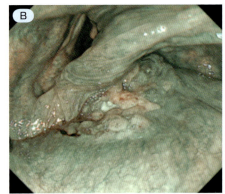

B NBI観察

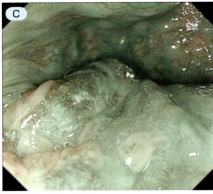

C NBI弱拡大

D NBI拡大

図1 ◆ 中咽頭後壁

解説

● 深達度診断

術中写真を呈示する（図2, 3）．下咽頭後壁に白苔の付着した不整な隆起性病変を認める．病変の表層はほとんどが角化物で覆われていた．

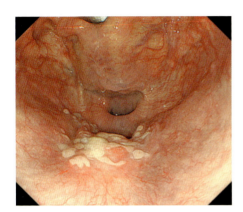

図2 ◆ 下咽頭後壁（白色光観察）

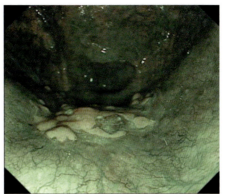

図3 ◆ 下咽頭後壁（NBI観察）

narrow band imaging（NBI）拡大観察では一部血管構造が視認でき，ループが保たれ，拡張・口径不同のある異常血管を褐色領域（brownish area）内に認める（図1D）．ルゴール撒布で病変は境界明瞭な不染を呈する（図4）[1, 2]．

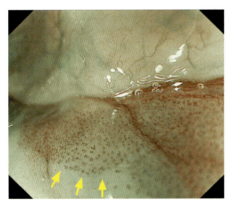

図1D ◆ 再掲

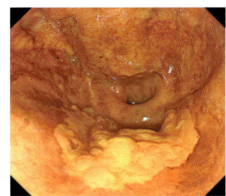

図4 ◆ ルゴール撒布像

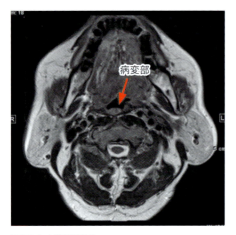

図5 ◆ MRI所見

病変部は厚みのある凹凸不整な隆起を形成しており，可動性はあるものの筋層以深への浸潤が否定できなかった．MRI所見（図5）では明らかな深部浸潤や周囲リンパ節の腫大を認めなかった．

● 治療方針

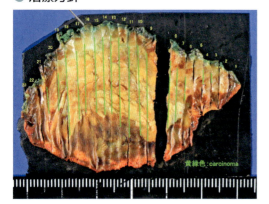

図6 ◆ 切除標本

本症例に対してはELPS（endoscopic laryngo-pharyngeal surgery：内視鏡的咽喉頭手術）＋センチネルリンパ節生検が行われた[3,4]．

リンパ節生検は陰性であり，原発巣では肉眼的にみられたルゴール不染域にほぼ一致して，一部間質浸潤を伴う扁平上皮癌を認めた．

マッピングした切除標本（図6），#15のルーペ像（図7），および浸潤部の拡大像（図8）を示す．

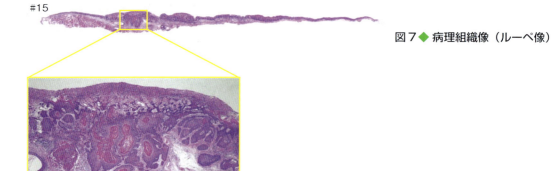

図7 ◆ 病理組織像（ルーペ像）

図8 ◆ 浸潤部の拡大像

頭頸部領域では，内視鏡治療，（化学）放射線療法，外科手術それぞれのモダリティーで根治が期待できるが，原発巣の進行度や進展範囲，また患者の全身状態に合わせてどの治療をどのタイミングで組み合わせるかが予後とQOLに大きくかかわってくるので十分な検討が必要である[5,6]．

1. 上皮下層以深への浸潤
2. 放射線治療単独，もしくは化学療法，あるいは経口的切除を含めた手術が適応となる

Summary

【最終診断】
Squamous cell carcinoma, T3, ly0, v0, surgical margin ; negative. 0-Ⅱa, 51 × 30 mm pT3N0M0 stage Ⅲ

① 通常観察では境界明瞭な不整隆起性病変であった．
② NBIで内部に異常血管を認めた．
③ 病変の凸凹が目立ち，厚みもあったため，上皮下浸潤する扁平上皮癌と診断した．

文献

1) Muto M, et al：Squamous cell carcinoma in situ at oropharyngeal and hypopharyngeal mucosal sites. Cancer, 101：1375-1381, 2004
2) Muto M, et al：Narrow band imaging: a new diagnostic approach to visualize angiogenesis in superficial neoplasia. Clin Gastroenterol Hepatol, 3：S16-S20, 2005
3) 佐藤靖夫，他：下咽頭表在癌の手術治療-内視鏡的咽喉頭手術（ELPS）の経験．日本耳鼻咽喉科学会会報, 109：581-586, 2006
4) Shiotani A, et al：Videolaryngoscopic transoral en bloc resection of supraglottic and hypopharyngeal cancers using laparoscopic surgical instruments. Ann Otol Rhinol Laryngol, 119：225-232, 2010
5) 「頭頸部癌取扱い規約 第5版」（日本頭頸部癌学会／編），金原出版, 2012
6) 「頭頸部癌診療ガイドライン 2013年版」（日本頭頸部癌学会／編），金原出版, 2013

第5章 Case Study：Q & A

B. 食道

1. 鑑別診断 Case ①

平澤　大

【症　例】70歳代，女性
【主　訴】心窩部痛
【現病歴】心窩部痛精査のために行った上部消化管内視鏡検査で食道胃接合部に病変を認めた．

1．この病変（図1〜4）の診断は？

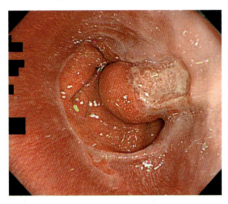

図1 ◆ 通常内視鏡像

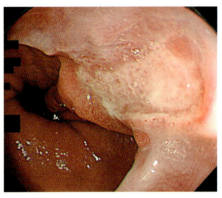

図2 ◆ 近接像

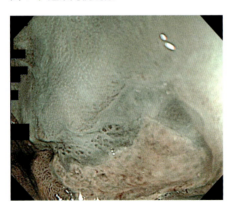

図3 ◆ NBI拡大像

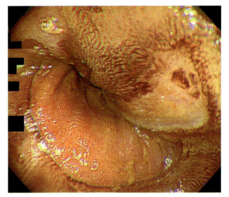

図4 ◆ ヨード染色像

解説

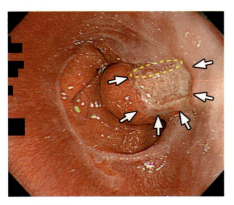

図1◆再掲

図1 ⇨内の領域にびらん〜潰瘍性の病変を認める．辺縁の境界は明瞭で，断崖状の陥凹局面を呈している．陥凹部の中心は白色調の滲出物でびらん〜潰瘍の変化が疑われる．病変の前壁側の断崖状陥凹の辺縁部は発赤を呈している（○内）．この部分がいわゆる0-Ⅱc（癌）か再生変化かの鑑別が重要となる．

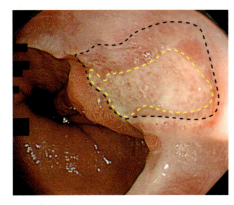

図2◆再掲

病変部の近接像（図2）を見ると，陥凹局面（○部分）とびらん面（○部分）の間に発赤調の粘膜を認める．非拡大観察では焦点が合わず質的診断は困難であった．

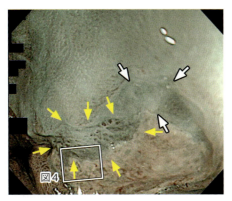

図3◆再掲

前壁側のNBI拡大像（図3）．一部（⇨内）は滲出物に覆われて評価困難であるが，⇨内には拡張したドット状の血管が観察できる．食道のIPCL様の血管で，拡張所見が観察され食道学会分類のType B1に類似している．扁平上皮癌を疑う所見であるが，IPCLの密度が低く，屈曲蛇行や口径不同といった悪性所見を評価するには不十分な拡大倍率である．

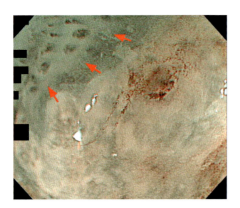

図5 ◆ NBI拡大像（近接）

図3の □ 部のNBI拡大観察像（図5）を見ると，➡部位でIPCLの拡張が観察される．ただし蛇行や口径不同，形状不均一の所見は乏しい．辺縁にびらんがあるため炎症の変化を多分に受けている可能性がある．

筆者らは扁平上皮癌に胃食道逆流症（GERD）などによる炎症変化が加わった病変と考え，生検を行った．

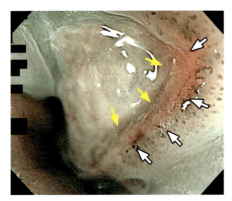

図6 ◆ NBI拡大像（病変口側）

図6は病変口側の陥凹局面（⇨）とびらん面（⇨）のNBI拡大像．癌による0-Ⅱc面と再生上皮が鑑別にあがるが，炎症が高度で領域も非常に狭く評価は難しかった．

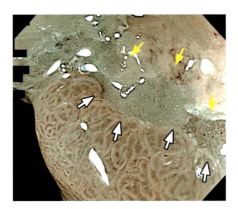

図7 ◆ NBI拡大像（病変肛門側）

さらに病変肛門側のNBI拡大観察を行った（図7）．⇨が陥凹局面，⇨がびらん面辺縁になる．同様に評価困難であった．

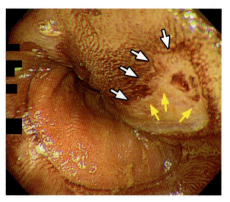

病変部のヨード染色像（図4）．びらん部は不染であった．陥凹局面（⇦）とびらん面（⇨）の介在部は淡染〜一部正染であった．Retrospectiveにみると炎症を示唆する所見であったと思われた．

図4 ◆ 再掲

図8は病変のびらん部からの生検の組織像．上皮は脱落し一部にフィブリンの付着を認める．間質には好中球やリンパ球，形質細胞の浸潤が高度にみられ，潰瘍の像であった．

図9は病変の辺縁からの生検組織像．扁平上皮が付着しているが腫瘍性の変化はみられない．間質は図8と同様で好中球，リンパ球，形質細胞浸潤が高度であった．

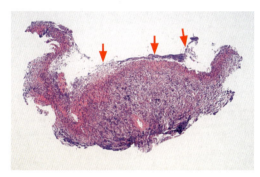

図8 ◆ びらん部の病理像

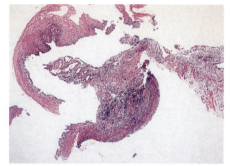

図9 ◆ 辺縁部の病理像

PPI投与後1ヵ月目の通常内視鏡像を見ると陥凹やびらんは消失していた（図10）．

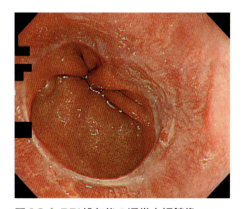

図10 ◆ PPI投与後の通常内視鏡像

PPI投与後1カ月目の病変部のNBI弱拡大像（図11）では癌を示唆するようなbrownish areaやType B血管は観察されなかった．

ヨード染色像（図12）でも病変部は濃染されており，再生性の変化が疑われた．

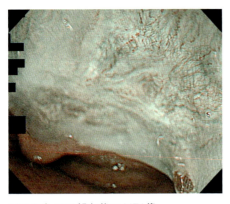
図11 ◆ PPI投与後のNBI像

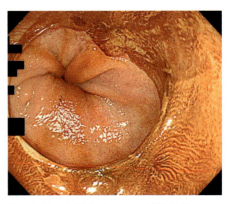
図12 ◆ PPI投与後のヨード染色像

図13は同部の生検病理像である．図13Aの拡大図を図13Bに示す．生検でも異型や増殖傾向を認めなかった．上皮および上皮下に炎症細胞浸潤がみられるが，前回と比較すると非常に軽減していた．

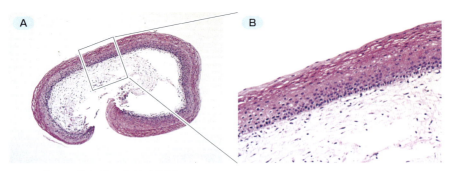
図13 ◆ PPI投与後の生検病理像

 1．食道潰瘍（胃食道逆流症に起因）

> **Summary**
>
> 【最終診断】
> Esophageal ulcer
>
> ① 食道のびらん〜潰瘍性病変の観察時には，その辺縁に癌所見があるかないかを隈なく観察することが重要である．
> ② 食道のびらん〜潰瘍があると炎症性変化が高度で癌か炎症性変化かの鑑別が困難な場合が多い．必要に応じて生検を行う．
> ③ 生検でも炎症異型により癌と炎症の鑑別が困難な場合もある．食道胃接合部のびらん〜潰瘍は，癌が原因の場合もあるが，加えて胃酸逆流が関与していることがほとんどなので，PPIの内服後に再検を行うことが望ましい．
> ④ 本例はPPIで潰瘍がきれいに治癒したため胃食道逆流症に起因する食道潰瘍と診断した．

第5章 Case Study：Q & A

B. 食道

1. 鑑別診断 Case ②

平澤 大

【症　例】80歳代，男性
【主　訴】特になし
【既往歴】61歳時に早期胃癌で幽門側胃切除
【現病歴】胃癌術後の定期的検査の上部消化管内視鏡検査で食道に病変を指摘した（図1〜4）

1．この病変の鑑別疾患をあげよ
2．この病変の診断名は？

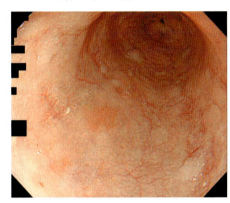

図1 ◆ 通常内視鏡像　　図2 ◆ NBI拡大内視鏡像

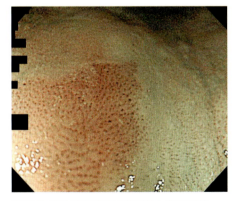
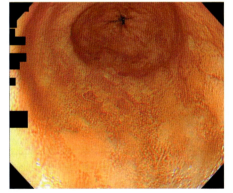

図3 ◆ 発赤陥凹部NBI強拡大内視鏡像　　図4 ◆ ヨード染色像

解 説

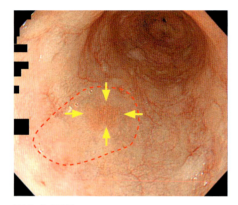

図1◆再掲

切歯から37 cm, 下部食道の後壁側に約15 mmの血管透見の消失した領域を認める（図1○）．その中心に6〜7 mm程度の発赤陥凹を認めた（⇨）．中心部は淡い発赤面であるが，境界は明瞭でわずかに陥凹している．発赤部は癌の可能性が高い．ただ，発赤面に比して血管透見消失の領域が広く，この領域は境界が不明瞭である．

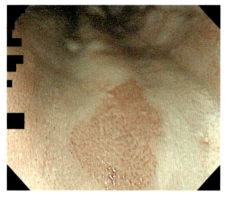

図2◆再掲

発赤部のNBI拡大像を見ると，境界明瞭なbrownish area（BA）として認識できる（図2）．内部にはドット状の血管が観察でき，拡張したIPCL（上皮乳頭内ループ状血管）と考えた．周囲の粘膜と比してその密度は高いものの，配列は比較的均等で形状不均一に乏しい．蛇行や口径不同の所見は拡大倍率が低く評価困難である．

BA周囲の粘膜はわずかに肥厚気味で，IPCLの変化はほとんどみられない．BA周囲の粘膜は炎症に伴う浮腫性の変化が疑われた．

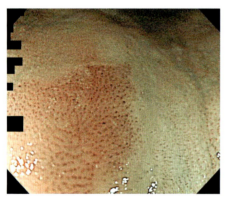

図3◆再掲

発赤陥凹部のNBI強拡大像（図3）では，血管間の背景粘膜色調（intra-vascular background coloration）は茶色を呈している．IPCLの拡張はみられるが，蛇行，口径不同，形状不均一の所見は乏しい．Type A血管とType B血管の鑑別は難しいが，井上の4徴（拡張，蛇行，口径不同，形状不均一）がそろっていないのでType Aと判断すべき血管である．

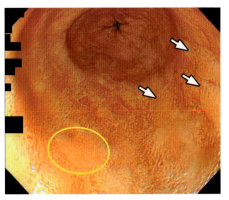

図4 ◆ 再掲

同部位のヨード染色像（図4）．○部分が今回の関心領域で，不染〜淡染域として認識できた．周囲の粘膜は⇦で示したごとく，多数の不染〜淡染域が存在し，炎症性の変化を疑わせる所見であった．なお関心領域にpink color signは認識できなかった．

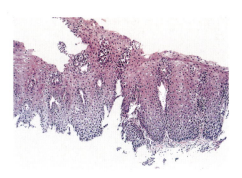

図5 ◆ 生検の病理組織像

生検のHE染色（図5）を見ると，上皮に異型や増殖傾向はみられず，上皮内および上皮下には炎症細胞浸潤がみられる．炎症に伴う変化で悪性所見はみられなかった．

食道炎の原因として酸逆流以外に，残胃であることによる胆汁逆流の可能性も考えられた．そこでPPIとカモスタットを投与し，1カ月後に再検を行った（図6）．前回同様に下部食道の後壁側にBAを認めた（⇨）．

また，前回の内視鏡検査（図3）とほぼ同じ部位，同じ構図のNBI拡大内視鏡像（図7）では，⇨内にBAを認めるが，前回と比較して茶色変化は軽減している．IPCLも拡張はしているが，その程度は軽減し，密度も減少していた．投薬により炎症が軽減したためと思われる．

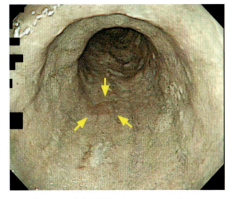

図6 ◆ NBI内視鏡像（PPIおよびカモスタット投与1カ月後）

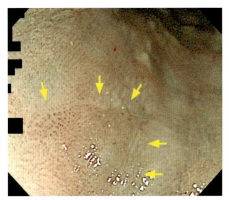

図7 ◆ NBI拡大内視鏡像（PPIおよびカモスタット投与1カ月後）

1．扁平上皮癌，高異形度上皮内腫瘍，低異形度上皮内腫瘍，食道炎
2．食道炎

Summary

【最終診断】
Esophagitis

① 残胃症例の下部食道の小さな発赤陥凹性病変であった．境界も明瞭であり腫瘍性病変を疑う所見であるが，以下の点が診断のヒントとなる．
  (1) 通常観察で発赤陥凹の領域に比して血管透見消失の領域が広く，周囲に強い炎症が伴っている．
  (2) NBI拡大観察でIPCLの変化に井上の4徴がそろっておらず，食道学会分類のType A血管であった．
  (3) ヨード染色では明らかな不染を呈さなかった．またpink color signが陰性であった．
② 実臨床において，Type AとType B1の鑑別は難しい場合がある．この場合，生検を行う必要があるが，病理組織でも炎症異型が加わることにより鑑別が難しい場合がある．生検で非癌の診断が得られた場合でも，炎症を沈静化させた上で再検を行うことが重要である．

第5章 Case Study：Q & A

B. 食道

1. 鑑別診断 Case ③

平澤 大

Q

【症　例】20歳代，男性
【主　訴】つかえ感
【既往歴】特になし
【現病歴】3日前からつかえ感を自覚．上部消化管内視鏡検査で食道に病変を指摘した（図1～3）

1. この病変の鑑別疾患をあげよ
2. 最終診断とその根拠は？

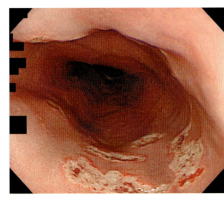

図1◆ 通常内視鏡像

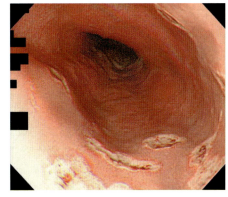

図2◆ 通常内視鏡像（肛門側）

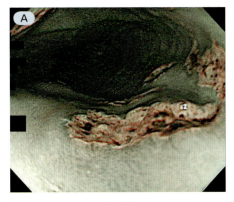

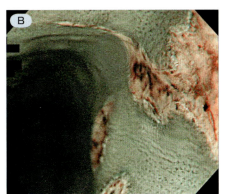

図3◆ NBI拡大内視鏡像

解 説

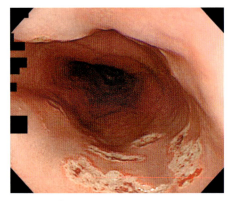

図1◆再掲

図1は病変部の白色光近接像である．上部食道の後壁側に潰瘍性病変を認める．潰瘍は深掘れでなく，浅い小さな潰瘍が数個，地図状に存在している．介在粘膜には炎症や粗ぞうな粘膜はみられないが，血管透見は消失し，浮腫などの軽い炎症が存在していることが示唆される．

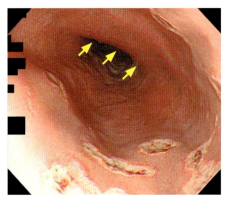

図2◆再掲

病変部の肛門側の白色光内視鏡像では生理的狭窄部（第2狭窄部：大動脈と左主気管支が交差する部位）がみられ（図2⇨），病変はこれより口側に存在していた．なお，この生理的狭窄部の肛門側には同様の潰瘍性病変はみられなかった．

病変部のNBI拡大観察でも（図3），介在粘膜部のIPCL（上皮乳頭内ループ状血管）は視認可能であるが，高度の拡張や蛇行，口径不同，形状不均一はみられない（図3B〇）．またintra-vascular background colorationの変化が乏しく癌を示唆する所見はみられなかった．

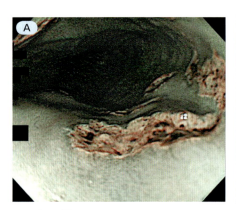
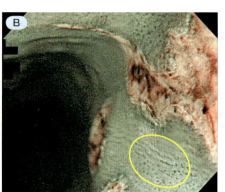

図3◆再掲

図4は潰瘍底からの生検のHE染色の病理組織像である．上皮は含まれておらず，高度の炎症細胞浸潤がみられた．悪性を示唆する所見はみられない．

さらに潰瘍辺縁からの生検のHE染色の病理組織像（図5）でも好中球を主体とした高度の炎症細胞浸潤を伴う重層扁平上皮が採取されている．腫瘍性の変化はみられない．なお，CMV，HSV-1，HSV-IIの特殊染色では陽性所見はみられなかった．

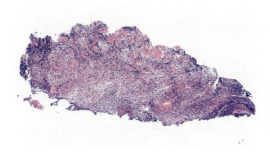
図4◆潰瘍底病理組織像

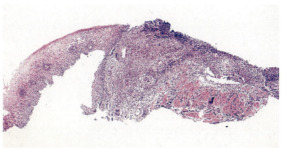
図5◆潰瘍辺縁病理組織像

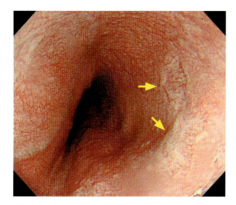
図6◆1カ月後の通常内視鏡像

1カ月後の内視鏡検査では，画面の右側に白色調の瘢痕帯が観察されるが，悪性所見はみられなかった（図6）．

病変はびまん性でなく生理的狭窄部の口側に限局していることから薬剤性潰瘍が疑われる．なお，患者は症状発症する直前から大粒のサプリメントを内服していた．

1. 食道癌，薬剤性潰瘍，腐食性潰瘍，ウイルス感染症（ヘルペスウイルス，サイトメガロウイルス，HIVなど），クローン病，ベーチェット病など
2. 病変はびまん性でなく生理的狭窄部の口側に限局していることから薬剤性潰瘍が疑われる

Summary

【最終診断】
薬剤性潰瘍（疑い）

① 食道での浅い潰瘍性病変の鑑別が重要である．食道扁平癌はNBI拡大観察で介在粘膜に癌の所見がみられなかったため否定的である．また，好発年齢からも否定的である．粘表皮癌や類基底細胞癌などの特殊な癌では浅いびらんを形成することもあるが，多発の地図状の形態をとることはほとんどない．

② 腐食性食道炎は液体が原因のことが多く食道全体にびまん性に所見が出現するため否定的である．

③ ウイルス感染との鑑別が最も難しいが，病変の部位（生理的狭窄部の口側に限局している）や限局性のある病変から，感染症よりは薬剤性潰瘍を疑う．

④ クローン病は病歴からは否定的である．なお，本例は胃・十二指腸にもクローン病の所見はなかった．

⑤ ベーチェット病は深掘れの潰瘍になることが多く，内視鏡像から否定的である．

⑥ 生検の特殊染色からもヘルペス食道炎やサイトメガロウイルス感染も否定的である．

第5章 Case Study：Q & A

B. 食道

2. 深達度診断 Case ①

依光展和，小山恒男

【症　例】60歳代，男性
【主　訴】特になし
【生活歴】飲酒：2合/日，喫煙：20×36年（やめて11年）
【現病歴】スクリーニング目的にて，EGDを施行した．

1．この病変の深達度は？（図1〜4）

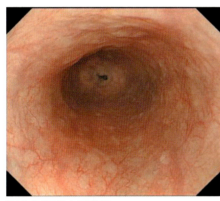

図1 ◆ 通常内視鏡像

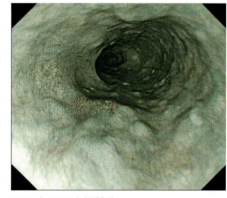

図2 ◆ NBI内視鏡像

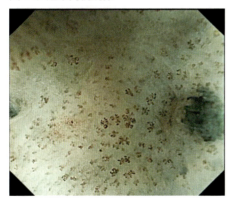

図3 ◆ NBI拡大内視鏡像

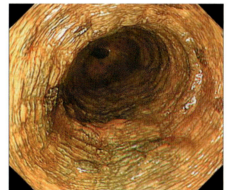

図4 ◆ ヨード染色像

解 説

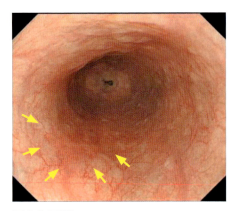

図1 ◆ 再掲

胸部中部食道後壁に，発赤調の平坦な病変を認めた（➡）．病変部では血管透見が消失しており，境界は比較的明瞭で，食道扁平上皮癌と診断した．表面は平滑であり，深達度はT1a-EPと診断した．

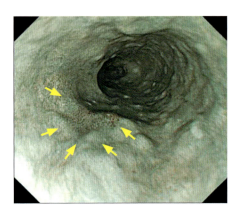

図2 ◆ 再掲

NBI観察ではbrownish areaとして病変を認めた（➡）．白色光に比べて，境界はより明瞭に認識された．

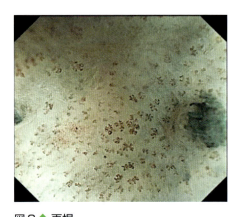

図3 ◆ 再掲

NBI拡大観察では，拡張・蛇行・口径不同・形状不均一を示す，ループ形成の保たれた異常血管を認め，食道学会分類Type B1と判断した．また，intervascular background colorationを認めた．NBI観察では深達度はT1a-EP～LPMと診断した．

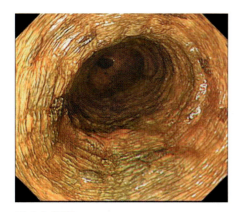

図4 ◆ 再掲

0.75％ヨード撒布を施行後，空気量を減じて観察すると，全周性に畳目模様が観察され，病変内を通過していた．以上より，ヨード染色からも深達度T1a-EP～LPMと診断した．

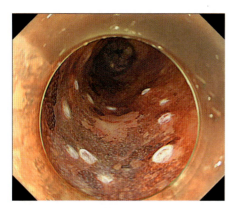

図5 ◆ マーキング施行後

マーキング施行後の内視鏡像である．境界明瞭な不整形のヨード不染帯で，色調はやや赤色調に変化しており，pink color sign陽性と判断した．以上より，食道扁平上皮癌，深達度T1a-EP～LPMと診断してESDを施行した．

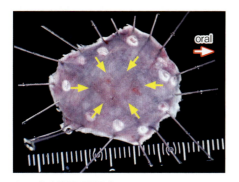

図6 ◆ 新鮮切除標本

新鮮切除標本を示す．右側が口側である．標本中央に，10 mm大の発赤調の平坦な病変を認めた（⇨）．厚みはなく，明らかな凹凸も認めなかった．

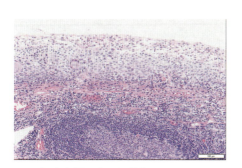

図7 ◆ 病変部の病理組織像

病変中央部の病理組織像である．核異型を有する腫瘍細胞が，配列の極性を失って，上皮全層性に増殖していた．粘膜固有層への浸潤はなく，深達度T1a-EPと診断した．

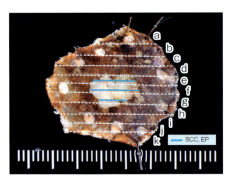

ヨード染色標本上でのマッピングを示す．ヨード不染帯に一致して，深達度T1a-EPの扁平上皮癌を認めた．

図8 ◆ マッピング

1. T1a-EP

Summary

【最終診断】
Squamous cell carcinoma, pT1a-EP, ly(−), v(−), HM0, VM0, pType 0-Ⅱb, 10×5 mm, Mt, Post

① 通常観察では，発赤調の平坦な病変で，表面も平滑であり，深達度はT1a-EPと診断した．
② NBI拡大観察では食道学会分類Type B1血管を認めた．また，ヨード撒布後に畳目模様が明瞭に観察されたため，深達度はT1a-EP〜LPMと診断した．
③ 食道扁平上皮癌，T1a-EP, 0-Ⅱbの典型例と考えられた．

2. 深達度診断 Case ②

依光展和，小山恒男

【症　例】60歳代，男性
【主　訴】特になし
【生活歴】飲酒：2合/日，喫煙：15×38年（やめて2年）
【現病歴】十二指腸潰瘍のフォローアップ目的にて，EGDを施行した．

1．この病変の深達度は？（図1〜4）

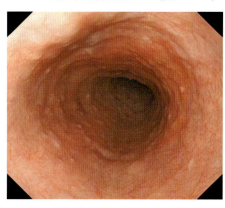

図1 ◆ 通常内視鏡像

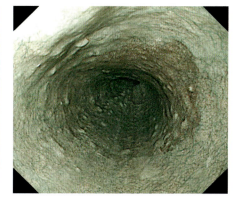

図2 ◆ NBI内視鏡像

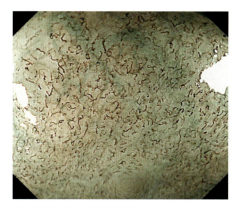

図3 ◆ NBI拡大内視鏡像

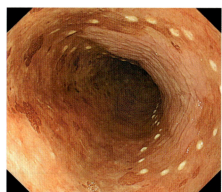

図4 ◆ ヨード染色像

解　説

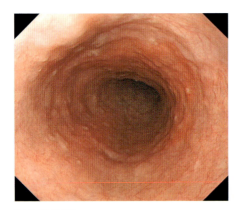

図1 ◆ 再掲

胸部中部食道前壁・右壁を中心に，発赤調の浅い陥凹性病変を認めた．表面には軽度の凹凸を認める程度であり，食道扁平上皮癌，深達度T1a-EP〜LPMと診断した．

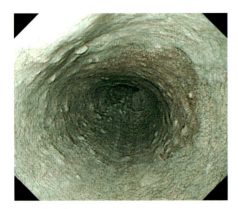

図2 ◆ 再掲

NBI観察では，前壁・右壁を中心とする約半周性の，brownishな浅い陥凹性病変を認めた．病変内に，白色調の小隆起が散在しており，glycogenic acanthosisと考えられた．病変の範囲は，通常観察で認めた発赤陥凹の領域とほぼ一致するが，境界はより明瞭となった．

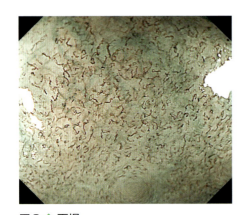

図3 ◆ 再掲

NBI拡大観察像では，拡張・蛇行・口径不同・形状不均一を示す，ループが保たれた異常血管を認め，食道学会分類Type B1と判断した．全体にループが延長し，走行不整が強いため，深達度はT1a-LPMと診断した．

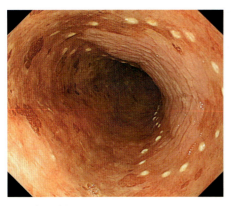

図4 ◆ 再掲

0.75％ヨード撒布後に，マーキングを施行した内視鏡像である．畳目模様の間隔はやや不均一であったが，病変全面に途絶なく認め，深達度T1a-LPMと診断し，ESDを施行した．

図5に新鮮切除標本を示す．右側が口側である．標本中央に，長径約60 mmの淡い発赤を認めた．病変口側は発赤が強く，表面に軽度の隆起を認めたが，肛門側は色調変化に乏しく，ほぼ平坦で粗造な粘膜を認めた．

図6はホルマリン固定後のヨード染色標本である．標本中央に不整形のヨード不染帯を認め，右側は境界明瞭であったが，左側は不明瞭であった．右側の境界明瞭な不染帯は新鮮切除標本で発赤した領域に，左側の境界不明瞭なヨード不染帯は，新鮮切除標本で色調変化の乏しい平坦で粗造な粘膜の領域にほぼ一致していた．次に切片i ▬ 部の病理組織像を示す．

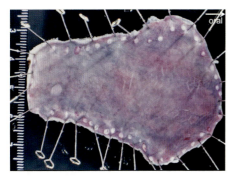

図5 ◆ 新鮮切除標本

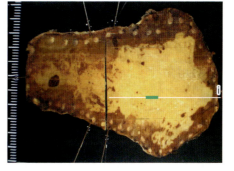

図6 ◆ ホルマリン固定後のヨード染色標本

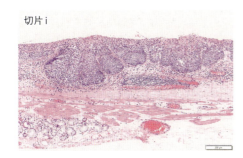

図7 ◆ 切片iの病理組織像

核異型を有する腫瘍細胞が上皮全層性に認められ，圧排性に粘膜固有層へ浸潤していたが，粘膜筋板には達しておらず，深達度T1a-LPMと診断した．

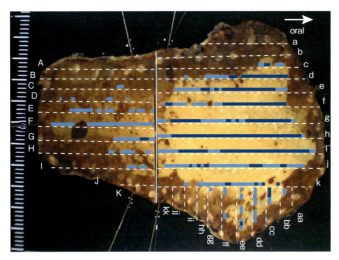

マッピングを示す（SCC, EP：━, SCC, LPM：━）．ヨード不染帯に一致して，深達度T1a-LPMの扁平上皮癌を認めた．標本右側の境界明瞭な不染帯ではT1a-LPMが主体であり，標本左側の境界不明瞭な不染帯はT1a-EPが主体であった．

図8◆マッピング

 1．T1a-LPM

Summary

【最終診断】
Squamous cell carcinoma, pT1a-LPM, ly(−), v(−), HM0, VM0, pType 0-Ⅱc, 63×38 mm, Mt, Ant

① 通常観察では，発赤調の浅い陥凹性病変で，陥凹内は軽度の凹凸を認めたが厚みはなく，深達度はT1a-EP～LPMと診断した．

② NBI拡大観察では，食道学会分類Type B1血管を認めた．同じType B1血管でも第5章-B-2-Case①に比べて，血管の走行不整が強く，ループの延長も認められたため，深達度T1a-LPMと診断した．

③ 畳目模様を病変全面に途絶無く認めたが，襞の間隔がやや不均一であったため，深達度はT1a-LPMと診断した．

④ 血管の異型と，畳目模様の襞の間隔から，深達度T1a-LPMと診断できた症例であった．

第5章 Case Study：Q & A

B. 食道

2. 深達度診断 Case ③

依光展和，小山恒男

【症　例】60歳代，女性
【主　訴】特になし
【生活歴】飲酒：少量，喫煙：なし
【現病歴】人間ドックにて，EGDを施行した．

1．この病変の深達度は？（図1～4）
2．病変の範囲は？

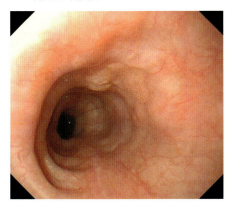

図1 ◆ 通常内視鏡像

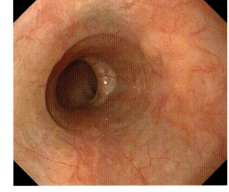

図2 ◆ 送気後の通常内視鏡像

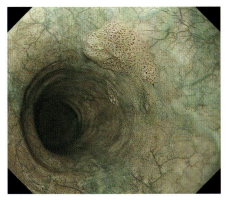

図3 ◆ NBI内視鏡像

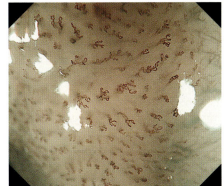

図4 ◆ NBI拡大内視鏡像

解　説

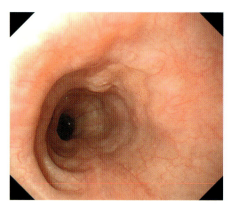

図1-①◆再掲

胸部中部食道前・右壁に，白色調の扁平隆起性病変を認め，表面は平滑で点状の発赤を伴っていた．この隆起性病変部をPart Aとする．

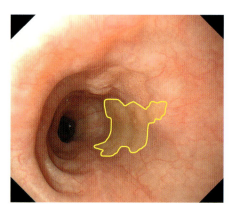

図1-②◆再掲

隆起部の後壁・肛門側では，━━の範囲に，血管透見が不明瞭で白色調の領域を認めた．隆起性病変と連続して，右壁側へ平坦な病変が拡がっていると考えられた．この平坦病変部をPart Bとする．

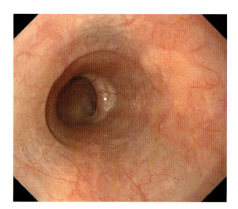

図2-①◆再掲

Part Aの表面平滑な白色扁平隆起は，送気伸展に伴い，丈が低くなった．以上よりPart Aの深達度はT1a-EPと診断した．

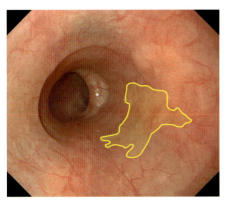

図2-②◆再掲

空気大量にてPart Bはさらに平坦化し，血管透見が不明瞭な白色調の領域となった．その範囲を━で示した．伸展良好で表面平滑な0-Ⅱb病変であり，Part Bの深達度はT1a-EPと診断した．

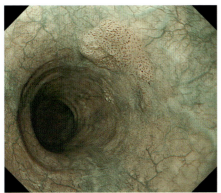

図3◆再掲

NBI観察ではPart Aは拡張したドット状の血管を伴う，brownishな隆起性病変として認めた．Part Bは，隆起性病変の後壁側・肛門側に拡がる，淡いbrownish areaとして認めた．また，小さなドット状の血管を認めた．

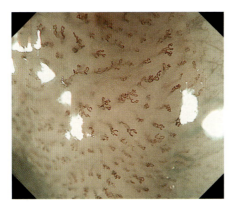

図4◆再掲
（Part AのNBI拡大内視鏡像）

Part Aを拡大すると拡張・蛇行・口径不同・形状不均一の4徴を有する，ループの保たれた異常血管を認め，食道学会分類Type B1と判断した．血管の深部がぼやけて見えることから，血管が垂直方向へ延長していることが推察され，深達度T1a-EP～LPMと診断した．

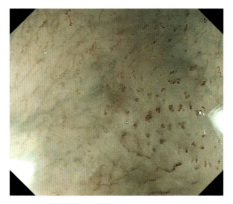

図5 ◆ Part BのNBI拡大内視鏡像

Part Bでも同様にType B1血管が認められたが，Part Aに比較すると，血管の延長は軽度であり，深達度T1a-EPと診断した．

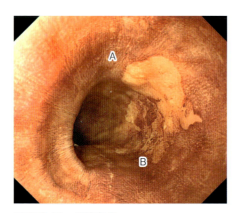

図6 ◆ ヨード染色像

さらにヨード撒布を行ったところ，Part Aは境界明瞭なヨード不染を呈していた．Part Bは境界不明瞭な不整形の不染帯を呈し，中央部分にはglycogenic acanthosisと思われるヨードに濃染する領域を認めた．以上より食道扁平上皮癌，深達度T1a-EP～LPMと診断し，ESDを施行した．

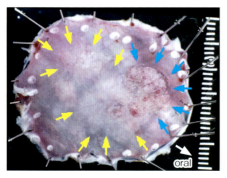

図7 ◆ 新鮮切除標本

新鮮切除標本を示す．右下が口側である．Part Aは白色調の隆起性病変で，表面には乳頭状の構造を伴っていた（→）．Part Bは血管透見が低下し，白濁した領域として認められた（⇨）．

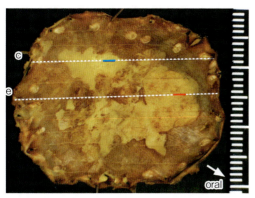

切除標本のヨード染色でもPart Aの隆起性病変は，境界明瞭なヨード不染を呈した．Part Bは境界不明瞭な不整形のヨード不染帯を呈し，中央部にはglycogenic acanthosisと思われるヨードに濃染する領域を伴っていた．

図8◆ホルマリン固定後のヨード染色標本

Part Aである切片e━部の病理組織像を図9Aに，Part Bである切片c━部の病理組織像を図9Bに示す．ともに深達度T1a-EPの扁平上皮癌であったが，厚みが異なっていた．図9Aでは乳頭が著明に延長しており，Type B1血管が垂直方向に延長した図4のNBI拡大内視鏡所見に一致していた．

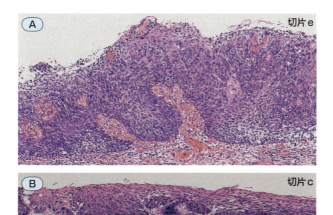

図9◆病理組織像

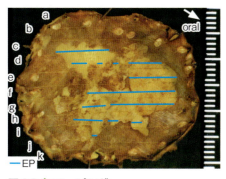

図10にマッピングを示す．Part A・Bともに，深達度T1a-EPの食道扁平上皮癌であった．

図10◆マッピング

1. T1a-EP
2. Part A および B（図1参照）．WLIでは，一見 Part A のみが病変に見える．しかし，空気量を調整することで，Ⅱb 進展を伴った癌であることが診断可能であった．

Summary

【最終診断】
Squamous cell carcinoma, pT1a-EP, ly0, v0, HM(−), VM(−), pType0-Ⅱa＋Ⅱb, Mt, Rt, 21 × 17 mm

① 厚みのある Part A と，Ⅱb 進展である Part B で構成される，扁平上皮癌であった．
② 通常観察では，送気伸展にて形態や厚みが変化することから，深達度 T1a-EP と診断した．
③ NBI 拡大観察ではともに Type B1 血管を認めたが，Part A でより延長所見が高度であった．
④ 組織学的にも Part A では乳頭の延長が著明に認められ，Type B1 血管の延長所見と一致していた．

第5章 Case Study：Q & A

B. 食道

2. 深達度診断 Case ④

依光展和，小山恒男

Q

【症　例】60歳代，男性
【主　訴】嚥下時の不快感
【生活歴】飲酒：2合/日（週5日），喫煙：なし
【現病歴】熱いものを飲み込むと痛みがあり，EGDを施行した．

1．この病変の深達度は？（図1〜4）

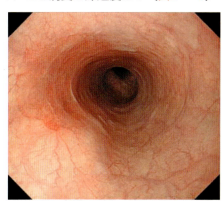

図1◆通常内視鏡像

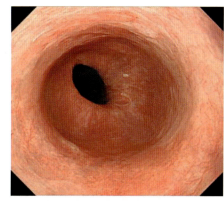

図2◆通常内視鏡像（肛門側）

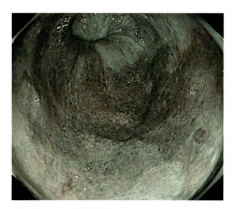

図3◆NBI内視鏡像

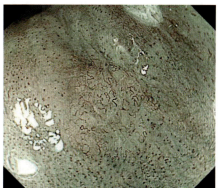

図4◆NBI拡大内視鏡像

解　説

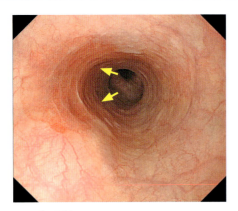

図1 ◆ 再掲

胸部中部食道左側壁を中心に，比較的境界明瞭な亜全周性の発赤を認めた（➡）．明らかな段差はなく平坦な病変で，表面に不整な凹凸はなく，深達度はT1a-EPと診断した．

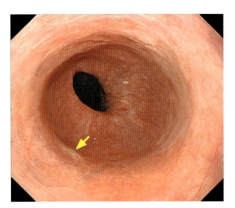

図2 ◆ 再掲

病変の肛門側はSCJ近傍まで達しており，➡に白色調の扁平小隆起を認めた．丈は非常に低く伸展は良好であり，深達度はT1a-LPMと診断した．

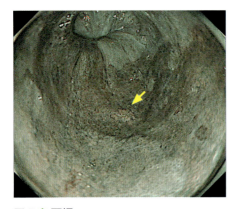

図3 ◆ 再掲

NBI観察では，発赤平坦病変はbrownish areaとして観察された．通常観察で認めた白色調の扁平小隆起は，周囲より淡いbrownish areaとして認識できた（➡）．

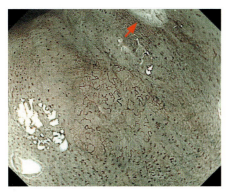

図4◆再掲

小隆起部のNBI拡大観察では，なだらかに立ち上がる隆起の表面に，拡張・蛇行・口径不同・形状不均一を示す，ループ形成がない異常血管を認めた．食道学会分類TypeB2血管と判断し，同部位で深達度はT1a-MM〜T1b-SM1と診断した．対比のために，近傍にマーキングを施行した（→）．

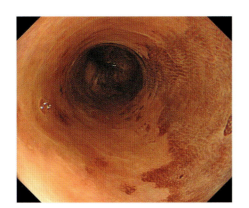

図5◆ヨード染色像

0.75％ヨード撒布を施行すると，境界明瞭なヨード不染帯を認めた．ヨード染色される非腫瘍部分は右側壁に一部残るのみであり，亜全周性の病変と診断し，ESDにて全周切除を施行した．

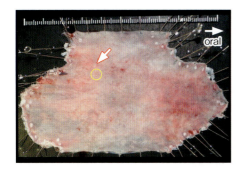

図6◆新鮮切除標本

新鮮切除標本を示す．右が口側である．標本のほぼ全体に，境界不明瞭な発赤調の粗造な粘膜を認めた．⇨にマーキングがあり，〇に黄色調の領域を認め，小隆起部と考えられた．

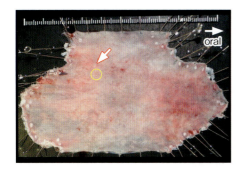

図7◆ホルマリン固定後のヨード染色標本

ホルマリン固定後のヨード染色標本を示す．標本のほぼ全体に，不整形のヨード不染帯を認めた．肛門側は境界不明瞭であるが，他は境界明瞭であった．⇨にマーキングがあり，小隆起部は〇の領域と考えられた．次に同部位を通る，切片F━を呈示する．

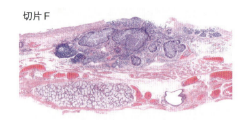

図8 ◆ 病理組織像

病理組織像を見ると腫瘍細胞が大小の蜂巣を形成しながら，粘膜固有層を扇形に浸潤しており，上皮を下から持ち上げるように，なだらかな隆起を呈していた．深部では粘膜筋板に浸潤していたが，粘膜下層には達しておらず，深達度はT1a-MMであった．

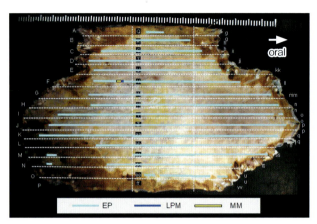

図9 ◆ マッピング

マッピングを示す．大部分は深達度T1a-EPの平坦な病変であったが，肛門側のなだらかな小隆起部で，深達度T1a-MMであった．

 1．肛門側のなだらかな小隆起部でT1a-MM，平坦部分ではT1a-EP

Summary

【最終診断】
Squamous cell carcinoma, pT1a-MM, ly0, v0, HM(−), VM(−), pType 0-Ⅱb+"Ⅱa", 95×60 mm

① 平滑な平坦病変内に扁平隆起を認めたが，丈が低い白色調の小病変であり，通常観察では深達度T1a-LPMと診断した．
② NBI拡大観察では，扁平隆起部に一致してType B2血管を認めたが，厚みのない小病変でありSM浸潤は考えにくく，深達度はT1a-MMと診断した．
③ 広範な病変を全面的にNBI拡大観察することは，困難である．したがって通常観察で病変内の隆起や陥凹など最深部となり得る部位を指摘し，NBI拡大観察することが重要である．

第5章 Case Study：Q & A

B. 食道

2. 深達度診断 Case ⑤

依光展和，小山恒男

【症　例】60歳代，男性
【主　訴】嚥下時のつかえ感
【生活歴】飲酒：焼酎1杯/日（毎日），喫煙：22歳まで
【現病歴】嚥下時のつかえ感あり，EGDを施行した．

1．この病変の深達度は？（図1〜4）

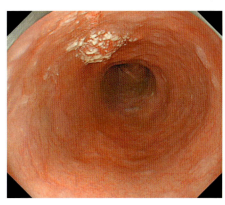

図1 ◆ 通常内視鏡像

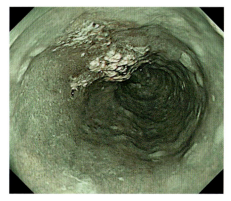

図2 ◆ NBI内視鏡像

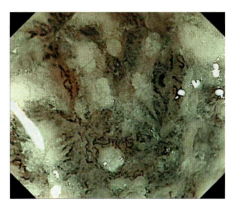

図3 ◆ NBI拡大内視鏡像

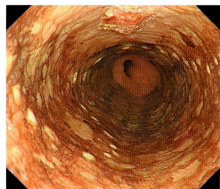

図4 ◆ ヨード染色像

解説

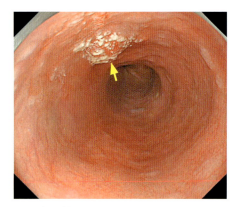

図1 ◆ 再掲

胸部中部食道の前壁左側に，なだらかに立ち上がる発赤調の隆起性病変があり，表面には白色の付着物を認めた．送気伸展しても隆起の丈は高く，深達度はT1b-SM2と診断した．隆起部の口側には浅い陥凹性病変が連続しており，軽度の凹凸を認め，この部分の深達度はT1a-LPMと診断した．

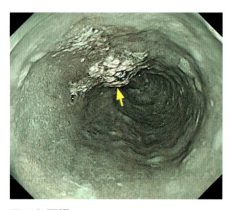

図2 ◆ 再掲

NBI観察像では，白色の付着物を伴う隆起の口側に，brownish areaが拡がっており，中央には白色調の凹凸を認めた．通常観察に比べると，境界は比較的容易に認識できたが，口側の境界はやや不明瞭であった．

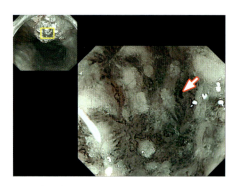

図3 ◆ 再掲

隆起部（☐）のNBI拡大観察像である．白色付着物の間に，拡張・蛇行・口径不同・形状不均一を示す，走行不整の強い非ループ血管が観察された．食道学会分類Type B2と判断し，深達度T1a-MM～T1b-SM1と診断した．一部に径の太い血管を認めたが（⇨），非常に短いため，Type B3血管とは判断しなかった．

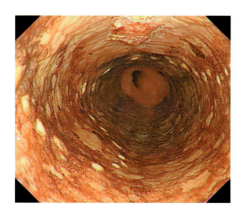

図4 ◆ 再掲

0.75％ヨード撒布後にマーキングを施行した内視鏡像である．背景粘膜はまだら食道を呈しており，画面左下にも副病変を認めた．0-Ⅱc部に畳目模様を認めたが，間隔が不均一であり，発赤隆起部では途絶していた．以上より，ヨード染色からも深達度は隆起部でT1b-SM2，隆起部周囲はT1a-LPMと診断した．

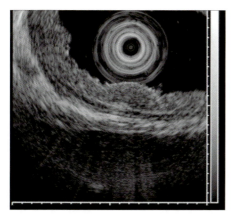

図5 ◆ EUS像

隆起部のEUSを示す．2/5層に厚みのある低エコー性の腫瘤像を認め，下方は凸の形態であり，3/5層は菲薄化していた．4/5層は保たれており，深達度はT1b-SM2と診断した．患者が手術を拒否されたため，ESDを施行した．

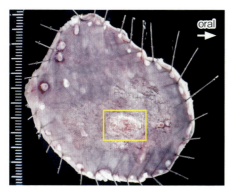

図6 ◆ 新鮮切除標本

新鮮切除標本を示す．右が口側である．標本中央に，境界明瞭な淡い発赤陥凹性病変を認めた．陥凹内の粘膜は全体的に粗造で，右側に軽度の凹凸があり，中央には丈の高い発赤調の隆起性病変を認めた．

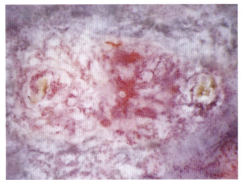

図7◆隆起部拡大像

隆起部の拡大像である．隆起の両端に，対比を行うために施行したマーキングがある．隆起の表面は白色調の付着物に覆われており，その間に拡張・蛇行・口径不同・形状不均一を示す，異常な血管の集簇を認めた．中央部分の血管径はやや太く，密度も上昇していた．

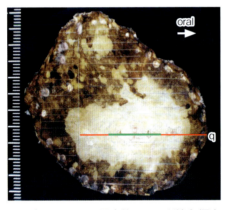

図8◆ホルマリン固定後のヨード染色標本

ホルマリン固定後のヨード染色標本である．標本中央に，新鮮切除標本で認めた発赤陥凹部に一致して，境界明瞭な不整形の不染帯を認めた．標本上部に10 mm程度の境界不明瞭な不染帯があり，副病変と考えられた．次に，隆起部である切片q━部分のルーペ像を呈示する．

図9AにHE染色像，図9Bにデスミン染色を示す．なだらかに立ち上がる，丈の高い隆起性病変であった．隆起の中央部で，粘膜筋板は断裂し，仮想の粘膜筋板ラインを作成すると，粘膜下層浸潤距離は800μmであった．

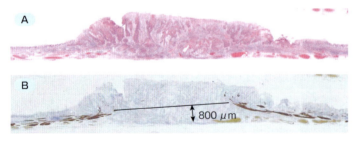

図9◆HE染色像とデスミン染色像

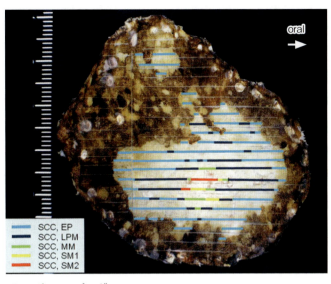

ヨード染色標本上にマッピングを示す．隆起部で深達度T1b-SM2，隆起部周囲では深達度T1a-LPMの扁平上皮癌であった．副病変は深達度EPであった．

図10◆マッピング

 1．T1b-SM2

Summary

【最終診断】
#1　Squamous cell carcinoma, pT1b-SM2（浸潤距離800μm, 浸潤幅10 mm），ly(−), v(−), pH0-IsM0, pVM0, 0-Ⅱc + "Is", 38×33 mm, Mt, Ant
#2　Squamous cell carcinoma, pT1a-EP, ly(−), v(−), pHM0, pVM0, 0-Ⅱb, 9×6 mm, Mt, Lt

① 通常観察では，陥凹性病変内に丈の高い0-Is病変を認めた．畳目模様は途絶しており，深達度T1b-SM2と診断した．
② NBI拡大観察では，0-Is部にType B2血管を認め，深達度T1a-MM〜T1b-SM1と診断した．
③ EUSではT1b-SM2と診断した．以上より，総合的に判断してT1b-SM2と診断した．
④ T1b-SM2でのType B3血管出現率は30％程度と低いため，通常観察で厚みのある病変は，Type B3血管を認めなくても，T1b-SM2と診断するべきである．
⑤ 追加治療として放射線治療が選択された．現在ESD後1年経過したが，再発なく経過している．

第5章 Case Study：Q & A

C. 胃

1. 鑑別診断 Case ①

植松淳一，河合　隆

【症　例】50歳代，男性
【主　訴】特記すべきことなし
【既往歴】糖尿病，高血圧

1. 胃体中部後壁に8 mm大の隆起性病変（図1，2）を認める．診断は？
2. 超音波内視鏡所見を示す（図3）．深達度と治療方針は？

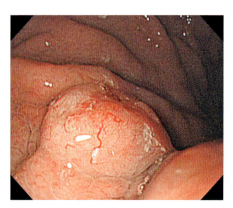

図1 ◆ 胃体中部後壁の隆起性病変

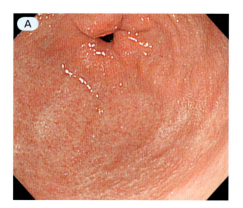

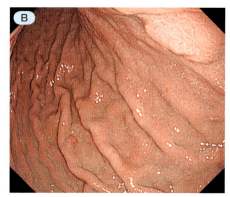

図2 ◆ 胃前庭部と胃体部の背景粘膜

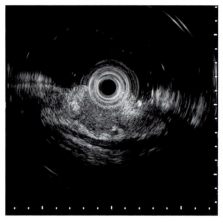

図3 ◆ 超音波内視鏡像

解説

● 内視鏡像による評価

胃体中部後壁に黄色調の表面平滑な粘膜下腫瘍様の扁平隆起を認める（図1）．頂部には血管拡張を伴い，生検瘢痕と思われる軽度陥凹を認める（図1B➡）．前医での生検にてWHO（2010年）分類（表1）[1]のNET（neuroendocrine tumor：神経内分泌腫瘍）G1の診断であった．NET G1，G2に相当する胃カルチノイドは胃粘膜深層に存在する内分泌細胞を発生源とする上皮性腫瘍であるが，早期に粘膜下層を中心に増殖する．内視鏡像は黄色調の粘膜下腫瘍の形態を呈し，しばしば毛細血管拡張所見（図1A○）を認める．弾性硬で可動性があることが多く，頂部の不整陥凹やびらんは悪性度を示す所見である[2]．

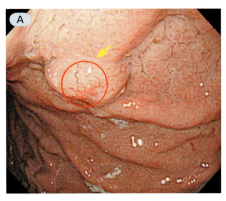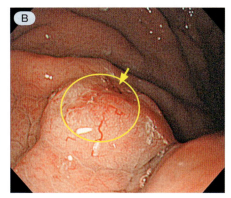

図1 ◆ 再掲（胃カルチノイド）
A）遠方からの所見，B）近接像

表1 ◆ 2010年WHO分類によるNETの病理組織学的分類

WHO病理組織学的分類	核分裂像（/10HPF）	Ki67指数（%）
1. Neuroendocrine tumor：NET G1（carcinoid）	＜2	≦2
2. Neuroendocrine tumor：NET G2	2〜20	3〜20
3. Neuroendocrine carcinoma：NEC（large cell or small cell type）G3	＞20	＞20
4. Mixed adenoneuroendocrine carcinoma（MANEC）		
5. Hyperplastic and preneoplastic lesions		

背景胃粘膜は，前庭部に萎縮性変化はなく（図2A），胃体部を中心に高度萎縮性変化を認めることから（図2B）A型胃炎が疑われる．

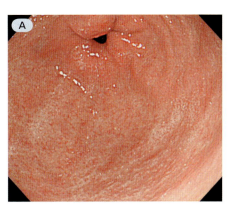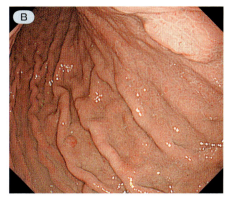

図2 ◆ 再掲（胃底腺の高度萎縮）

● 超音波内視鏡と治療方針の検討

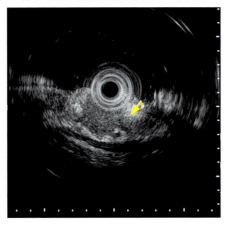

図3 ◆ 再掲

超音波内視鏡所見では，内部はほぼ均一な低エコー腫瘤が第2層を中心に存在し，第3層は一部菲薄化しているが断裂は認めない（図3 ⇨）．深達度はSM中層と考える．

　胃カルチノイドの治療方針は，Gilliganら[3]が治療ガイドラインを提唱しており，胃カルチノイドの種類により異なる．基本となるのはRindiら[4]による病型分類であり（表2），Ⅰ型はA型胃炎を，Ⅱ型は多発性内分泌腺腫症（MEN 1型），Zollinger-Ellison症候群を背景にし，ともに高ガストリン血症を伴うが，Ⅲ型は特別な背景因子を有さず，孤発性（sporadic）である．内視鏡的な背景粘膜については，Ⅰ型は胃底腺領域の萎縮が著明であり，Ⅱ型は萎縮を認めないが肥厚性胃炎を伴う．Ⅲ型は萎縮も肥厚性胃炎も認めない．治療は高ガストリン血症を背景としたⅠ型・Ⅱ型では，腫瘍径1 cm未満で5病変以下であればまずは内視鏡的切除を施行し，それ以外の場合と再発病変では幽門側胃切除＋局所切除を推奨している．またⅢ型は悪性度が高く，胃癌に準じた定型的リンパ節郭清を伴う胃切除術が推奨される．

　本症例は胃体部を中心とした高度萎縮性胃炎があり，血清ガストリン値は2,600 pg/mLと著明に上昇していた．また，抗壁細胞抗体陽性より，A型胃炎を背景としたRindi Ⅰ型のカルチノイドと診断．長径が1 cm未満，深達度SM中層の病変であるため，ESDを施行した．

表2 ◆ 胃カルチノイドの分類と治療

	特徴	内視鏡的粘膜背景	治療
Ⅰ型	A型胃炎，高ガストリン血症	胃底腺の高度萎縮	1 cm未満，5病変以下であれば内視鏡治療．それ以外，再発病変は外科的切除．
Ⅱ型	MEN 1型，Zollinger-Ellison症候群に付随する高ガストリン血症	萎縮なし，肥厚性胃炎	
Ⅲ型	孤発性	背景因子なし	胃癌に準じた外科的切除

● **病理組織像による診断**

　本症例の内視鏡切除した病理組織標本を示す（図4，5）．5×5 mm大の腫瘍が主に粘膜下層に局在し，一部で粘膜内に突出している．腫瘍内には小型核を有した腫瘍細胞が胞巣状に増殖している．脈管侵襲は認めず，側方および深部断端は陰性であった．免疫染色では，chromograninA陽性，synaptophysin陽性，核分裂像は1/10HPF未満，Ki-67標識率は約1〜2％であり，WHO分類のNET G1と診断した．

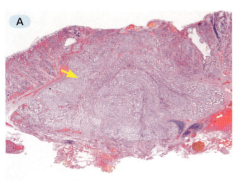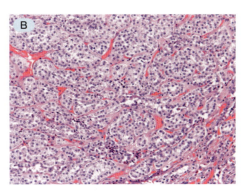

図4 ◆ 病理組織像
A）HE染色像：弱拡大，腫瘍は粘膜下層に局在（⇨）
B）HE染色像：強拡大，ほぼ均一で小型の類円形核をもつ腫瘍細胞が増殖

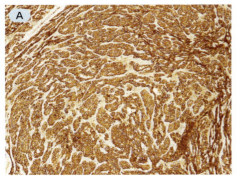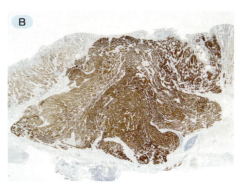

chromograninA染色像　　　　　　　　　synaptophysin染色像

図5 ◆ 免疫染色像

1. 胃カルチノイド（NET G1）
2. 深達度は粘膜下層，治療はESD

Summary

【最終診断】
Cartinoid tumor（NET G1）

① 内視鏡所見は，表面平滑な黄色調の粘膜下腫瘍形態であり，血管拡張所見を伴う．

② EUSによる深達度診断は，内部ほぼ均一な低エコー腫瘤が第2層を主座とし，第3層は一部に菲薄化を伴っていることから，SM中層と診断した．

③ A型胃炎を背景とするⅠ型カルチノイドの診断であり，長径1cm未満，深達度SM中層と考えESDを施行した．病理組織結果は粘膜下層に局在する5mm大の腫瘍であり，核分裂数＜2（/10HPF）・Ki67指数≦2（％）よりWHO分類のNET G1の診断であった．脈管侵襲，深部断端ともに陰性であったが，本症例では今後も内視鏡的経過観察を継続する．

文　献

1) 「WHO Classification of Tumours of the Digestive System, Fourth edition」（Bosman FT, et al, eds），pp13-14, IARC, 2010
2) Soga J：Carcinoids and their variant endocrinomas. An analysis of 11842 reported cases. J Exp Clin Cancer Res, 22：517-530, 2003
3) Gilligan CJ, et al：Gastric carcinoid tumors: the biology and therapy of an enigmatic and controversial lesion. Am J Gastroenterol, 90：338-352, 1995
4) Rindi G, et al：Gastric carcinoids and neuroendocrine carcinomas: pathogenesis, pathology, and behavior. World J Surg, 20：168-172, 1996

第5章 Case Study：Q & A

C. 胃

1. 鑑別診断 Case ②

植松淳一，福澤誠克

Q

【症　例】70歳代，女性
【主　訴】健康診断にて胃の異常指摘
【既往歴】特記すべきことなし

1. 胃体上部大彎に30 mm大の粘膜下腫瘍（図1，2）を認める．鑑別疾患は？
2. 精査と治療方針は？

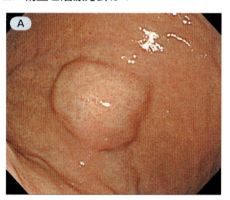
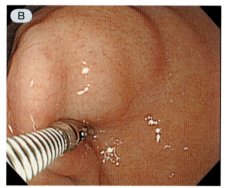

図1 ◆ 胃体上部大彎の隆起性病変

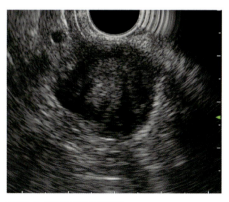

図2 ◆ 超音波内視鏡像

解説

● 内視鏡像による評価

胃体上部大彎に約30 mm大，表面平滑で丘状の粘膜下腫瘤を認める（図1A）．

鉗子診では可動性の乏しい弾性硬な腫瘤である（図1B）．胃体上部に好発する胃粘膜下腫瘍（SMT）はGISTが多く，ついで平滑筋腫や神経鞘腫などがあげられる．ただし，これらの病変を内視鏡のみで診断するのは困難であり，超音波内視鏡（EUS）にて腫瘍の局在および性状を評価する．

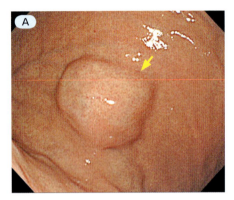 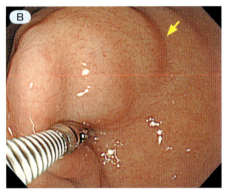

図1 ◆ 再掲（胃体上部大彎のSMT）

また，「GIST診療ガイドライン」[1]に従うと腫瘍径2〜5 cmのSMTもしくは，2 cm未満で増大傾向や悪性所見のあるものは，原則CT，EUS，可能なら超音波内視鏡下穿刺吸引生検（EUS-FNAB）による病理組織診断を行うとされており，原則精査を行う（図3）．

● 粘膜下腫瘍の診断

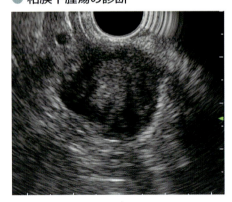

超音波内視鏡所見では，第4層と連続し，管外発育する内部エコー不均一な低エコー腫瘤を認める（図2）．不均一な内部エコーは腫瘍内出血や壊死を反映する所見であり，悪性度をもつGISTが疑われる．

図2 ◆ 再掲

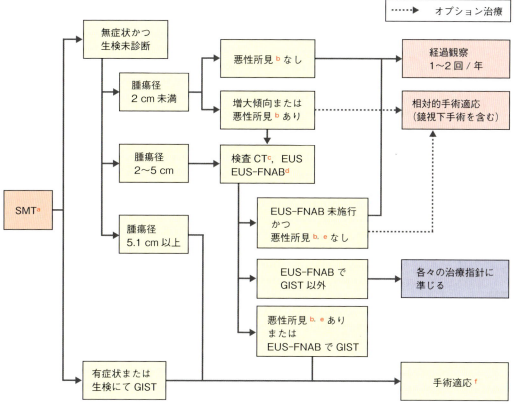

図3 ◆ 胃粘膜下腫瘍（SMT）の治療方針
  a. 内視鏡下生検の病理組織診断により，上皮性病変などを除外する．漿膜側からの生検は禁忌
  b. 潰瘍形成，辺縁不整，増大
  c. 経口・経静脈性造影剤を使用し，5 mm スライス厚以下の連続スライスが望ましい
  d. EUS-FNAB 施行が望まれるが，必須ではない
  e. CT で壊死・出血，辺縁不整，造影効果を含め実質の不均一性，EUS で実質エコー不均一，辺縁不整
  f. 術前組織診断ができていない場合は，術中病理診断を行うことが望ましい
（文献1より引用）

　EUS-FNABによる病理組織学的所見では，紡錘形の腫瘍細胞が束状配列を示し，免疫染色にてc-kit陽性，CD34陽性，Ki-67標識率5％より低リスク群GISTと診断した．病理組織診断の方法は，ガイドライン上EUS-FNABが推奨されているが，設備や技術面の問題もあり実施できる施設は限られている．実際，切除標本で確定診断を得ることも多い．その他の生検方法としては，ESDの手法を応用した粘膜切開生検の有用性を片岡[2]らは報告している．

● 治療方針とリスク分類

　治療方針は胸腹部造影CTにて明らかな転移を認めなかったことよりGIST診療ガイドラインに従い，外科的切除を行った．切除した標本から腫瘍のサイズは27×25×20 mmであり，病理組織診断はc-kit陽性，CD34陽性，αSMA陰性，desmin陰性，S-100陰性，Ki-67標識率5％，核分裂像3個/50HPFで，生検組織と同様に低リスク群GISTであった（図4，表）．本例は腫瘍径5 cm以下であり腹腔鏡下胃部分切除術が行われたが，近年は管内発育型を呈する5 cm以下のGISTに対し，より低侵襲な腹腔鏡・内視鏡合同手術（LECS）の報告[3]も多い．

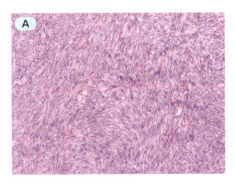
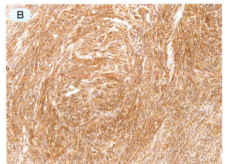
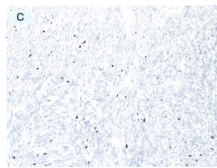

図4 ◆ 外科手術標本の病理組織像
A）手術標本組織のHE染色像
B）手術標本組織のc-kit免疫組織染色像
C）手術標本組織のKi-67免疫組織染色像

表 ◆ GISTリスク分類（Joensuu分類）

リスク分類	腫瘍径（cm）	核分裂像数（/50HPF）	原発部位
超低リスク	≦2.0	≦5	―
低リスク	2.1〜5.0	≦5	―
中リスク	≦5.0	6〜10	胃
	5.1〜10.0	≦5	
高リスク	―	―	腫瘍破裂あり
	>10.0	―	―
	―	>10	
	>5.0	>5	
	≦5.0	>5	胃以外
	5.1〜10.0	≦5	

（文献4，5を参考に作成）

1. 体上部に好発するSMTとして，GIST，平滑筋腫，神経鞘腫などが考えられる．
2. 2 cm以上のSMTであり精査を要す．CT，EUS，可能ならEUS-FNAB施行．30 mmの低リスク群GISTの診断であり原則手術．

Summary

【最終診断】
Gastrointestinal stromal tumor（GIST），27 × 25 × 20 mm

① 内視鏡所見は，30 mm大の弾性硬，表面平滑な粘膜下腫瘍であった．
② 20 mm以上のSMTであり，精査施行したところ，EUSにて4層から連続する内部不均一な低エコー腫瘍を認めGISTが疑われた．
③ 病理組織診断としてEUS-FNAB施行し低リスク群GISTと診断した（紡錘形の腫瘍細胞が束状配列し増殖．免疫組織化学的には，c-kit陽性，CD34陽性，αSMA陰性，desmin陰性，S-100陰性，Ki-67標識率5％，核分裂像3個/50HPF）．
④ GIST診療ガイドラインに従い，外科的切除を行った．切除標本の病理組織診断はEUS-FNABの病理診断と細胞学的悪性度も含め一致していた．

文献

1) 「GIST診療ガイドライン 第3版」（日本癌治療学会，他／編），金原出版，2014
2) Kataoka M, et al：Mucosal cutting biopsy technique for histological diagnosis of suspected gastrointestinal stromal tumors of the stomach. Dig Endosc, 25：274-280, 2013
3) Hiki N, et al：Laparoscopic and endoscopic cooperative surgery for gastrointestinal stromal tumor dissection. Surg Endosc, 22：1729-1735, 2008
4) Joensuu H：Risk stratification of patients diagnosed with gastrointestinal stromal tumor. Human pathology, 39：1411-1419, 2008
5) Rutkowski P, et al：Validation of the Joensuu risk criteria for primary resectable gastrointestinal stromal tumour-the impact of tumour rupture on patient outcomes. Eur J Surg Oncol, 37：890-896, 2011

第5章 Case Study：Q & A

C. 胃

1. 鑑別診断 Case ③

植松淳一，河合　隆

【症　例】60歳代，女性
【主　訴】胃部不快感
【既往歴】胃潰瘍

1. 胃角部後壁に腫瘍性病変（図1〜3）を認める，診断は？
2. 治療方針は？

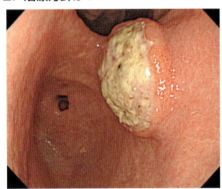

図1 ◆ 通常内視鏡像

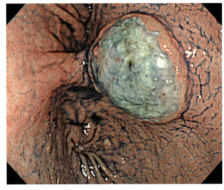

図2 ◆ インジゴカルミン撒布像

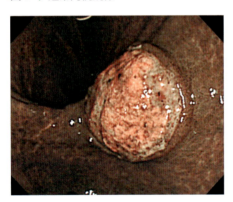

図3 ◆ NBI内視鏡像

解説

● 内視鏡像による評価

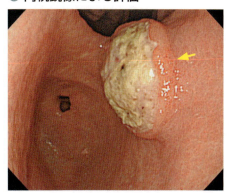

図1 ◆ 再掲（耳介様周堤を呈する潰瘍型腫瘤）

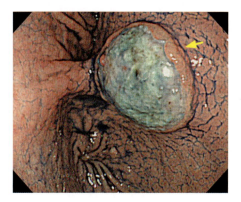

図2 ◆ 再掲（辺縁は整である）

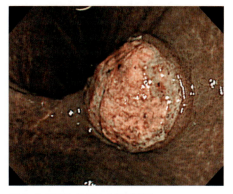

図3 ◆ 再掲（NBI内視鏡像）

　胃角部後壁に直径40 mm大の表面に潰瘍形成を伴う腫瘤を認める．病変の立ち上がりは正常粘膜に覆われた粘膜下腫瘍様であり，潰瘍辺縁は整で耳介様の周堤を呈している（図1〜3）．また，腫瘤は比較的柔らかく伸展性は良好であった．

　潰瘍形成を伴う粘膜下腫瘍として，GIST，悪性リンパ腫などが鑑別にあがる．

● 確定診断と治療方針

生検による病理組織標本を示す（図4）．

HE染色にて組織全体が腫瘍細胞の増殖から成り，大型の異型リンパ球（図4B ⇨）が増生している．免疫組織化学染色にてCD20, CD79aは陽性で，CD5, CD10, Bcl-2は陰性，Ki67標識率は80％以上であった．以上より悪性リンパ腫（diffuse large B-cell lymphoma：DLBCL）と診断した．

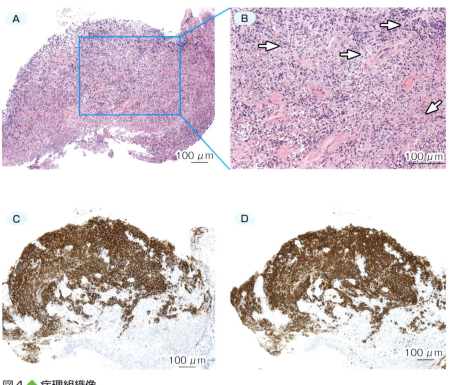

図4 ◆ 病理組織像
A）HE染色像（弱拡大），B）HE染色像（強拡大），C）CD20免疫染色，D）CD79a免疫染色

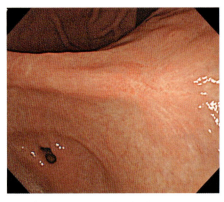

さらに，ほかの検査にて臨床病期stage Iと評価されたため，R-CHOP療法を施行した．その後，上部消化管内視鏡所見で完全寛解（図5）が確認され，現在も寛解維持している．

図5 ◆ R-CHOP療法施行後

胃原発悪性リンパ腫は，胃悪性腫瘍の中では3〜10％と稀であるが，節外性リンパ腫の中では最も頻度が高い原発部位である．胃悪性リンパ腫の大部分はB細胞性であり，MALTリンパ腫とDLBCLで約90％を占める[1]．

　MALTリンパ腫では約90％が*H.pylori*感染による慢性胃炎を基盤としており，*H.pylori*除菌により70％以上が完全寛解（CR）を得られる．

　また，限局期の胃DLBCLに対してはR-CHOP療法を主体とした化学療法が標準治療として確立されつつあり，高い治療成績を治めている[2]．近年では，DLBCLに対しても*H.pylori*除菌の有効性が報告され始めている[3]．

1. Non-Hodgkin's lymphoma and diffuse large B-cell lymphoma（DLBCL）
2. 臨床病期stage Iにて，R-CHOP療法を行う．

Summary

【最終診断】
悪性リンパ腫（diffuse large B-cell lymphoma：DLBCL）

① 内視鏡所見では，約40 mmの潰瘍形成を伴う粘膜下腫瘍様の病変であった．潰瘍辺縁は整で耳介様の周堤を呈しており，悪性リンパ腫（穿潰型）が疑われた．
② 病理組織所見にて大型の異型リンパ球の増生を認め，免疫染色ではCD20，CD79aが陽性であり，DLBCLと診断した．
③ 臨床病期は stage I であるため，DLBCLの標準的治療法であるR-CHOP療法を施行した．

文　献

1) Nakamura S & Matsumoto T：Gastrointestinal lymphoma：recent advances in diagnosis and treatment. Digestion, 87：182-188, 2013
2) Avilés A, et al：Rituximab and chemotherapy in primary gastric lymphoma. Cancer Biother Radiopharm, 24：25-28, 2009
3) Kuo SH, et al：Helicobacter pylori eradication therapy is effective in the treatment of early-stage H pylori-positive gastric diffuse large B-cell lymphomas. Blood, 119：4838-4844；quiz 5057, 2012

第5章 Case Study：Q & A

C. 胃

1. 鑑別診断 Case ④

植松淳一，河合　隆

【症　例】50歳代，男性
【主　訴】胃部不快感
【既往歴】2型糖尿病，慢性腎不全，高血圧

1. 胃穹隆部に腫瘍性病変を認める（図1〜3）．診断は？
2. 治療方針は？

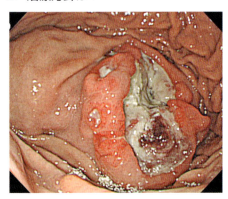

図1 ◆ 通常内視鏡像

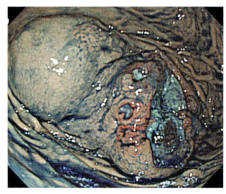

図2 ◆ インジゴカルミン撒布像

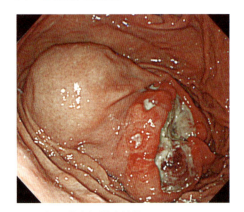

図3 ◆ 通常内視鏡全体像

解　説

● 内視鏡像による評価

胃穹隆部に直径80 mm大の表面に潰瘍形成を伴う粘膜下腫瘍を認める（図1～3）．潰瘍底は深掘れで，一部凝血塊（図1○）を伴う．また，周堤は厚みがあり，表面に小潰瘍（図1⇨）を認める．GISTを第1に考える．

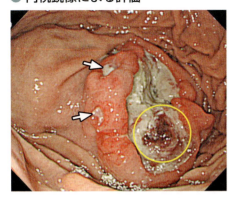

図1 ◆ 再掲（潰瘍伴う巨大な粘膜下腫瘍）

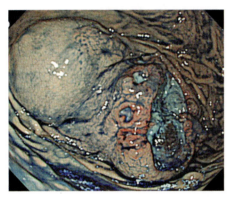

図2 ◆ 再掲（潰瘍伴う巨大な粘膜下腫瘍）

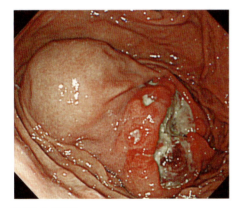

図3 ◆ 再掲

● 診断と治療方針

病理組織学的所見にて，紡錘形の腫瘍細胞が密に増生し（図4A），免疫染色にてc-kit陽性（図4B），CD34陽性，Ki-67標識率25％（図4C），核分裂像50/50 HPFであり高リスク群GISTと診断した．

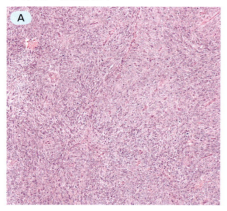
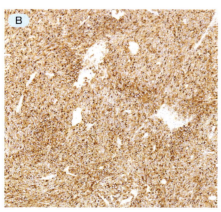
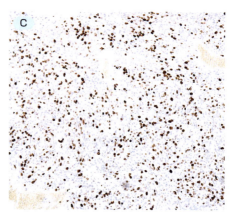

図4 ◆ 病理組織像
A）HE染色像
B）c-kit免疫染色像
C）Ki-67免疫染色像

「GIST診療ガイドライン」に従い，腫瘍径5 cm以上，また出血コントロール目的で外科手術を行った．術前のCTにて横隔膜への浸潤が疑われたが，手術所見においても腹膜転移を認めたため，術後イマチニブ投与を開始した．その後出血コントロール不良にて他界された．

GISTの悪性の指標として，腫瘍径10 cm以上，核分裂像5/50HPF以上，Ki-67標識率10％以上などがあげられる．高リスクのGISTの再発／転移部位は肝あるいは腹膜の頻度が高く，転移が単発であることは少ない．外科治療単独での根治は難しく，イマチニブ治療を第1に考える．

1. Gastrointestinal stromal tumor (GIST)
2. 高リスク群であり腹膜転移を認めたため，イマチニブ治療．

Summary

【最終診断】
Gastrointestinal stromal tumor（GIST），高リスク群
横隔膜・膵・脾浸潤，腹膜転移

① 内視鏡所見は，深い潰瘍を伴う直径80 mm大の，巨大な粘膜下腫瘍であった．
② 病理組織学的所見にて，c-kit陽性，CD34陽性，Ki-67標識率25％，核分裂像50/50HPFであり高リスク群GISTと診断した．
③ GIST診療ガイドラインに従い手術を行ったが，腹膜転移を認めたため，術後イマチニブ治療を行った．

文　献

1) 「GIST診療ガイドライン 第3版」（日本癌治療学会，他/編），金原出版，2014

第5章 Case Study：Q & A

C. 胃

1. 鑑別診断 Case ⑤

関口雅則，小田一郎，谷口浩和

【症　例】 50歳代，女性
【現病歴】 上部消化管内視鏡検査で，胃体中部後壁に図1〜4のような病変を認めた．

1．この病変の診断は？
2．治療方針は？

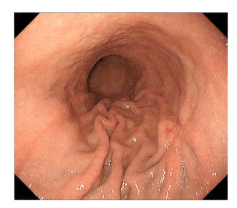

図1 ◆ 通常内視鏡像（空気量少なめ，見下ろし）

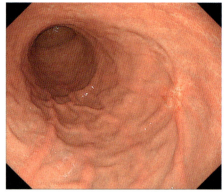

図2 ◆ 通常内視鏡像（空気量多め，見下ろし）

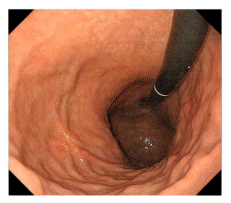

図3 ◆ 通常内視鏡像（反転観察）

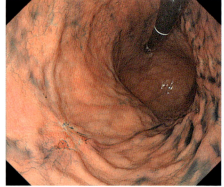

図4 ◆ インジゴカルミン撒布像（反転観察）

解 説

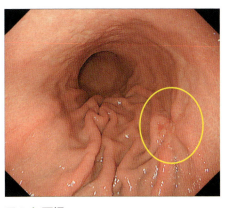

図1 ◆ 再掲

空気量少なめにて，胃体中部後壁にヒダの集中（図1○）を認める．

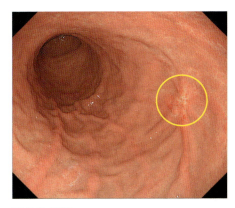

図2 ◆ 再掲

送気して近接すると，ヒダの集中を伴う褪色調で不整形の陥凹性病変を認める（図2○）．大きさは20 mm程度である．送気による伸展は比較的良好であるが，軽度の厚みを伴う．陥凹内の一部に発赤調の粘膜を認める．

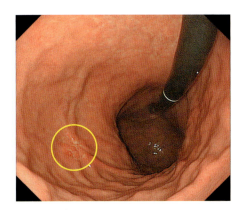

図3 ◆ 再掲

反転観察においても病変は軽度の厚みを認める（図3○）．

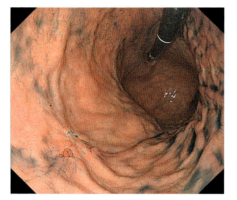

図4◆再掲

インジゴカルミン撒布像では不整形の陥凹境界やヒダの中断所見が明瞭となった（図4）．また粘膜模様は保たれており，通常観察で陥凹内の一部に認めた発赤調粘膜は，取り残し粘膜や再生性粘膜と思われた．

病変は送気にて伸展良好であり，空気量少なめにて硬さはそれほど感じられず，深達度M，0-Ⅱc，UL（+）と診断した．ただし軽度の厚みを伴うため深達度SMの可能性も疑われた．生検にて低分化癌および印環細胞癌を認め，PPG（pylorus-preserving gastrectomy：幽門保存胃切除術）を施行した．

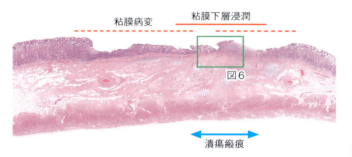

図5◆病理組織像（ルーペ像）

病理では，褪色調の陥凹域に一致して粘膜層に低分化腺癌および一部に印環細胞癌の増殖，さらに病変中心では粘膜下層への低分化腺癌の浸潤を認めた．また病変内にUL-Ⅱsの潰瘍瘢痕を認めた（←→）．図5にルーペ像，図6に□の弱拡大，図7に□部分の強拡大，図8に粘膜下層浸潤部を示す．

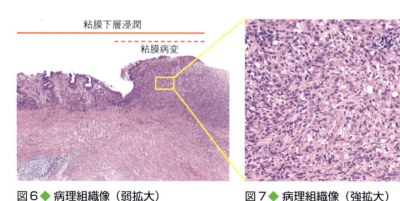

図6◆病理組織像（弱拡大）　　図7◆病理組織像（強拡大）

図8◆病理組織像（粘膜下層浸潤部）

● **鑑別疾患**

図9・10に良性潰瘍瘢痕の観察例を示す．

胃体上部前壁にヒダ集中を認め瘢痕の中心部には発赤が残存している．NBI拡大観察では癌と非癌の境界線（demarcation line），不整な微小血管構造像（irregular microvascular pattern），不整な表面微細構造（irregular microsurface pattern）は認められない．

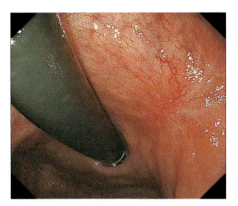 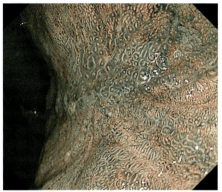

図9◆ 良性潰瘍瘢痕の通常観察像　　図10◆ 良性潰瘍瘢痕のNBI拡大観察像

1. 0-Ⅱc, UL（+）型早期胃癌
2. 幽門温存胃切除術，または幽門側胃切除術

Summary

【最終診断】
Poorly differentiated adenocarcinoma, pSM2, ly0, v0, 0-Ⅱc, UL（+）, 23 × 17 mm

① 胃体中部後壁にヒダ集中を伴う褪色調の不整形の陥凹性病変を認めた．
② 生検にて低分化腺癌および印環細胞癌と診断され，潰瘍瘢痕を伴う未分化型胃癌であり，外科的胃切除が必要と判断した．

第5章 Case Study：Q & A

C. 胃

1. 鑑別診断 Case ⑥

関口雅則，小田一郎，谷口浩和

【症　例】60歳代，女性
【現病歴】上部消化管内視鏡にて，胃角部前壁に図1〜4のような病変を認めた．

1．この病変の診断は？
2．治療方針は？

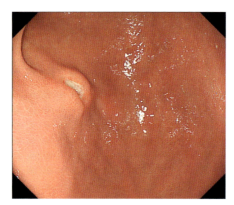

図1◆通常内視鏡像（遠景）

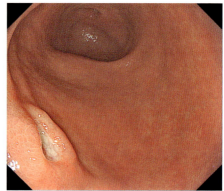

図2◆通常内視鏡像（近接）

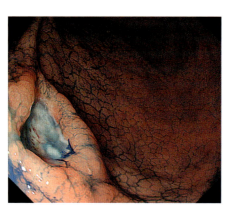

図3◆インジゴカルミン撒布像

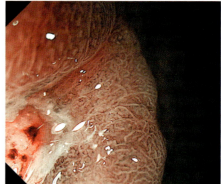

図4◆NBI拡大観察像

解説

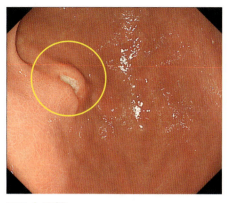

図1 ◆ 再掲

胃角部前壁に辺縁隆起を伴う潰瘍性病変を認める（図1○）．

近接すると潰瘍の辺縁整だが，潰瘍周囲には褪色調粘膜を認め（図2），陥凹領域の存在を疑う．

インジゴカルミン撒布では潰瘍周囲の不整形陥凹が明瞭となる（図3）．

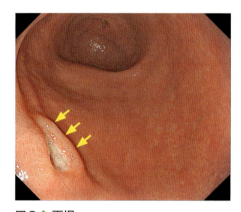

図2 ◆ 再掲

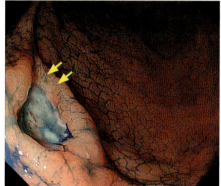

図3 ◆ 再掲

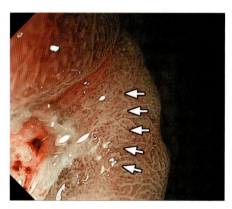

図4 ◆ 再掲

NBI拡大観察では，陥凹内部には形状不均一，非対称性分布，不規則配列を示す不整な微小血管構造像（irregular microvascular pattern：IMVP）を認め，表面微細構造（microsurface pattern）も異常であり，やや不明瞭ながら陥凹辺縁に明らかな癌と非癌の境界線（demarcation line：DL）を認める（図4）．

以上の結果から0-Ⅱc＋Ⅲ型早期胃癌，深達度SMと診断した．生検にて低分化腺癌および印環細胞癌と診断し，幽門側胃切除術を施行した．

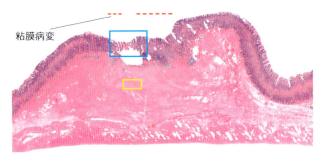

手術時（検査より1カ月後）には，潰瘍は縮小し，周辺隆起を伴う陥凹性病変（0－Ⅱa＋Ⅱc）の形態を示していた．病理では，低分化腺癌の増生を認め，陥凹辺縁には低分化腺癌からなる粘膜内病変を認めた．（図5にルーペ像，図6に□部分の拡大像，図7に□部分の拡大像を示す）．

図5◆病理組織像（ルーペ像）

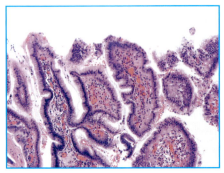

陥凹中心の表層には再生上皮を認め，内視鏡検査時の潰瘍は消化性の潰瘍であったと推測される．

図6◆病理組織像（陥凹中心部）

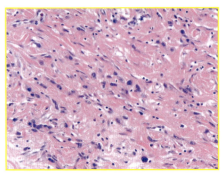

病変深部の粘膜下層では，間質に強い線維化を伴い低分化腺癌の増生を認めた．

図7◆病理組織像（粘膜下層）

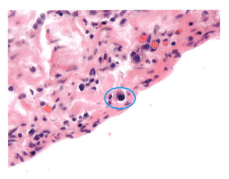

ほかの切片では漿膜までの低分化腺癌の浸潤を認めた（図8）．

図8◆病理組織像（漿膜浸潤）

● 鑑別診断

鑑別診断は胃潰瘍であり，胃潰瘍との鑑別点を**表**に示す．

表 ◆ 胃潰瘍とO-Ⅱc＋Ⅲ型早期胃癌との鑑別点

	胃潰瘍	O-Ⅱc＋Ⅲ型早期胃癌
ヒダ先端	なだらかな先細り	急激な先細り，中断，段差
潰瘍辺縁	放射状，柵状の再生上皮	不整形な陥凹面
潰瘍底	白苔は均一	白苔は不均一

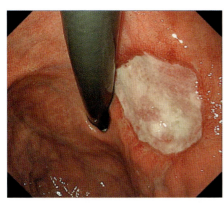

図9 ◆ 良性胃潰瘍の内視鏡像

図9に胃潰瘍の内視鏡像を示す．

胃体上部前壁に潰瘍を認める．潰瘍辺縁は整である．周囲には発赤調の柵状の再生上皮を認める．また病変の大きさの割に潰瘍底の白苔は比較的均一であり，良性潰瘍と診断した．生検ではGroup 1であり，後に潰瘍の瘢痕化を確認した．

1．O-Ⅱc＋Ⅲ型早期胃癌
2．幽門側胃切除術，あるいは幽門温存胃切除術

Summary

【最終診断】
Poorly differentiated adenocarcinoma, pSE, ly0, v1, 0-Ⅱa＋Ⅱc, 28×25 mm

① 胃角部前壁に白苔で覆われた潰瘍性病変を認めた．潰瘍辺縁は整であったが，その周囲に不整な陥凹を認めた．
② NBI拡大観察ではDLおよびIMVPを認めた．
③ 生検にて低分化腺癌と診断され，潰瘍を伴う未分化型胃癌であり，外科的切除が必要と判断した．

第5章 Case Study：Q & A

C. 胃

1. 鑑別診断 Case ⑦

居軒和也，小田一郎，谷口浩和

【症　例】50歳代，女性
【現病歴】心窩部痛に対して内視鏡検査を施行したところ，潰瘍性病変を認めた（図1～3）．

1．最も疑われる疾患は何か？
2．診断を示唆する所見は？

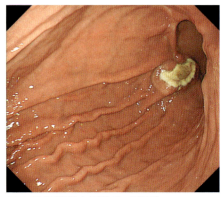

図1 ◆ 通常光内視鏡像（遠景）

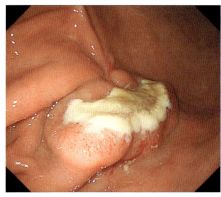

図2 ◆ 通常光内視鏡像（近景）

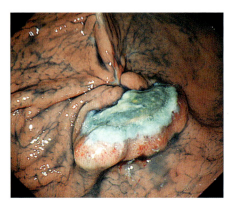

図3 ◆ インジゴカルミン撒布像

解説

　胃原発悪性リンパ腫は，一部のものを除きそのほとんどがB細胞性であり，indolentリンパ腫であるMALT（mucosa-associated lymphoid tissue）リンパ腫か，aggressiveリンパ腫であるDLBCL（diffuse large B-cell lymphoma）に大別される．本症例は，DLBCLの内視鏡像である．胃体下部大彎に大きな潰瘍性病変を認める．線維化をきたしにくいため，病変の大きさ，浸潤の深さのわりに壁の伸展性が良く，柔らかい病変として観察される．病変の主体が粘膜下に存在するため，粘膜下腫瘍様の性質をもち，周堤隆起の表面は平滑で周囲粘膜と同様の光沢を呈する．周堤隆起は耳介様（⇨）を呈することもDLBCLの特徴の1つである（図1, 2）．

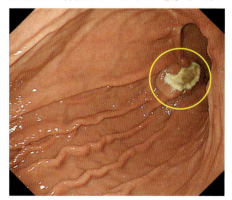

図1 ◆ 再掲

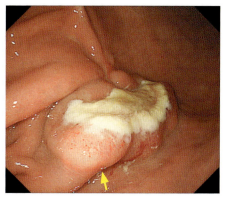

図2 ◆ 再掲

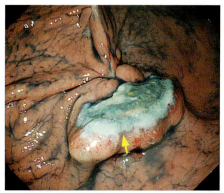

図3 ◆ 再掲

　インジゴカルミン撒布像では，潰瘍辺縁はスムーズで（⇨）はみ出し像を認めない（図3）．

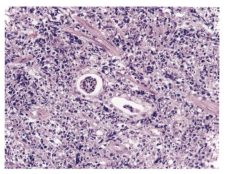

図4 ◆ 病理組織像

　潰瘍底からの生検像である．既存の腺管を一部取り残すようにして中型～大型の異型リンパ球がびまん性に浸潤している（図4）．また，標本の挫滅が目立つ．DLBCLの組織は崩れやすいため，同疾患を疑った場合には，大きめの鉗子で愛護的に組織を採取するなどの工夫が必要である．

　胃悪性リンパ腫の治療としては，病期に基づいて放射線化学療法や化学療法単独が選択される．引き続いて病期決定のために全身検索が必要である．

● 鑑別診断

　鑑別診断として問題になる2型進行胃癌（図5，6）では，悪性リンパ腫と比べて潰瘍底の凹凸不整が目立ち，潰瘍は不整形で，周堤隆起における潰瘍辺縁にはみ出し像（図6B○）を認める．また全体的に硬さ（図5B○）を感じる．

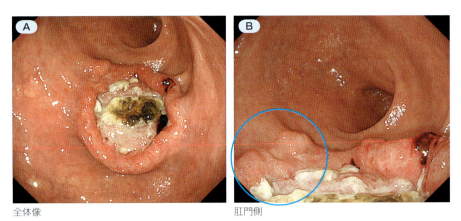

全体像　　　　　　　　　　　　　　肛門側

図5 ◆ 2型進行胃癌の通常内視鏡像

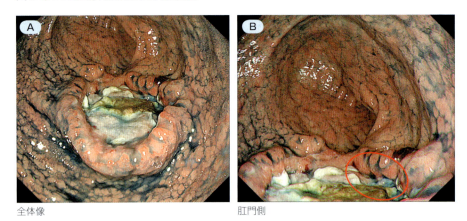

全体像　　　　　　　　　　　　　　肛門側

図6 ◆ 2型進行胃癌のインジゴカルミン撒布像

1. 胃悪性リンパ腫（DLBCL）
2. 空気量を調節して観察することにより胃壁の伸展性が保たれていることを確認する．また周堤が正常粘膜に覆われており，耳介様を呈していることに着目する．

Summary

【最終診断】
Malignant lymphoma, diffuse, large B cell type

① 周堤隆起をもつ潰瘍性病変を認めた．
② 周堤隆起は正常粘膜で覆われており，耳介様を呈していた．また，腫瘍の大きさの割には壁の伸展性は保たれていたことより悪性リンパ腫（DLBCL）と診断した．
③ 2型進行胃癌との鑑別が重要である．

第5章 Case Study：Q & A

C. 胃

1. 鑑別診断 Case ⑧

居軒和也，小田一郎，谷口浩和

【症　例】50歳代，女性
【現病歴】人間ドックの内視鏡検査で異常を指摘．胃内に陥凹性病変を認めた（図1～4）．

1．最も疑われる疾患は何か？
2．診断を示唆する所見は？

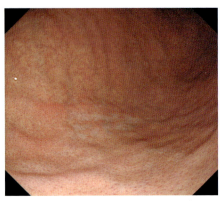

図1 ◆ 通常光内視鏡像（胃角部大彎）

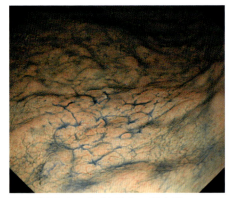

図2 ◆ 同インジゴカルミン撒布像

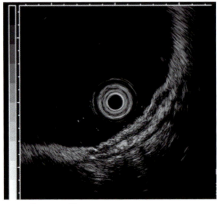

図3 ◆ EUS像

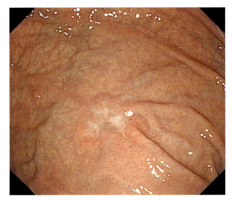

図4 ◆ 通常光内視鏡像（胃体上部大彎）

解説

　胃角部大彎に，褪色調の陥凹性病変を認める（図1）．インジゴカルミン撒布像では表面模様は保たれており，褪色域に一致した段差は認めず境界は不明瞭である（図2）．EUSでは第2層深層から第3層浅層にかけて帯状の低エコー域を認める（図3➡）．同様の病変を胃体上部大彎にも認めた（図4）．以上より胃MALTリンパ腫と診断した．

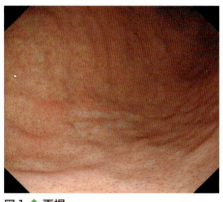

図1 ◆ 再掲

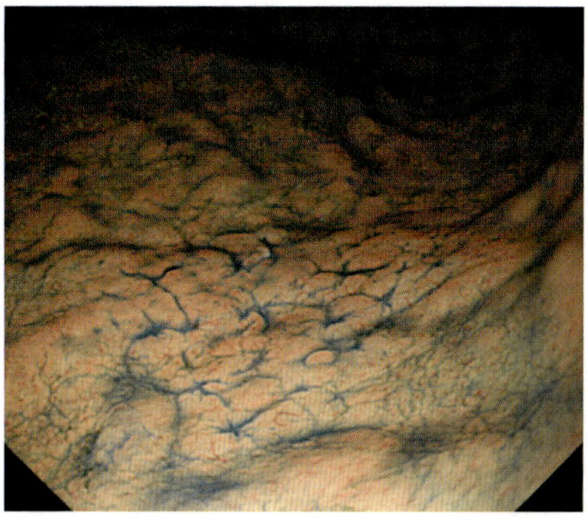

図2 ◆ 再掲

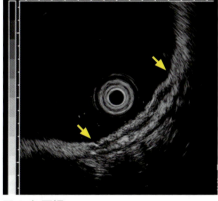

図3 ◆ 再掲

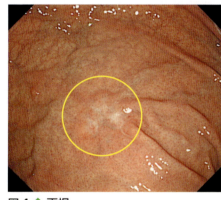

図4 ◆ 再掲

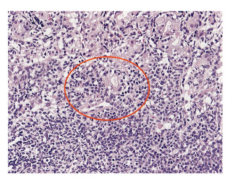

図5 ◆ 病理組織像

　図1の陥凹性病変からの生検像である．小型から中等大のリンパ球の浸潤が目立つ．リンパ腫細胞が腺管内に浸潤し，腺管の変形を伴っており，lymphoepithelial lesion（LEL）の所見である（図5〇）．

胃MALTリンパ腫の肉眼型は多彩であり，特定の分類はないが，「胃と腸」胃悪性リンパ腫編集小委員会の分類[1]では，表層拡大型，腫瘤形成型，巨大皺壁型と分類しており，本症例は表層拡大型に含まれる．

　限局期胃MALTリンパ腫では，*H. pylori*陽性患者に対しては，除菌治療が第1選択となる．

● 鑑別診断

　胃MALTリンパ腫表層拡大型の鑑別診断として問題となる病変としては，特に非萎縮領域の未分化型早期胃癌がある．同様に褪色調であるが，単発であることが多く，しばしば蚕食像を認め，境界が明瞭などの特徴がある．

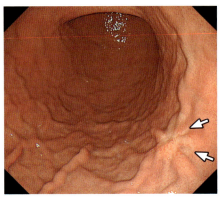

図6は，未分化型早期胃癌例である．境界が明瞭な褪色調の陥凹性病変を認める．

図6 ◆ 未分化型早期胃癌

1. 胃MALTリンパ腫
2. 褐色調の病変が多発しており，周囲との境界が不明瞭で上皮性変化に乏しいことに着目する．

Summary

【最終診断】
Gastric MALT lymphoma

① 胃内に多発する境界不明瞭な褐色調の陥凹性病変を認めた．
② 褪色域に一致した段差は認めない．腫瘤形成，巨大皺壁などを認めず表層拡大型と診断した．
③ 胃MALTリンパ腫は多彩な肉眼型を示し，表層拡大型の病変は未分化型早期胃癌との鑑別が重要である．

文　献
1) 八尾恒良，他：胃悪性リンパ腫の集計成績．胃と腸，15：906-908，1980

第5章 Case Study：Q & A

C. 胃

1. 鑑別診断 Case ⑨

居軒和也，小田一郎，谷口浩和

【症　例】70歳代，男性
【現病歴】胃ESD後のサーベイランス内視鏡検査で胃内に陥凹性病変を認めた（図1～3）．

1．最も疑われる疾患は何か？
2．診断を示唆する所見は？

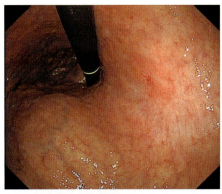

図1 ◆ 通常光内視鏡像

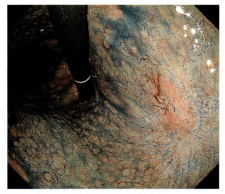

図2 ◆ インジゴカルミン撒布像

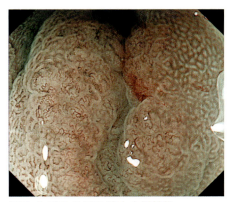

図3 ◆ 図1のNBI拡大内視鏡像

解説

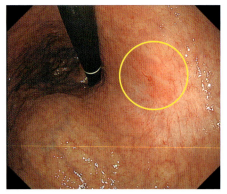

図1 ◆ 再掲

胃体中部小彎のESD後瘢痕口側に軽度発赤調の陥凹性病変を認める（図1）．インジゴカルミン撒布後は陥凹面が明瞭となり，インジゴカルミンをはじく発赤調の領域として境界が認識される（図2）．NBI拡大内視鏡像では，demarcation lineが存在し，その内側にirregular microvascular（MV）pattern（⇨）を認め，癌と診断した（図3）．病変の厚みやヒダの集中など粘膜下層浸潤を示唆する所見は明らかではなく，深達度は粘膜内癌と診断した．

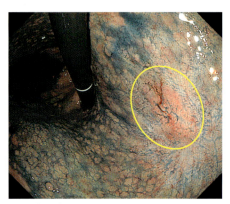

図2 ◆ 再掲

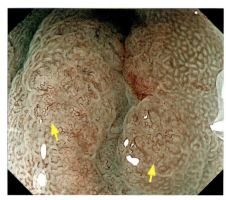

図3 ◆ 再掲

ESD検体の組織像を見ると，分化型腺癌の増殖を認める．腫瘍は粘膜内に留まる（図4）．

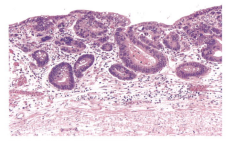

図4 ◆ ESD検体組織像

● 鑑別診断

鑑別診断として問題となる胃炎，腸上皮化生では，NBI拡大観察でregular MV pattern plus regular MS patternを確認することで鑑別が可能である．図5Aに示す胃陥凹性病変は，NBI拡大観察ではregular MV pattern plus regular MS patternおよびlight blue crestを認めた（図5B）．以上より腸上皮化生と診断した．

図5Cは図5Aからの生検像である．腺管を構成する細胞の細胞質内に類円形あるいは楕円形の粘液を有する杯細胞を認める．また細胞質内に赤い顆粒を有するパネート細胞も認める．以上より腸上皮化生（➡）と診断する．

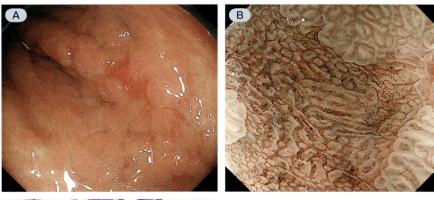

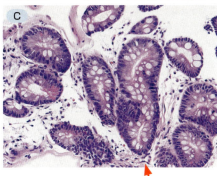

図5 ◆ 腸上皮化性
A）通常内視鏡像，B）NBI拡大像，C）病理像

1. 早期胃癌
2. 領域性のある発赤調の陥凹性病変として認識される．また，NBI拡大観察でdemarcation line, irregular microvascular pattern を認める．

Summary

【最終診断】
Tublar adenocarcinoma, well differentiated, M, Less, 0-Ⅱc, 8×6 mm, tub1, pT1a, UL-Ⅲs, ly（－），v（－），pHM0, pVM0

① 通常光観察で発赤調の陥凹性病変を認めた．インジゴカルミン撒布後は，領域性がありインジゴカルミンをはじく発赤調の陥凹性病変として観察された．
② NBI拡大観察ではdemarcation line, irregular microvascular pattern を認め，早期胃癌と診断した．
③ 早期胃癌の診断にはNBI拡大観察によるdemarcation line, microvascular pattern, microsurface pattern に注目したVS classification[1] が有用である．

文 献

1) Yao K, et al：Diagnostic performance and limitations of magnifying narrow-band imaging in screening endoscopy of early gastric cancer：a prospective multicenter feasibility study. Gastric Cancer, 17：669-679, 2014
2) Uedo N, et al：A new method of diagnosing gastric intestinal metaplasia：narrow-band imaging with magnifying endoscopy. Endoscopy, 38：819-824, 2006

第5章 Case Study：Q & A

C. 胃

2. 深達度診断 Case ①

大仁田　賢，橋迫美貴子

【症　例】80歳代，男性
【主　訴】特になし
【現病歴】健診の胃透視にて異常を指摘され，前医にて上部消化管内視鏡検査を施行したところ，胃に腫瘍性病変を指摘され，精査加療目的で当院紹介となった（図1〜4）．

1．深達度は？
2．治療方針は？

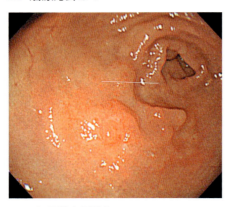

図1 ◆ 通常内視鏡像

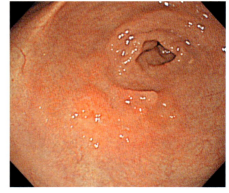

図2 ◆ 通常内視鏡像2

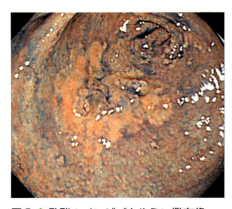

図3 ◆ 酢酸＋インジゴカルミン撒布像

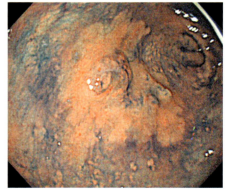

図4 ◆ 酢酸＋インジゴカルミン撒布像2

解 説

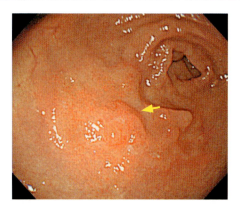

胃前庭部前壁に丈の低い隆起性病変を認めた．隆起の中に陥凹を伴っており粘膜下層への浸潤も疑われた（図1）．

図1 ◆ 再掲

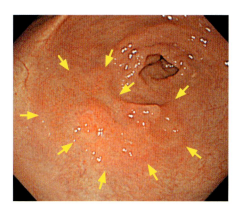

送気をすると病変の伸展が認められた．また背景粘膜の萎縮領域から隆起部分の周囲にも0-Ⅱb進展が類推できた（図2）．送気による病変の伸展がいいことより粘膜内癌と考えた．

図2 ◆ 再掲

NBI拡大観察でdemarcation line，異常な毛細血管パターン（irregular microvascular pattern）や異常な粘膜表面微細構造（irregular microsurface pattern）を認め，病変の境界が明瞭になった（図5）．病変の中心部は網目状血管，表面構造はpit様で，腺管密度の上昇を認めた（図6）．また隆起部分の表面構造はvilli様であった（図6）．ともに高分化腺癌を示唆する所見であった．

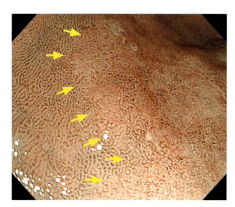 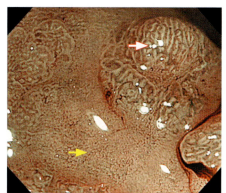

図5 ◆ NBI拡大観察（病変辺縁部）　　図6 ◆ NBI拡大観察（病変中心部）

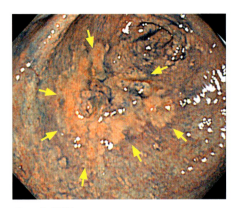

図3 ◆ 再掲

酢酸＋インジゴカルミン撒布により境界が明瞭になった（図3）.

以上より0-Ⅱa＋Ⅱb型，UL（＋），深達度はMと診断した．サイズは3cmをやや超えており，ESD適応外病変と考えられたが，心疾患などの基礎疾患がありESDを施行した．

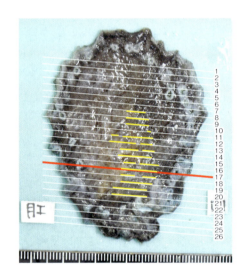

図7 ◆ 切除標本

ESD後切除標本を示す．癌の範囲を黄色でマッピングして示した（図7）.

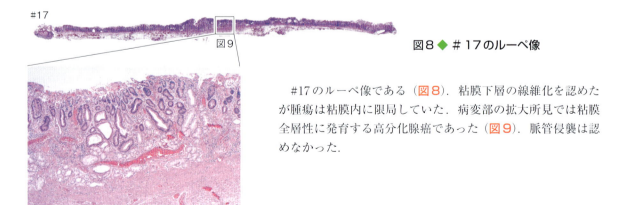

図8 ◆ #17のルーペ像

図9 ◆ 病変部拡大像

#17のルーペ像である（図8）．粘膜下層の線維化を認めたが腫瘍は粘膜内に限局していた．病変部の拡大所見では粘膜全層性に発育する高分化腺癌であった（図9）．脈管侵襲は認めなかった．

1. 粘膜層（M）
2. 外科手術が可能であれば外科手術

Summary

【最終診断】
Well differentiated adenocarcinoma, 0-IIa＋IIb, M, UL（＋）, ly0, v0, HM0, VM0, 33×20 mm,

① 通常観察では病変の境界がやや不明瞭であったが，NBI拡大観察でdemarcation lineを認め，酢酸＋インジゴカルミンの撒布でも境界は明瞭になった．

② 丈の低い隆起の内部に陥凹を認めたが，潰瘍形成は認めず送気により伸展を認めた．NBI拡大観察でも無構造所見は認めなかった．腫瘍のvolumeもなくUL（＋）の粘膜内病変と診断した．

③ UL（＋）で3 cmを超えており，本来であればESD適応外病変であるが，高齢，基礎疾患に心疾患があることよりESDを施行した．

④ ESDによる一括切除の結果，病変は高分化腺癌で粘膜内にとどまっていた．

第5章 Case Study：Q & A

C. 胃

2. 深達度診断 Case ②

大仁田　賢，橋迫美貴子

【症　例】70歳代，女性
【主　訴】特になし
【現病歴】3年前に胃体下部小彎の腺腫に対しESDの既往がある．経過観察目的で上部消化管内視鏡検査を施行したところ，胃に潰瘍性病変を指摘された．病変指摘時（図1, 2）と，PPI投与4週間後（図3, 4）の内視鏡画像を示す．

1．深達度は？
2．治療方針は？

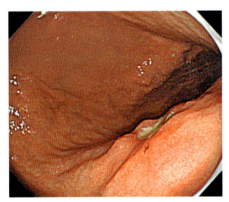

図1 ◆ 通常内視鏡像（病変指摘時）

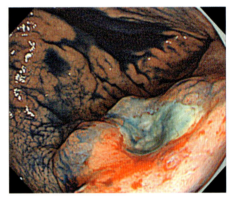

図2 ◆ インジゴカルミン撒布像
　　　（病変指摘時）

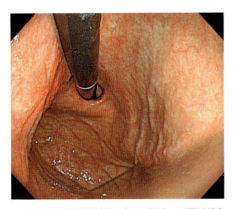

図3 ◆ 通常内視鏡像（PPI投与4週間後）

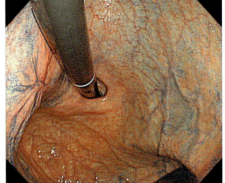

図4 ◆ インジゴカルミン撒布像
　　　（PPI投与4週間後）

解説

胃体上部後壁にヒダ集中を伴った不整な潰瘍性病変を認めた（図1, 2）．潰瘍辺縁が不整であり，癌が疑われた．潰瘍の周囲が隆起しており粘膜下層への浸潤も疑われた．

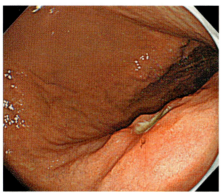

図1 ◆ 再掲

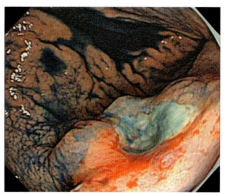

図2 ◆ 再掲

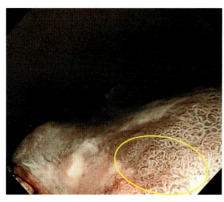

図5 ◆ NBI拡大観察

NBI拡大観察で潰瘍辺縁に大小不同，構造不整な表面構造を認めた（図5○）．生検で中分化腺癌であった．

PPI投与から4週間後の内視鏡検査では潰瘍は瘢痕化していた．ヒダの集中，先細りを認めるが，棍棒状肥大や癒合は認めなかった．また送気での伸展性も良好であった（図3, 4）．
以上より0-Ⅱc型，UL（+），深達度Mの早期胃癌と診断しESDを行った．

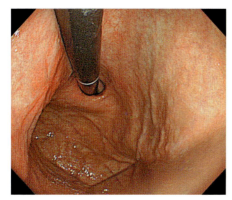

図3 ◆ 再掲

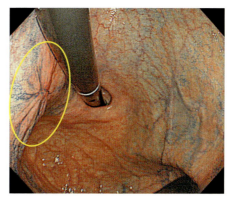

図4 ◆ 再掲

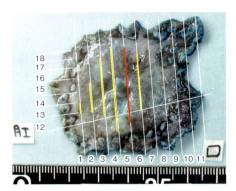

ESD後切除標本を示す．癌の範囲を ▬ にてマッピングして示した（図6）．

図6 ◆ 切除標本

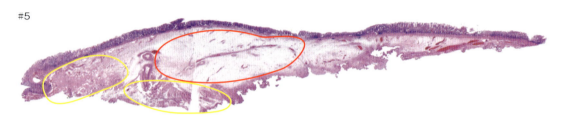

図7 ◆ #5のルーペ像

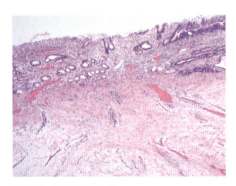

#5のルーペ像である（図7）．粘膜下層に浮腫（○部分）と線維化（○部分）を認めた．腫瘍は粘膜筋板まで浸潤していたが粘膜下層への浸潤はなかった．病変部の拡大所見では中分化腺癌主体で高分化腺癌の混在を認めた（図8）．脈管侵襲は認めなかった．

図8 ◆ 病変部拡大像

1. 粘膜層（M）
2. ESD

Summary

【最終診断】
Moderately differentiated adenocarcinoma, 0-IIc, M, tub2＞tub1, UL（＋）, ly0, v0, HM0, VM0, 25×23 mm,

① 潰瘍を伴っている場合は深達度診断が困難であり，PPI投与後再検が必要である．PPI投与4週間後には潰瘍は瘢痕化していた．

② ヒダ集中を伴う場合，棍棒状肥大やヒダの癒合がある場合は粘膜下層以深への浸潤を疑うが，本症例では認めなかった．また送気での伸展は比較的良好であった．

③ ESDによる一括切除の結果，病変は中分化腺癌主体で粘膜内にとどまっていた．

第5章 Case Study：Q & A

C. 胃

2. 深達度診断 Case ③

大仁田　賢，橋迫美貴子

【症　例】80歳代，男性
【主　訴】特になし
【現病歴】検診目的で他院にて上部消化管内視鏡検査を施行したところ，胃に腫瘍性病変を指摘され，精査加療目的で当院紹介となった（図1～4）．

1．深達度は？
2．治療方針は？

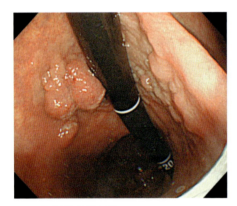

図1 ◆ 通常内視鏡像

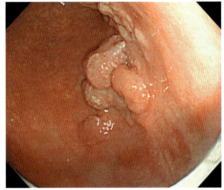

図2 ◆ 通常内視鏡像（見下ろし）

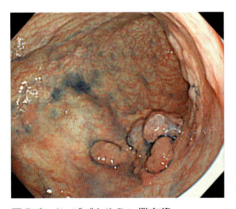

図3 ◆ インジゴカルミン撒布像

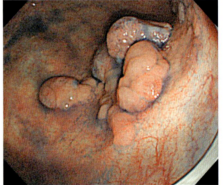

図4 ◆ インジゴカルミン撒布像（近接）

解説

　通常内視鏡検査にてスコープを反転させ胃体下部後壁を観察したところ，広範な隆起性病変を認めた．病変の大彎側は隆起の丈が特に高くなっていた（図1）．図2は同じ病変の見下ろし像である．大彎側には多結節状の隆起（図2○）を認めた．反転でスコープの陰に隠れていた部分は丈の低い隆起で潰瘍は認めなかった．

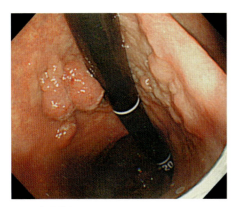

図1 ◆ 再掲

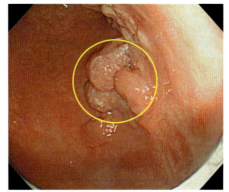

図2 ◆ 再掲

　インジゴカルミン撒布像では病変は約半周を占め，送気により胃壁の硬化は認めなかった（図3）．図4は図3の近接像である．明らかな粘膜下層への浸潤を疑う所見は認めなかった．さらに，蛍光観察（AFI）を行ったところ，病変の境界が明瞭に観察できた（図5）．病変小彎側のNBI拡大像を見たところ（図6），背景粘膜にはlight blue crestが認められた（⇨）．病変部の表面構造はpit様で不整な網目状血管が認められた（⇨）．病変大彎側のNBI拡大像では，villi様構造で比較的形状が均一な部分（図7）と，粘液で観察しづらいが構造が不均一になった部分（図8）を認めた．

　丈が高い部分でSM浸潤している可能性も否定できないが，明らかな硬化像がないため深達度Mと診断しESDを施行した．

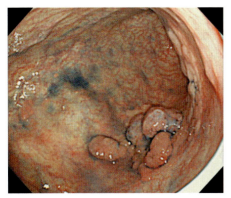

図3 ◆ 再掲

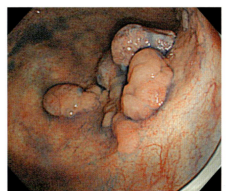

図4 ◆ 再掲

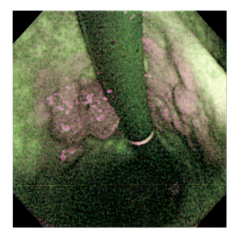

図5 ◆ AFI像

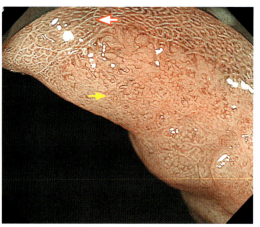

図6 ◆ NBI拡大像（小彎側）

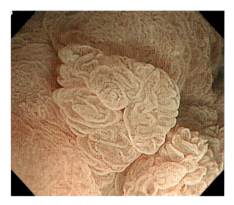

図7 ◆ NBI拡大像（大彎側①）

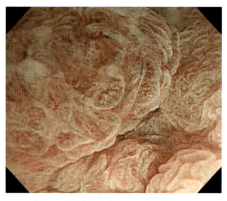

図8 ◆ NBI拡大像（大彎側②）

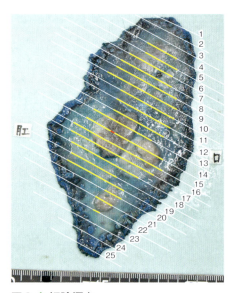

図9 ◆ 切除標本

ESD後切除標本を示す．深達度Mの部分を■，SM1の部分を■にてマッピングして示した（図9）．

#14のルーペ像を見ると（図10），病変部の拡大所見では，丈の高い部分は中分化腺癌主体で（図11A），丈の低い部分は高分化腺癌主体であった（図11B）．腫瘍の大部分は粘膜内にとどまっていたが一部で粘膜下層へ0.3 mmの浸潤を認めた（図11C）．脈管侵襲は認めなかった．

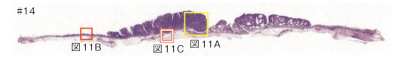

図10 ◆ 病理組織像（ルーペ像）

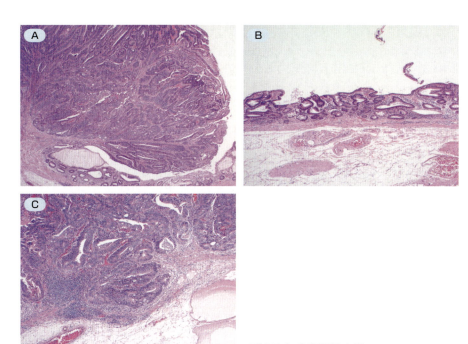

図11 ◆ 病変部拡大像

1．粘膜下層浅層（SM1）
2．診断的治療でESD

Summary

【最終診断】
Moderately differentiated adenocarcinoma, 0-IIa＋I, SM1, tub2＞tub1, UL（－）, ly0, v0, HM0, VM0, 101×46 mm

① 腫瘍のサイズが大きく，大小不同の結節を認めたため粘膜下層への浸潤を否定できなかった．しかし，明らかな硬化像を認めなかったため粘膜内病変と診断しESDを施行したが粘膜下層へ0.3 mm浸潤していた．
② 内視鏡的には深達度MとSM1の鑑別は困難である．
③ 深達度がSM1で腫瘍径が30 mmを超えておりESD適応外病変であるが，高齢のため外科的追加切除は行わず経過観察中である．

第5章 Case Study：Q & A

C. 胃

2. 深達度診断 Case ④

大仁田　賢，橋迫美貴子

【症　例】70歳代，男性
【主　訴】特になし
【現病歴】検診目的で他院にて上部消化管内視鏡検査を施行したところ，胃に腫瘍性病変を指摘され，精査加療目的で当院紹介となった（図1〜4）.

1．深達度は？
2．治療方針は？

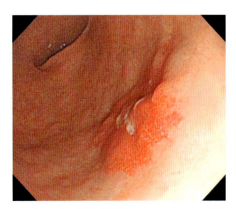

図1◆通常内視鏡像

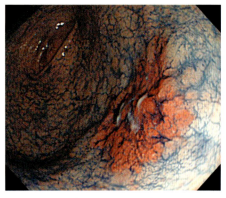

図2◆インジゴカルミン撒布像

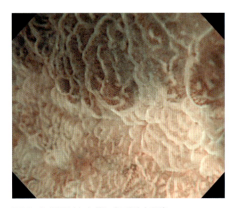

図3◆NBI拡大像（口側大彎）

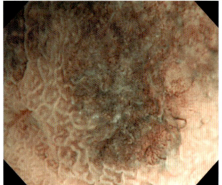

図4◆NBI拡大像（口側後壁）

解 説

　通常内視鏡検査では，胃前庭部後壁に著明に発赤した浅い陥凹性病変を認めた．近接すると，中心には白苔が付着し周囲からの引きつれを認めた（図1）．インジゴカルミン撒布では陥凹面の凹凸不整と周囲からのヒダ集中が明瞭になった（図2）．

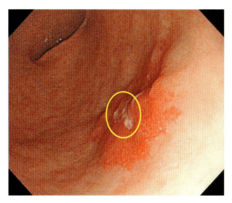

図1 ◆ 再掲

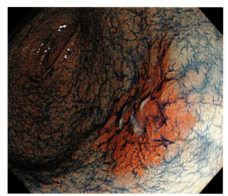

図2 ◆ 再掲

　病変口側大彎寄りのNBI拡大内視鏡像では（図3），病変の境界は明瞭に認識できた．腫瘍部はvilli様構造でやや不均一であった．図4は病変口側後壁寄りのNBI拡大内視鏡像である．表面構造がやや不明瞭で走行不整の血管を認めた（図4○）．

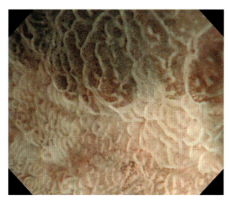

図3 ◆ 再掲

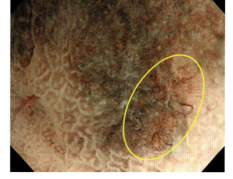

図4 ◆ 再掲

　著明発赤，陥凹内の凹凸不整などSM浸潤を疑わせる所見を認め深達度SM2＞Mと診断したが，UL（＋）のM癌も否定できなかった．診断的治療としてESDを行った．

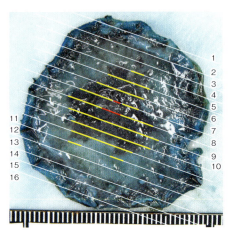

ESD後切除標本を示す．深達度Mの部分を ━ ，SM2の部分を ━ にてマッピングして示した（図5）．

図5 ◆ 切除標本

#7のルーペ像を見ると（図6），腫瘍は高分化腺癌で，最深部では粘膜下層へ0.6 mmの浸潤を認めた（図7 ⇨）．脈管侵襲は認めなかった．後日外科的追加切除を施行したが明らかな遺残およびリンパ節転移は認めなかった．

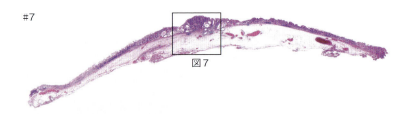

図6 ◆ 病理組織像（ルーペ像）

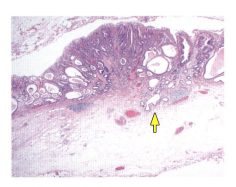

図7 ◆ 病変部拡大像

1．粘膜下層深層（SM2）
2．外科手術

> **Summary**
>
> 【最終診断】
> Well differentiated adenocarcinoma, 0-Ⅱc, SM2, UL（＋）, ly0, v0, HM0, VM0, 20×19 mm
>
> ① 通常観察で陥凹面の色調が著明な発赤を認めたため，SM浸潤が考えられる．
> ② ESDによる一括切除の結果，深達度はSM2であったため外科的追加切除を施行した．

第5章 Case Study : Q & A

C. 胃

2. 深達度診断 Case ⑤

大仁田 賢，橋迫美貴子

【症　例】80歳代，男性
【主　訴】特になし
【現病歴】検診目的で他院にて上部消化管内視鏡検査を施行したところ，胃に腫瘍性病変を指摘され，精査加療目的で当院紹介となった（図1～4）．

1．深達度は？
2．治療方針は？

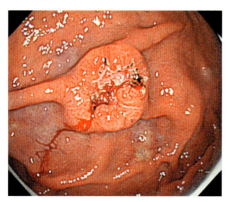

図1 ◆ 通常内視鏡像（胃体中部大彎）

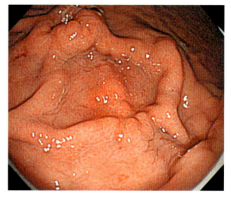

図2 ◆ 通常内視鏡像（胃体中部大彎後壁寄り）

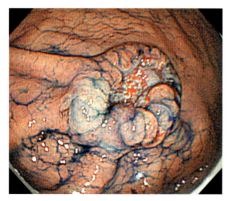

図3 ◆ インジゴカルミン撒布像

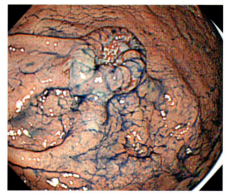

図4 ◆ インジゴカルミン撒布像（遠景）

解説

　胃体部大彎の見下ろし像では（図1），胃体中部大彎に易出血性の不整な潰瘍性病変を認めた（→）．周囲は粘膜下腫瘍様に隆起し，bridging fold を伴っていた．その近傍の後壁肛門側寄りには浅い陥凹性病変を認めた（図2）．

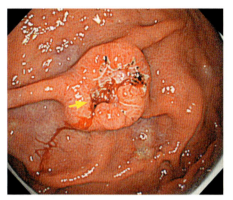

図1 ◆ 再掲

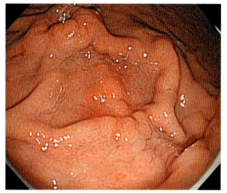

図2 ◆ 再掲

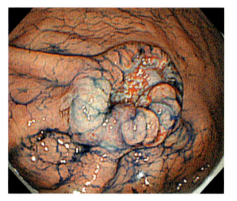

図3 ◆ 再掲

　インジゴカルミン撒布でも，潰瘍周辺の隆起部分は背景の正常粘膜と同様の粘膜であった（図3）．浅い陥凹性病変も明らかな上皮性変化は認めなかった（図4）．浅い陥凹部分のNBI拡大観察では（図5），背景粘膜と比較すると表面構造がやや不整であるが明らかに癌が露出している所見とは言い難かった．

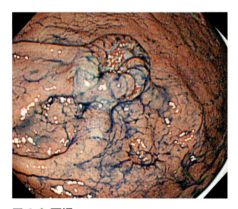

図4 ◆ 再掲

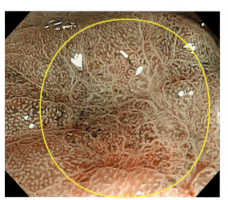

図5 ◆ NBI拡大観察

潰瘍性病変の方は辺縁の隆起が粘膜下腫瘍様の立ち上がりを示しており 0-Ⅱa＋Ⅱc ではなく，進行癌と考えた．また浅い陥凹性病変も潰瘍性病変の癌が粘膜下を進展してきたものと考え，外科手術を行った．

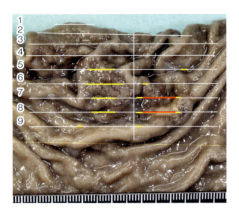

図6 ◆ 切除標本

病変部の切除標本拡大像を図6に示す．癌が粘膜面に露出している部分を ━，粘膜面に露出していない部分を ━ で示した．

腫瘍径は 42×26 mm であった．

#7のルーペ像を見ると，中心の潰瘍を形成している部分（⇔）は癌の露出を認めたが，粘膜下腫瘍様の部分（━）は非腫瘍粘膜がかぶっていた（図7）．肛門側の浅い陥凹性病変の部分は非腫瘍粘膜で覆われていた．拡大像（図8）では全体として中分化腺癌が主体で低分化型の混在も認めた．最深部は漿膜の露出を認め，リンパ管侵襲，静脈侵襲，リンパ節転移も認めた．

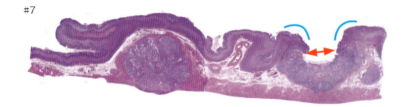

図7 ◆ 病理組織像（ルーペ像）

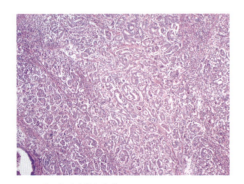

図8 ◆ 病変部拡大像

1. 漿膜層（SE）
2. 外科手術

Summary

【最終診断】
Moderately differentiated adenocarcinoma, Type 2, SE, ly2, v2, pN2, pPM0, pDM0

① 0-Ⅱa＋Ⅱc型様にみえる病変でも，隆起の立ち上がりが粘膜下腫瘍様になっているものでは進行癌を考える．
② 本腫瘍では辺縁の隆起部は非腫瘍粘膜に覆われており，生検の際は潰瘍辺縁から生検するのがポイントである．
③ 近傍の浅い陥凹は粘膜面には明らかな上皮性変化はなく，粘膜下を進展したものと考えられた．
④ 以上より外科手術的切除を行った．

第5章 Case Study : Q & A

C. 胃

3. 治療法の選択 Case ①

豊泉博史

【症　例】60歳代，女性
【主　訴】左側腹部痛を主訴に受診

1．本症例（図1，2）の内視鏡による質的診断は何か？
2．治療方針は？

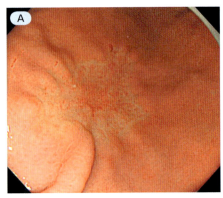

通常光内視鏡　　　　　　　　　色素内視鏡（インジゴカルミン）

図1◆通常内視鏡像

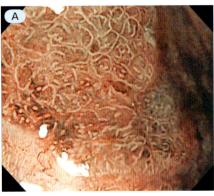 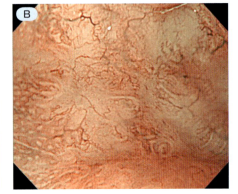

弱拡大　　　　　　　　　　　　強拡大

図2◆NBI併用・拡大内視鏡像

解説

通常内視鏡（図1A）では，胃体下部大彎側に径35×25 mm大の褪色調の浅い陥凹性病変があり，周囲との境界は非常に明瞭である．陥凹内には発赤調の粘膜が散在している．しかし，ヒダの先細り，断絶や癒合は認めず，ヒダ上にも陥凹面が及んでいる．

インジゴカルミン撒布色素内視鏡（図1B）では，陥凹内に胃小区が残存し，通常の陥凹型胃癌とは異なる内視鏡所見を呈している．

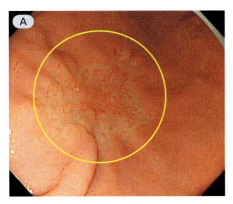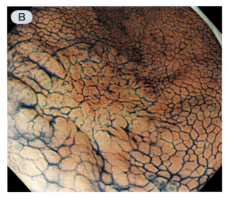

図1 ◆ 再掲

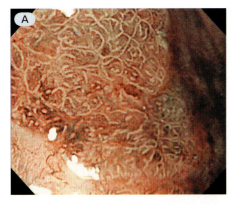

陥凹内の発赤調の粘膜部位のNBI併用・拡大内視鏡像（弱拡大，図2A）を見ると，粘膜模様は残存し，血管が密ではあるが，胃小窩の明瞭な正常粘膜の像である．

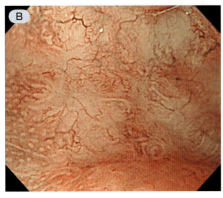

褪色調域のNBI併用・拡大内視鏡像（強拡大，図2B）退色調域では，粘膜微細模様は消失し，血管分布が少ないが未分化型陥凹型胃癌で観察されるような毛細血管模様（corkscrew pattern）の血管とは異なり，拡張・口径不同・形状不均一な血管がやや引き伸ばされたように観察される．

病理組織学的にMALTの診断であったが，褪色調領域以外の生検は正常組織であったため，このような病変のときは，観察や生検などに注意が必要と思われる．

図2 ◆ 再掲

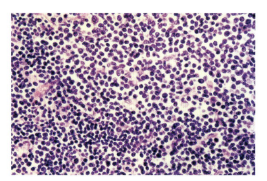

図3 ◆ 病理組織像

生検病理組織像では，大型の異型リンパ球のびまん性増殖が認められた（図3）．

● 鑑別診断：未分化型陥凹型早期胃癌

未分化型陥凹型早期胃癌の通常内視鏡像（図4A）およびインジゴカルミン撒布色素内視鏡像（図4B）である．

胃体中部前壁に径20 mm大の褪色調の浅い陥凹性病変を認め，周囲との境界は断崖状で非常に明瞭である．また，断絶したヒダの集中を認める．陥凹面には島状結節状隆起（インゼル：図4○）と呼ばれる再生した発赤調の粘膜を認めることがある．

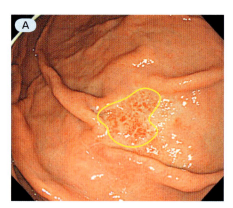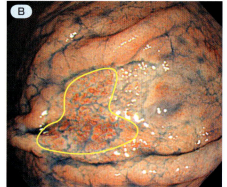

図4 ◆ 未分化型陥凹型早期胃癌

図4のNBI併用・拡大内視鏡像（図5）である．図5Aは弱拡大像で，褪色調域の粘膜微細模様は消失しているが，発赤調に観察された部位では粘膜模様が残存している（インゼル：図5○）．図5Bは強拡大像で，粘膜模様が消失した部位の微小血管は拡張・蛇行・口径不同・形状不均一ありで，血管同士の結合が疎な不規則な縮緬状のcorkscrew patternを認める．また，血管が密ではあるが胃小窩の明瞭な正常粘膜が観察される．これは分化癌の発育方式と異なり，未分化癌が粘膜下層へ浸潤発育することによって正常粘膜が残存したためだと思われる．

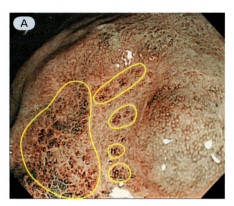
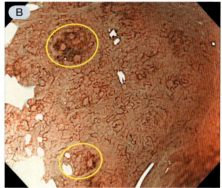

図5◆未分化型陥凹型胃癌

1. 胃MALTリンパ腫
2. *H.pylori*除菌療法，放射線照射療法

Summary

【最終診断】
胃MALTリンパ腫

① 径35×25 mmの褪色調の浅い陥凹性病変で，周囲との境界は非常に明瞭である．陥凹面でヒダの先細り，断絶や癒合は認めない．また陥凹面に胃小区が残存している．

② 発赤調粘膜は正常粘膜であった．

③ 褪色調域では粘膜微細模様が消失し，同部位の血管分布が少ないが，陥凹型未分化型胃癌で認められる縮緬状の毛細血管模様（corkscrew pattern）は観察されない．

④ 以上より胃MALTリンパ腫と判断し，*H.pylori*除菌，放射線照射を行った．

第5章 Case Study：Q & A

C. 胃

3. 治療法の選択 Case②

竹内　学，小林正明

【症　例】60歳代，女性
【主　訴】なし
【家族歴】父親：大腸癌
【嗜好歴】飲酒，喫煙なし
【現病歴】近医で検診目的の上部消化管内視鏡検査で胃幽門前庭部に異常を指摘され，精査・加療目的に当科紹介受診した

1. 通常内視鏡観察での質的診断は？（図1）
2. NBI拡大内視鏡観察での質的診断は？（図2～4）
3. その根拠は？

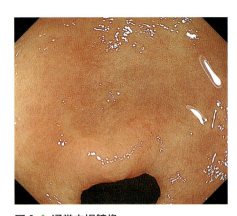

図1 ◆ 通常内視鏡像

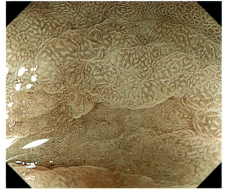

図2 ◆ NBI拡大内視鏡像

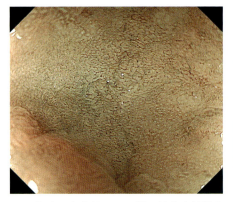

図3 ◆ 陥凹中央部のNBI併用拡大内視鏡像

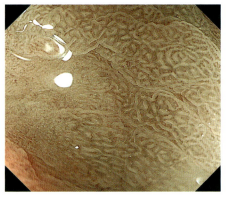

図4 ◆ 陥凹辺縁部のNBI強拡大内視鏡像

解説

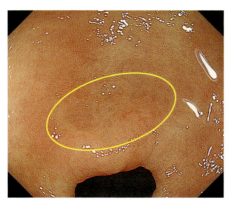

図1 ◆ 再掲

通常内視鏡観察では胃幽門前庭部小彎に径10 mm大のわずかに**褪色調を呈する軽度陥凹性病変**を認めた（図1）．その境界は比較的明瞭であった．

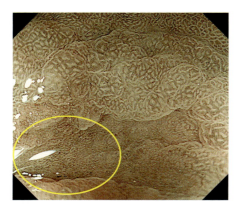

図2 ◆ 再掲

NBI拡大観察では，陥凹部に一致しDL（demarcation line）を認めた（図2）．背景粘膜は楕円形の規則的なpit様構造を呈し，**陥凹部は非常に密度の高いpit様構造と一部に小型顆粒状構造**（○部分）を呈していた．しかし微小血管の認識は困難であった．

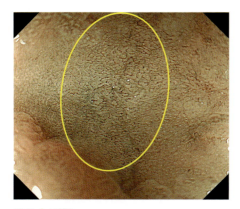

図3 ◆ 再掲

陥凹中央部でのNBI拡大観察では一部**mesh様血管**（○部分）が観察されたが（図3），陥凹辺縁ではLBC（light blue crest）を伴う小型のpit様構造であった．

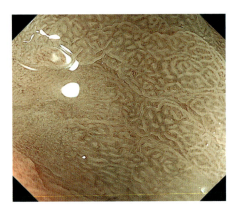

陥凹辺縁部のNBI強拡大観察（図4）でも微小血管の認識は困難でLBCを伴う小型pit様構造が密に存在する所見であった．

図4 ◆ 再掲

以上より，陥凹に一致してDLを伴い，陥凹部では周囲粘膜に比べ大小不同の小型の腺管が密に存在しLBCを伴っていたが，微小血管の認識が困難であったため，異型が非常に弱い高分化型腺癌あるいは腸型腺腫と診断し，ESDにて切除した．

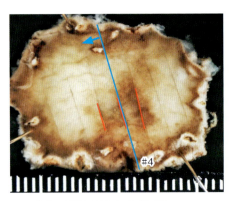

切除標本では，病変はわずかに褐色調を呈する軽度陥凹性病変として認識され（図5），その境界は明瞭であった．━は癌の範囲である．

図5 ◆ 切除標本割入り実体写真

#4（図5 ━）のルーペ像を示す（図6A）．陥凹部に一致して比較的ストレートな腺管が密に存在していた．拡大像では核は紡錘形であり，N/C比は50％未満で分岐や蛇行をほとんど認めない腺管であった（図6B）．またNBI拡大像でのLBCを反映して刷子縁が散見された．以上より高異型度腺腫と診断した．

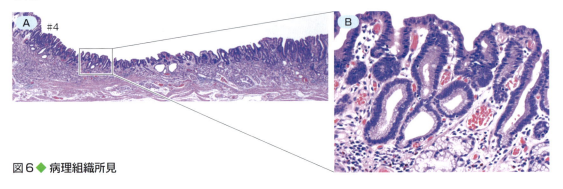

図6 ◆ 病理組織所見

1. 通常観察では境界明瞭な不整な陥凹を呈し，色調はやや褪色調であるが，粘膜内にとどまる高分化型腺癌と診断する．
2. 低異型度高分化型腺癌あるいは高異型度腺腫
3. DLを認め，陥凹内は一部mesh様血管認めるも，辺縁にはLBCを伴う小型のpit様構造を呈するため

Summary

【最終診断】
Tubular adenoma (high grade), pHM0, pVM0, 10×8 mm, L, Less

①低異型度高分化型腺癌と高異型度腺腫の病理学的見解は非常に難しく，病理医間でも診断が一致しないことも多い．

②本症例では，細胞異型も比較的弱く，腺管の分岐や蛇行も非常に軽微であったことより，稀ではあるが陥凹型を呈する高異型度の腺腫と診断した．

③NBI拡大所見からは，mesh様血管部分は低異型度高分化型腺癌，LBCを伴うpit様構造部分は腺腫を示唆する所見と考えられた．

第5章 Case Study：Q & A

C. 胃

3. 治療法の選択 Case ③

竹内 学, 橋本 哲

【症　例】50歳代，女性
【主　訴】なし
【既往歴】40歳：子宮筋腫で手術
【家族歴】特記すべき事なし
【嗜好歴】飲酒，喫煙なし
【現病歴】近医で十二指腸潰瘍に対し除菌治療され成功．経過観察目的の上部消化管内視鏡検査で胃体下部小彎後壁に異常を指摘され，精査・加療目的に当科紹介受診した

1. 通常内視鏡観察での質的診断は？鑑別診断は？（図1）
2. NBI拡大内視鏡観察での質的診断は？その根拠は？（図2〜4）
3. 癌と診断したならばその組織型および範囲は？

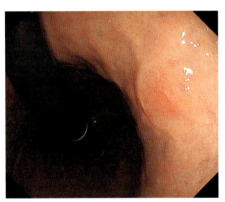

図1 ◆ 通常内視鏡像

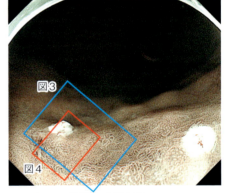

図2 ◆ NBI非拡大内視鏡像

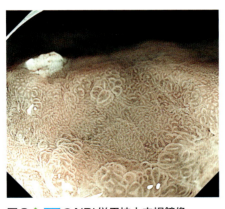

図3 ◆ □のNBI併用拡大内視鏡像

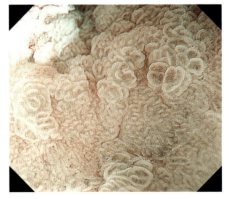

図4 ◆ □のNBI併用拡大内視鏡像

解 説

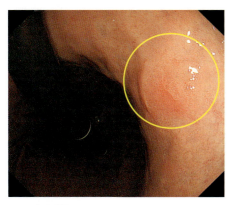

図1 ◆ 再掲

　通常内視鏡観察を行ったところ，胃体部小彎粘膜は血管透見性に乏しく，RAC（regular arrangement of collecting venules）を認めた．胃体下部小彎後壁には辺縁に軽度隆起伴う径10 mm大の発赤調陥凹性病変を認めた（図1）．辺縁隆起部は周囲粘膜と同様の色調・性状を呈し，発赤陥凹部の境界は比較的明瞭であるが，陥凹辺縁の不整に乏しく**胃癌とびらん再生変化との鑑別**は困難であった．

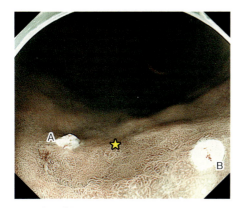

図2 ◆ 再掲

　NBI非拡大観察では，陥凹部に一致して茶褐色調を呈し，辺縁隆起部では，類円形から楕円形の規則的なpit構造が観察され，八木らの胃炎分類[1]（**第3章-B-3-①参照**）B-1程度であった．陥凹部分については境界部付近にメルクマールとなる2点（図2A，B）マーキングを行った．なお陥凹部の隆起部（☆）を対比ポイントとした．

　マーキングBに近い部分の陥凹部のNBI併用拡大像では，比較的規則正しい**小型**でやや**密度の高い**白色の点で認識される**pit様表面構造**を認め，陥凹辺縁では密度がやや疎であり，配列が整った乳頭状様構造も観察された（図3）．

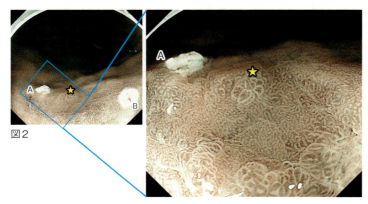

図3 ◆ 再掲

マーキングAに近い陥凹部も**小型**で**密度の高い**類円形から楕円形の**pit様構造**を認めたが，微小血管の認識は困難であった（図4）．

　以上より，ほぼ陥凹に一致してdemarcation lineを伴い，陥凹部では周囲粘膜に比べ腺管密度が高く，わずかではあるが大小不同を伴っており，かつ微小血管の認識が困難であったため，異型が非常に弱い超高分化型腺癌と診断し，ESDにて切除した．

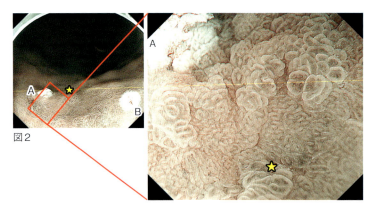

図2

図4◆再掲

　切除標本では，病変はわずかに褐色調を呈する軽度陥凹性病変として認識され，顆粒状表面構造を呈していた．図5のマーキングA，B，☆は内視鏡上のものと一致する．

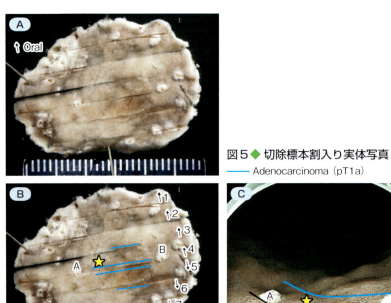

図5◆切除標本割入り実体写真
―― Adenocarcinoma（pT1a）

#4のルーペ像を示す（図6A）．青点部分は内視鏡上のマーキングA，Bに相当し，赤丸部分が癌，非癌の境界部であり，内視鏡上のわずかに陥凹する領域に一致した．拡大像では腺管の分岐や蛇行が乏しく，紡錘形から卵円形の核を有し，N/C比は50％程度であった（図6B）．以上より粘膜内にとどまる低異型度超高分化型腺癌と診断した．

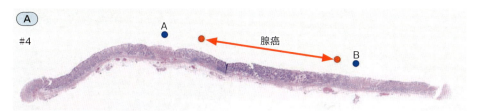

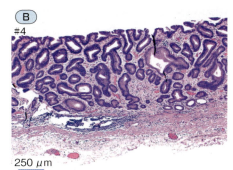

図6◆病理組織所見

A
1. 通常観察では高分化型腺癌とびらん再生変化が鑑別としてあがる．
2. DLを有し，周囲は比較的整で腺管密度が疎な乳頭・顆粒状構造だが，陥凹内はわずかに不整を呈するpit様構造を認め，周囲粘膜に比べ腺管密度が高いことより癌と診断する．
3. 構造は明瞭に認識可能で，pit様構造であること，その不整は非常に弱く，微小血管も認識しづらいことより極めて分化した低異型度の分化型腺癌を考える．側方範囲は陥凹内に一致する．

Summary

【最終診断】
Adenocarcinoma（tub1, low grade），pM, ly0, v0, pHM0, pVM0, 0-Ⅱc, 13×8 mm, M, Less-Post．なお粘液形質は胃型優位の胃腸混合型と診断した

①通常内視鏡観察では腫瘍・非腫瘍の鑑別は困難であったが，NBI併用拡大内視鏡観察では境界を有し，陥凹部では小型で軽度の不整，かつ腺管密度が高いpit様構造を呈したことより診断可能であった．
②実際に診断が難しい症例であり，本例の場合には周囲の明らかな非腫瘍部分より病変内に順次観察を行って所見を捉えることが，診断のポイントと考える．

文献
1) 「胃の拡大内視鏡診断」（八木一芳，味岡洋一/編），医学書院，2010

第5章 Case Study：Q & A

C. 胃

3. 治療法の選択 Case ④

小田島慎也，藤城光弘

【症　例】40歳代，女性
【既往歴】他院検診にて行われた上部消化管内視鏡にて，胃前庭部前壁にタコいぼびらん様の陥凹病変を指摘．生検で Group 3（腺腫）の診断となる．同院にて再検を行うも同様の結果であり，当院に紹介受診された．

1. 経過観察とすべき病変か，治療すべき病変か？（図1～4）

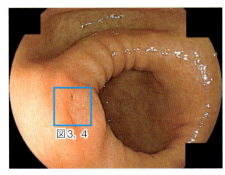

図1 ◆ 白色光像

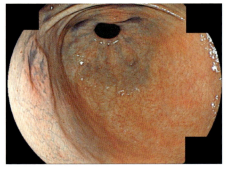

図2 ◆ 色素内視鏡像（インジゴカルミン）

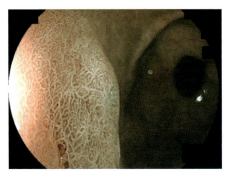

図3 ◆ BLI 拡大内視鏡像
（BLI-bright モード，弱拡大）

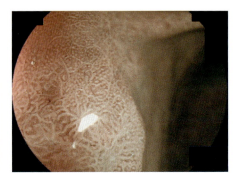

図4 ◆ BLI 拡大内視鏡像
（BLI-bright モード，強拡大）

解 説

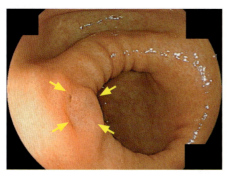

図1 ◆ 再掲

白色光観察では，胃前庭部前壁にわずかな辺縁隆起を伴う正色調の陥凹領域を認識できる．図1 ⇨の範囲の表面粘膜構造はやや不整に見え，この部位が指摘されている病変と考えられるが，この画像のみでは腫瘍・非腫瘍の鑑別は困難である．

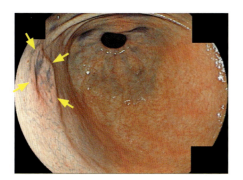

図2 ◆ 再掲

インジゴカルミンを用いた色素内視鏡観察では，病変の口側からではその範囲は不明瞭であり，他の部位からでも辺縁隆起でインジゴカルミンをはじいているようにも見え（図2 ⇨），腫瘍か非腫瘍かの鑑別だけではなく，陥凹領域が病変なのか，辺縁隆起を含んだ領域が病変なのかの判断も困難である．

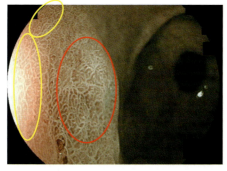

図3 ◆ 再掲

BLI-brightモードを用いた拡大内視鏡観察（弱拡大）では，辺縁隆起部位は周囲の正常（非腫瘍）粘膜から連続して整った表面微細構造を認識することができ（図3 ○の範囲），辺縁隆起は非腫瘍粘膜で構成されていると診断できる．陥凹領域の観察においても，表面粘膜構造はやや不整に見えるものの，辺縁隆起の非腫瘍粘膜と連続しており，demarcation lineは認識できない（○の範囲）．

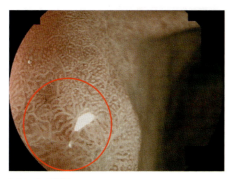

図4 ◆ 再掲

BLI-brightモードを用いた拡大内視鏡観察（強拡大）では，やや不整に見えた陥凹領域の表面粘膜構造には明らかな腫瘍を疑う不整はなく，繰り返し行われた生検による再生上皮で覆われていると考えられた（図4 ○の範囲）．

当院での内視鏡検査時に行われた陥凹領域からの生検検体では，明らかな腫瘍性病変を疑う所見は得られず，非腫瘍（Group 1）の診断であった（図5）．

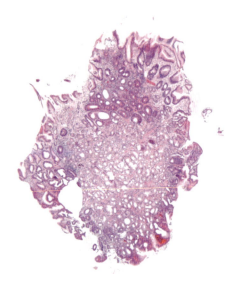

図5 ◆ 当院の生検検体

以上より，当院で行われた内視鏡検査，生検による病理診断において指摘病変が腫瘍性病変である所見は得られなかった．しかし，前医の生検でGroup 3の腫瘍という診断であること，指摘病変が陥凹主体の病変であり，典型的な腺腫とはいえない病変であることから，今回指摘されている病変が癌である可能性を考えた．切除したとしてもすでに腫瘍は存在していない可能性もあるが，患者とその家族へ説明を行い，同意を得た上でESDによる切除を行う方針とした．

術前に行った病変周囲の生検により非腫瘍部位を確認した上で切除範囲を定め，辺縁隆起の外側にマーキングを置き，ESDで一括切除した（図6，7）．

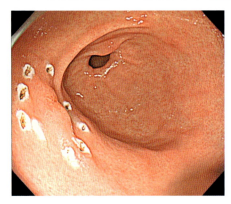

図6 ◆ ESD時のマーキング

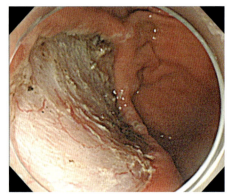

図7 ◆ ESD一括切除後の潰瘍底

マッピングと■部位の病理組織像を示す（図8，9）．病理所見としては2mmの範囲で高分化型腺癌の所見が得られたが，微小癌周囲には再生上皮が覆われている所見が認められ，内視鏡では癌の診断が困難であったと考えられた．

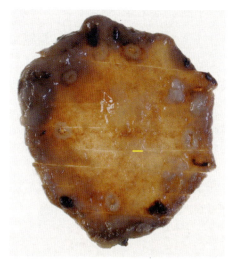

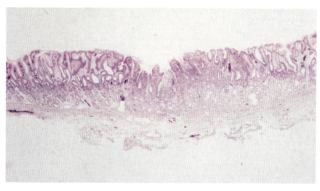

図9 ◆ 図8 ■部位の病理像

図8 ◆ ESDにて一括切除した検体
■ Adenocarcinoma, tub1, m

A 1. Group 3は腺腫の診断であるが，生検診断では高分化型腺癌との鑑別を要す病変も存在する．内視鏡的に腫瘍の所見がない場合も，すでに生検で腫瘍の診断がなされていること，陥凹型病変であるため典型的な腺腫とはいえないことから，この症例は内視鏡治療適応と判断した．経過観察としても腫瘍を内視鏡的に認識していれば問題はないが，経過観察は慎重に行うべきである．

Summary

【最終診断】
Adenocarcinoma, tub1, T1a, ly0, v0, surgical margin：negative, 0-Ⅱc, 2×2 mm, pT1aN0M0, stage ⅠA

① 通常観察では不整な陥凹病変に思える病変であった．
② BLIにて明らかな腫瘍と診断できる所見はなかった．
③ 生検診断にて腫瘍の判断はなされており，かつ陥凹病変であることから内視鏡治療を選択した．

第5章 Case Study：Q & A

C. 胃

3. 治療法の選択 Case ⑤

小田島慎也，藤城光弘

【症　例】80歳代，女性
【現病歴】他院にて胃噴門部後壁側に隆起病変を指摘され，生検にてGroup 3（腺腫）の診断が得られたため当院に紹介受診された．

1．経過観察とすべき病変か，治療すべき病変か？（図1〜4）

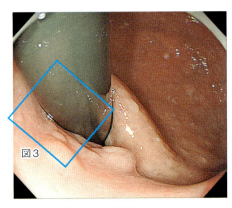

図1 ◆ 白色光像（肛門側）

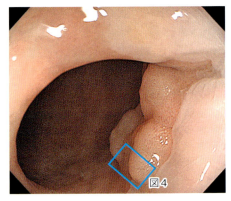

図2 ◆ 白色光像（口側）

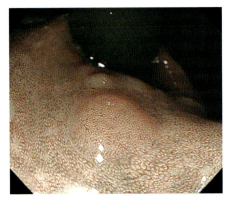

図3 ◆ NBI拡大内視鏡像（肛門側，弱拡大）

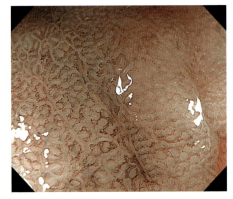

図4 ◆ NBI拡大内視鏡像（口側，強拡大）

解説

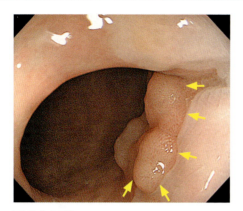

図2 ◆ 再掲

病変口側（食道側）から白色光観察を行うと，胃噴門部後壁に結節が集簇しているような20 mmの正色調隆起性病変を指摘できる（図2 ⇨）．この画像で見る限りは周囲正常粘膜と隆起病変の境界で粘膜性状に差異を認め，上皮性腫瘍が疑われる．

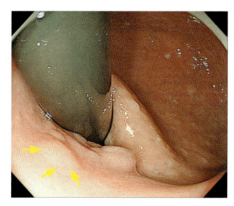

図1 ◆ 再掲

スコープを反転させ，病変の肛門側からの白色光観察を行った．肛門側は丈の低い扁平隆起が伸びだしているように見えるが（図1 ⇨），境界付近の粘膜性状の観察は困難である．

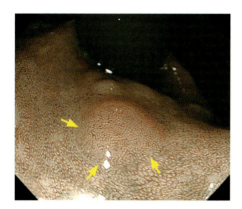

図3 ◆ 再掲

病変の肛門側からのNBI拡大観察（弱拡大観察）像では，図2の扁平隆起は周囲正常粘膜と隆起病変の境界で粘膜性状に差異を認め（図3 ⇨），こちらも上皮性腫瘍を疑う．

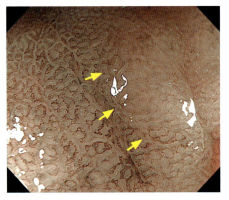

口側からの観察で，NBI観察（強拡大）を用いて，正常粘膜と隆起病変の境界を観察している．図4⇨より右が隆起部分であるが，正常粘膜と隆起部分に粘膜性状の差異はわずかであり，この部位の観察では腫瘍と断定することはできない．

図4 ◆ 再掲

前医で行われた生検でGroup 3（腺腫）と腫瘍の診断はなされている．正常粘膜と隆起成分の境界すべてで粘膜性状の差異を認められたわけではないが，隆起部分は径20 mmと推測したことから，この病変を前医生検所見と併せて腺腫もしくは粘膜内癌の可能性を考慮した．

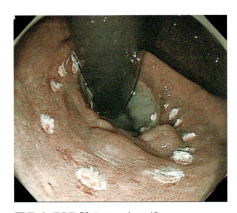

以上より内視鏡治療適応と考えた．境界不明瞭の部位に関しては，術前内視鏡時の病変周囲に対する生検を行い病変範囲の診断を行った．その結果を参考にマーキングを施行し，ESDで一括切除した．

図5 ◆ ESD時のマーキング

マッピングと ▭ 部位の病理組織像を示す（図6, 7）．結果，20×14 mm，gastric adenomaの診断であった．多くの領域で最表層の分化が保たれているという所見が得られ，内視鏡的に正常粘膜との境界が認識しにくい病変であったと考えられた．

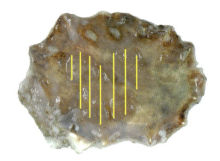

図6 ◆ ESDにて一括切除した検体
▭ Gastric adenoma

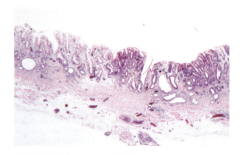

図7 ◆ 図6 ▭ 部位の病理像

1. 本症例は正常粘膜と隆起境界に構造の差異が認められない病変であったが，前医で腫瘍であると診断がついていること，腫瘍径が20 mmであることから癌の可能性も考えて，患者・家族と相談の上で内視鏡切除を検討した．結果的にはadenomaの診断ではあったが，前医の生検でGroup 3の診断で，当院で明らかな癌を疑う所見がなかった場合でも，その腫瘍径，形態などを参考に治療方針を決めていくべきである．

Summary

【最終診断】
Gastric adenoma, 20 × 14 mm

① 通常観察では20 mmの隆起性病変として認識できた．
② NBIでは一部正常粘膜との境界が不明瞭な部位が存在する．
③ 生検診断にて腫瘍の診断はなされており，20 mmの病変であることから内視鏡治療を選択した．

第5章 Case Study：Q & A

C. 胃

3. 治療法の選択 Case ⑥

小田島慎也，藤城光弘

【症　例】50歳代，女性
【現病歴】他院検診にて行われた上部消化管内視鏡にて，胃体中部前壁に不整な陥凹領域を指摘され生検施行．別病院へ転院し，プレパラートを再読影したところ Group 4（tub2，por 疑い）と診断され，当院に紹介受診された（図1～4）．

1．治療方針を決めるために必要な生検部位は？
2．治療方針は？

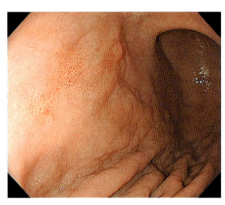

図1 ◆ 白色光像

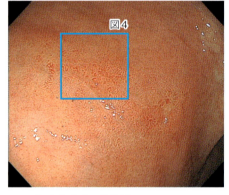

図2 ◆ 白色光像（近接）

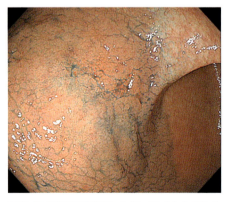

図3 ◆ 色素内視鏡像（インジゴカルミン）

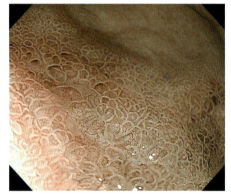

図4 ◆ NBI拡大内視鏡像

解説

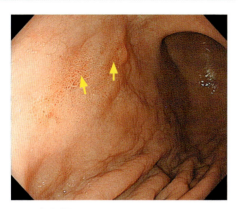

図1 ◆ 再掲

胃体中部前壁に，粘膜構造がやや不整な陥凹領域をわずかに認める（図1）．数回の生検後の影響で再生上皮を同部位に認めるが，この画像のみで腫瘍・非腫瘍の鑑別，腫瘍であった場合の範囲診断は困難である．

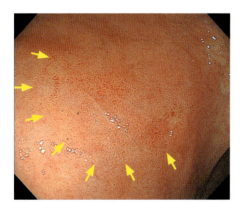

図2 ◆ 再掲

陥凹領域を正面視した白色光像．表面構造はやや不整で，ところどころに褪色調の陥凹が散見している．粘膜の表面構造の観察では陥凹領域以外に腫瘍を疑う不整な構造は認識できないが，周囲粘膜と色調の変化からその腫瘍の範囲を推測できる（図2 ⇨）．

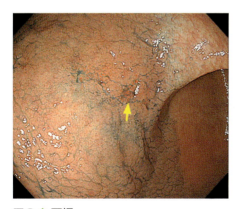

図3 ◆ 再掲

インジゴカルミン撒布後の色素内視鏡像（図3）．陥凹領域（⇨）の認識はしやすくなるが，図2で推測した腫瘍範囲は認識しにくくなっている．

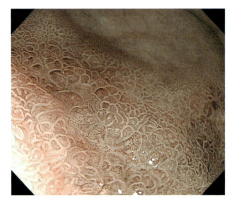

陥凹領域のNBI拡大観察像（図4）を見ると，陥凹内は不整微小血管構造・微細粘膜構造を認識することができるが，陥凹の境界に腫瘍・非腫瘍の境界を明瞭に認識することはできない．

図4 ◆ 再掲

当院内視鏡検査時に行った生検では主に増殖帯の高さから認められるtub2主体の病変であるが，sig, por成分が併存しているという所見であった（図5）．

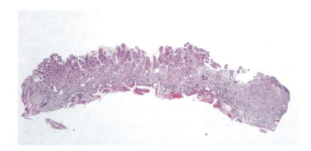

図5 ◆ 当院の生検検体

さらに腫瘍部の生検と同時に腫瘍周囲の生検を施行しており，上皮下の腫瘍の広がりが白色光で予想された範囲内であることが確認されたことから術前腫瘍径20 mmと判断し，また明らかな深部浸潤を疑う所見もなく，por成分が含まれている場合でも内視鏡治療適応拡大病変に含まれる病変と考え，マーキング後にESDによる切除を行った（図6, 7）．

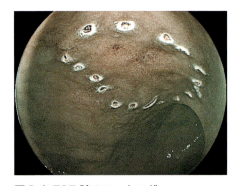

図6 ◆ ESD時のマーキング

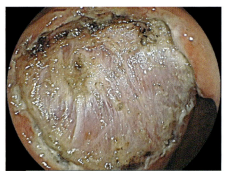

図7 ◆ ESD一括切除後の潰瘍底

ESDにて一括切除した検体を用いた病理診断は，径18×9 mm，0-Ⅱc，pT1a（M），tub2＞por1，ly（-），v（-），UL（-），pHM0，pVM0であり（図8，9），内視鏡治療適応拡大病変と診断され，以後経過観察で再発など認めていない．

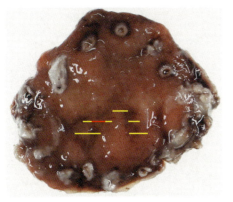

図8 ◆ ESDにて一括切除した検体
▬ Adenocarcinoma, tub2＞por1, m

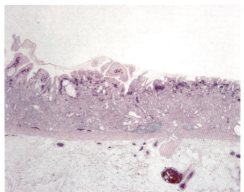

図9 ◆ 図8の▬部位の病理像

1. 本症例のように組織型がtub2，porのような病変は，腫瘍の表層に非腫瘍性上皮が被覆されている場合があり，その範囲診断には注意が必要である．また低分化・未分化成分が存在する場合，その領域の径も治療適応決定に必要になるため，腫瘍範囲診断を行う必要がある．そのため，腫瘍内部のみならず，白色光，色素内視鏡，NBI拡大観察などの所見を参考に診断した腫瘍周囲の4方向から非腫瘍部位の生検を行い，腫瘍径（低分化・未分化領域の径）の診断を行うことが重要である．

2. 本症例は術前に組織型tub2～porと診断され，内視鏡診断・組織診断にて径20 mmの0-Ⅱcと診断された腫瘍である．低分化成分が存在することが予想されたが，明らかな深部浸潤を疑う所見はなく，腫瘍径20 mmであることから内視鏡治療適応拡大病変と診断し，ESDによる切除を行い，手術を回避できた．しかし，実際の臨床では予想外に腫瘍径が大きい場合や深達度が深い場合が存在し，結果内視鏡治療適応外となる可能性が多い組織型であるため，術前には患者・家族としっかりとした説明・同意を得たうえで治療を行うことが望ましいと考える．

Summary

【最終診断】
Adenocarcinoma, tub2＞por, sig, T1a, ly0, v0, surgical margin：negative, 0-Ⅱc, 18×9 mm, pT1aN0M0, stage ⅠA

① 通常観察では不整な陥凹領域であった．
② NBIでは異常血管を認めるが，その範囲は不明であった．
③ 白色光の色調変化で推測した範囲周囲を生検して，腫瘍の伸び出しがないことを確認してESDを行った．

第5章 Case Study：Q & A

D. 十二指腸

1. 鑑別診断 Case ①

赤星和也

【症　例】40歳代，男性
【主　訴】検診異常
【既往歴】特記事項なし
【現病歴】検診の上部消化管X線検査にて異常を指摘され，上部消化管内視鏡検査を施行したところ，十二指腸球部前壁に病変を認めた．

1．この病変（図1, 2）は上皮性か？非上皮性か？
2．本病変のEUS所見（図3）より考えられる疾患は？
3．本病変の組織診断を得る方法は？
4．本病変の治療法は？

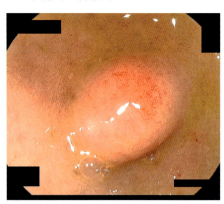

図1◆通常内視鏡像

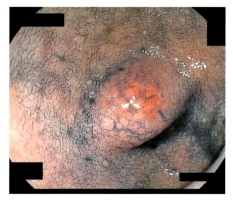

図2◆インジゴカルミン撒布像

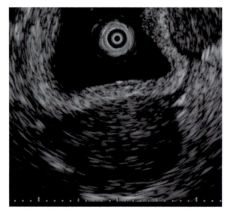

図3◆EUS像

解　説

隆起性病変が上皮性か非上皮性かを鑑別するうえで，被覆粘膜の性状観察が重要である．**隆起性病変が周囲粘膜と異なる不整な粘膜で覆われていれば上皮性病変，周囲と同様の粘膜ですべて覆われていれば非上皮性病変**（粘膜下腫瘍や壁外性圧排）である．本病変の被覆粘膜は頂部に発赤を認めるものの表面性情は周囲と同様の粘膜であり，非上皮性病変である（図1，2）．

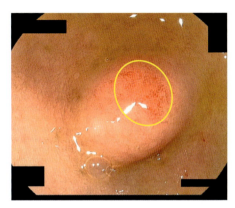

図1◆再掲

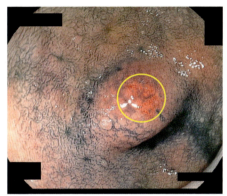

図2◆再掲

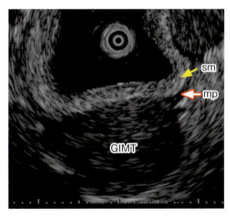

図3◆再掲

また，EUS画像上では第4層（mp⇨：固有筋層）と連続性を有する15 mmの低エコー充実性腫瘤（GIMT）として，描出されている（図3）．sm⇨は第3層（粘膜下層）を示す．

● 鑑別診断

　EUS画像上GIST（gastrointestinal stromal tumor），平滑筋腫，神経鞘腫，粘膜下腫瘍様癌，転移性腫瘍，固有筋層以深に浸潤したカルチノイドなどが第4層（固有筋層）と連続性を有する低エコー充実性腫瘤として描出される．その鑑別はEUS画像のみからでは不可能である[1]．しかし第3層に主座を置く脂肪腫（高エコー腫瘍）や囊胞（無エコー腫瘍）などは除外診断可能である（第3章-C-2参照）．

　通常の生検では腫瘍組織を採取することは困難であるが，超音波内視鏡下穿刺吸引法（EUS-FNA）では，診断確定に必要である免疫染色可能な病理組織標本を得ることができる[1]．本症例でもEUS-FNAを施行した（図4 ⇨：FNA針先）．EUS-FNA標本の免疫組織化学染色ではc-kit陽性の紡錘形腫瘍細胞を認めたためGISTと診断し（図5），外科的局所切除を行った[2]．

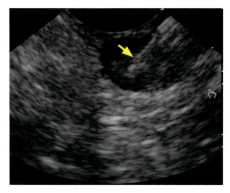

図4 ◆ EUS-FNA時EUS像

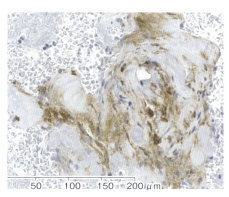

図5 ◆ EUS-FNA標本（c-kit免疫染色）

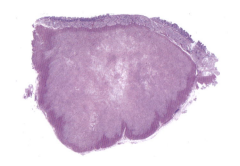

図6 ◆ 切除標本（ルーペ像）

　切除標本ルーペ像を見ると，固有筋層と連続性を有する壁内外に発育する径1.5cmの腫瘍であった（図6）．免疫組織化学染色にてc-kit，CD34陽性の紡錘形腫瘍細胞を認め，**GISTと病理組織学的**に診断された．

1. 非上皮性病変
2. GIST，平滑筋腫，神経鞘腫，粘膜下腫瘍様癌，転移性腫瘍など
3. 超音波内視鏡下穿刺吸引法（EUS-FNA）
4. 外科的局所切除

Summary

【最終診断】
Gastrointestinal stromal tumor, c-kit（＋）, CD34（＋）, S100（－）, alpha-SMA（－）, Desmin（－）, Mitosis；0/50HPF, MIB-1（＋, ＜2％）, 15×13 mm, Modified Fletcher 分類の Very low risk group

① 病変の被覆粘膜が周囲と同様の粘膜であることから粘膜下腫瘍と診断した．
② GIST は EUS 上，消化管壁第 4 層と連続性を有する低エコー充実性腫瘍として描出されるが，同様の EUS 所見を呈する平滑筋腫，神経鞘腫，粘膜下腫瘍様癌，転移性腫瘍との鑑別は不可能である．確定診断目的の病理組織診断を得るには，隆起頂部の潰瘍からの生検や超音波内視鏡下穿刺吸引法（EUS-FNA）が有用である．

文献

1) Akahoshi K & Oya M：Gastrointestinal stromal tumor of the stomach：How to manage? World J Gastrointest Endosc, 2：271-277, 2010
2) 「GIST 診療ガイドライン 第 3 版」（日本癌治療学会, 他／編）, 金原出版, 2014

第5章 Case Study：Q & A

D. 十二指腸

1. 鑑別診断 Case ②

赤星和也

【症　例】50歳代，男性
【主　訴】十二指腸病変の精査加療
【現病歴】高血圧，高尿酸血症，胆石症，慢性胆嚢炎にて近医通院中，膵胆道系精査のEUS目的で当科紹介．当科EUS専用機による胆膵精査時の内視鏡観察で十二指腸下行脚に小病変を認めた．

1．この病変（図1，2）は上皮性か？非上皮性か？
2．この病変の内視鏡診断は？
3．本病変（図3▷）のEUSによる深達度と，考えられる治療法は？

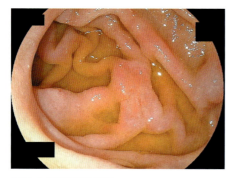

図1◆ 通常内視鏡像

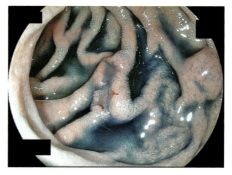

図2◆ インジゴカルミン撒布像

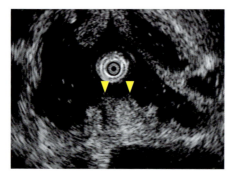

図3◆ EUS像

解　説

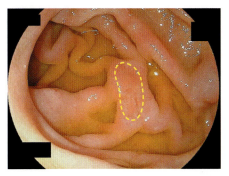

図1 ◆ 再掲

通常内視鏡像を見ると（図1），本病変の色調は周囲とあまり変化がない（同色調）が，形態は径10 mm位の一定の領域をもつ浅い不正形陥凹（○部分，Ⅱc型様）がみられることから**上皮性病変**である．

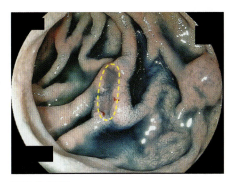

図2 ◆ 再掲

インジゴカルミン撒布像を見ると，（図2）病変表面にわずかに不整形な色素のたまり（○部分）を認め，浅い不正陥凹の存在がわかる．

● 鑑別診断

　十二指腸腺腫は，色調が白色調，微細顆粒状ないしは結節状のⅠs，Ⅱaなどの無茎性隆起を呈することが多い．一方，**早期十二指腸癌は，色調が赤色調ないしは同色調，結節状凹凸，びらん，出血などを伴うⅡc様陥凹，あるいはⅠs，Ⅱaなどの無茎性隆起を呈する**ことが多い[1]．また両腫瘍の鑑別において，大きさや肉眼型との間には相関関係はないと報告されている．その他の鑑別疾患としては，隆起全体が正常と異なる上皮性病変である異所性胃粘膜や，粘膜下腫瘍様隆起で頂部に上皮性ないし，びらん性変化をきたすカルチノイド，転移性腫瘍などがある．

　本病変は単発，大きさ15 mm位の浅い不整形陥凹，そして同色調であり，内視鏡像から十二指腸腺腫より早期十二指腸癌が疑われた．

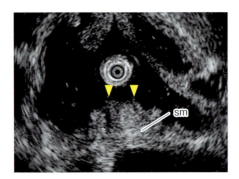

図3◆再掲

　15 MHz細径超音波プローブによる病変部（図3▷）走査で，第1層の不明瞭化と第2層の菲薄化を認める．第3層（sm）以深に変化を認めず，粘膜病変と診断できる．また腫大リンパ節は認めなかった．EUS上，リンパ節転移のない十二指腸粘膜内癌または腺腫が考えられた．

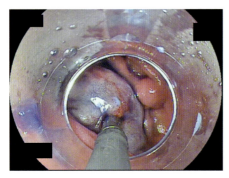

図4◆Clutch CutterによるESD

　早期十二指腸癌の術前生検に関しては，Group 3と診断されることが22〜45％にものぼると報告され，**生検材料のみでは十二指腸癌と腺腫の鑑別は容易でない**．本症例の生検診断は低異型度の管状腺腫であった．しかし早期十二指腸癌を否定できなかったため，患者に十分なインフォームドコンセントを得た後，治療法として根治的一括切除率の高いESDを選択した．十二指腸のESDは穿孔率が高いため，組織を把持牽引して切除する安全な把持型鋏鉗子（Clutch Cutter）を用い（図4），ESD後の人工潰瘍はクリップで完全縫縮した．術後合併症は認めなかった．

　ESD病理組織診断結果は，辺縁隆起部は管状腺腫で，陥凹部（図5◌，図6━）は粘膜内に限局する高分化腺癌で，脈管侵襲もなく，水平・垂直断端陰性の根治的一括切除であった（図5〜7）．

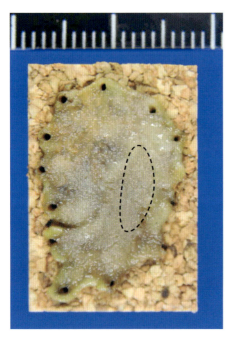

図5◆切除標本

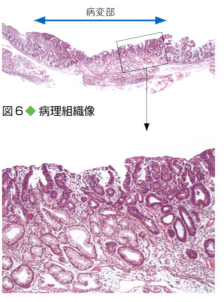

図6◆病理組織像

図7◆病理組織像（拡大）

1. 上皮性病変
2. 陥凹型十二指腸腺腫またはⅡc型早期十二指腸癌
3. 深達度：M，治療法：ESD

> **Summary**
>
> 【最終診断】
> Well differentiated adenocarcinoma with adenomatous area, tumor size：15×8 mm, tub1, pM, ly0, v0, pHM0, pVM0
>
> ① 十二指腸腺腫と早期十二指腸癌の鑑別診断は内視鏡所見のみからある程度可能だが，困難なことも多い．
> ② 十二指腸腺腫と早期十二指腸癌の鑑別診断は生検による病理組織所見からも容易ではなく，診断と治療を兼ねたESDまたはEMRが必要である．

文　献

1) 稲土修嗣, 他：十二指腸上皮性腫瘍の臨床診断と治療 腺腫・癌．胃と腸，46：1604-1617, 2011

第5章 Case Study：Q & A

D. 十二指腸

2. 深達度診断

原　裕子，土橋　昭，郷田憲一

【症　例】40歳代，男性
【主　訴】特になし
【既往歴】ネフローゼ症候群（30歳），急性虫垂炎（43歳）
【現病歴】ネフローゼ症候群の診断で当院に通院中，貧血と便潜血陽性を指摘されたため，上部消化管内視鏡検査を受けた際，十二指腸に隆起性病変を認めた（図1〜4）．

1. 内視鏡診断は？
2. 治療法は？

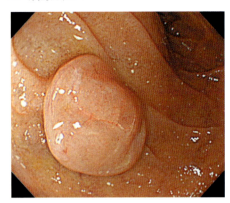

図1◆ 通常内視鏡観察

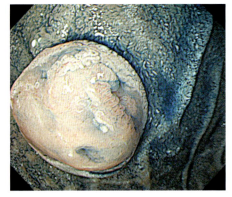

図2◆ インジゴカルミン撒布像

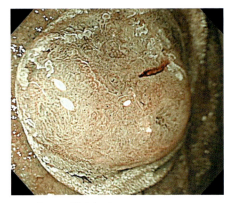

図3◆ NBI拡大観察

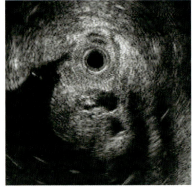

図4◆ 超音波内視鏡（EUS）観察

解説

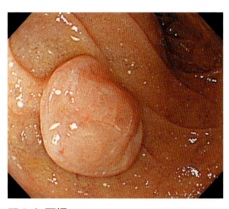

図1 ◆ 再掲

通常観察（図1）では，十二指腸第3部に明瞭な境界を有する15 mm大の隆起性病変を認める．緊満感のあるドーム状隆起を示す病変で，辺縁に平皿状の低い隆起を伴っており，0-Ⅰs＋Ⅱc様を呈している．

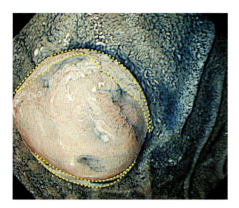

図2 ◆ 再掲

インジゴカルミン撒布像（図2）では，病変の境界は明瞭で，ドーム状隆起部に複数の浅い陥凹，ドーム状隆起と平皿状隆起の移行部に溝状の陥凹（◯）がみられた．

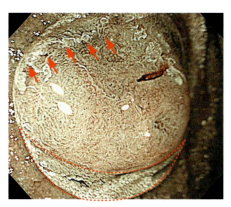

図3 ◆ 再掲

NBI拡大観察（図3）において，病変部の粘膜模様は全体的に保たれていた．辺縁部には白色絨毛様構造（→，◯）が目立ち，ドーム状隆起部には大小様々な円形pitがみられ，多彩な表面構造を呈していた．

超音波内視鏡（図4）では，病変の主座（⇨）は粘膜下層に相当すると考えられる第2〜3層にあり，等〜低エコーが混在していた．また，病変内に多数の無エコー域を認めた．

生検鉗子で触診すると，隆起部・基部ともに弾性軟でクッションサイン陽性を示した（図5）．

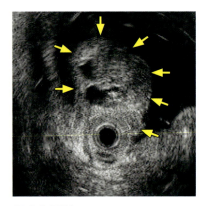

図4◆再掲

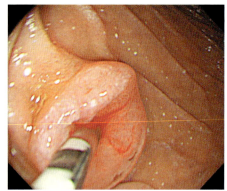

図5◆生検鉗子による触診

本病変に対する生検は行っていないものの，通常・色素およびNBI拡大内視鏡像より上皮性腫瘍と考えられた．0-Ⅰs＋Ⅱc様を呈することから，当初，粘膜下層深部浸潤癌が疑われた．しかし，鉗子触診で弾性軟であること，NBI拡大観察で表面の粘膜構造が比較的保たれていること，EUS像などから，隆起形成は組織学的に癌の粘膜下層浸潤によるものではなく，主にBrunner腺などの嚢胞状拡張に起因するもので，腺腫・粘膜癌である可能性も考えられた．よって，診断的意義を含め，内視鏡的に切除する方針とし，EMRを施行した．

図6は切除標本のルーペ像である．辺縁にinverted growthを示しつつ，密に増殖する腺組織（□）と隆起中央部には複数拡張した腺管構造（⇨）がみられる．隆起部の立ち上がりの部分は，非腫瘍性の健常な十二指腸絨毛で被覆されていた（→）．inverted growthおよび拡張した腺組織には，主に軽〜中等度異型の腺腫像を示し，高度の核腫大と著しい構造異型を示す高異型度腺腫に相当する像も混在していた（図7上側）．腺腫と隣接して，一部にBrunner腺の過形成もみられ（図8），Brunner腺の過形成から腺腫への移行像も認められた（図7下→上側）．Brunner腺の過形成と隣接する腺腫部はいずれもMUC-6陽性を示し，Brunner腺由来の腺腫として矛盾しないと考えられた．組織学的には，Brunner腺過形成を伴った高異型度Brunner腺腫と診断された．切除標本の水平・垂直断端は陰性であった．病変は内視鏡的および組織学的に完全切除されたと考えられた．

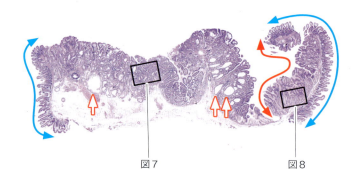

図6◆切除標本（ルーペ像）
拡張した腺管（⇨），inverted growth（→），立ち上がり部分の非腫瘍性の十二指腸絨毛で被覆された部分（→）

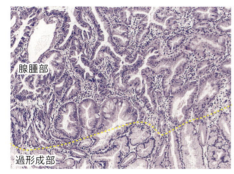

図7◆ 切除標本（Brunner腺過形成から腺腫への移行像）

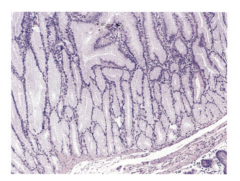

図8◆ 切除標本（Brunner腺の過形成部）

1. Brunner腺腫
2. EMR

Summary

【最終診断】
Brunner gland adenoma (high grade), 0-Ⅰs+Ⅱc, 16×14 mm, 断端陰性

① 本症例は当初，0-Ⅰs+Ⅱcの肉眼型から粘膜下層深部浸潤癌が疑われ，外科的切除が考えられていた．しかし，NBI拡大，EUSや鉗子触診など，さまざまな手技を用いて診断を進めた結果，EMRで完全切除しえた．

② 十二指腸腫瘍性病変に対しては，肉眼型にとらわれず，多角的に診断を進め，慎重に治療法を選択すべきと考えられた．

第5章 Case Study：Q & A

D. 十二指腸

3. 治療法の選択 Case ①

田島知明，野中康一

【症　例】70歳代，女性
【現病歴】心窩部違和感を主訴に施行された上部消化管内視鏡検査にて，十二指腸球部に病変を指摘された（図1〜3）.

1．この病変の診断は？
2．治療法は？

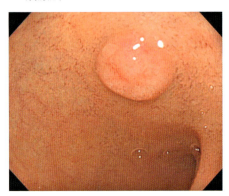

図1 ◆ 通常内視鏡像

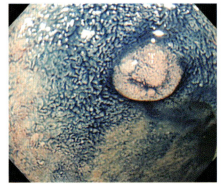

図2 ◆ インジゴカルミン撒布像

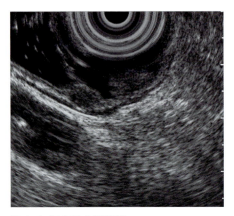

図3 ◆ 超音波内視鏡像

解 説

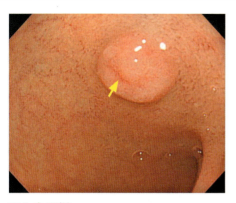

図1 ◆ 再掲

通常内視鏡像を示す（図1）．十二指腸球部に径5 mm大の立ち上がりなだらかで周囲粘膜と同色調の正常粘膜に覆われた隆起性病変を認める．表面にはわずかな発赤と浅い陥凹を認める．

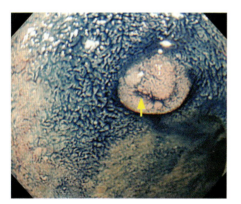

図2 ◆ 再掲

色素（インジゴカルミン）撒布内視鏡像では表面の陥凹に色素の貯留（⇨）があり，腫瘍全体の形態が強調されている（図2）．

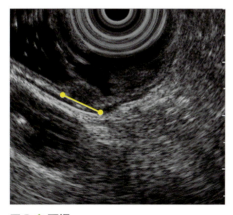

図3 ◆ 再掲

超音波内視鏡（EUS）では病変は第3層に主座を置く均一な低エコー腫瘤として描出されている（図3 ―）．10 mm以下の病変でEUSにて固有筋層以深の浸潤の可能性はないと判断した．

生検にてsynaptophysinとchromograninAの免疫組織化学染色が陽性でありカルチノイドの診断となった．
　さらに腹部造影CTでも他臓器への転移がないことを確認した上で内視鏡治療を実施した．方法はEVLデバイスを用いた吸引粘膜切除法（EMR-L）を選択した（図4，5）．

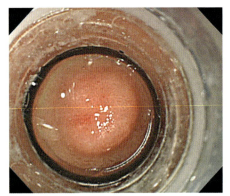

図4 ◆ EMR-L施行前

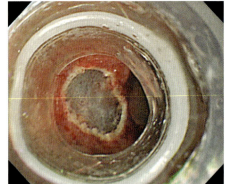

図5 ◆ EMR-L施行後

　病理組織標本では均一な小型円形核を有する腫瘍細胞から構成され，カルチノイドに典型的な充実胞巣状ないし腺房胞巣状などの細胞配列を呈していた（図6）．免疫組織学的染色ではchromograninA染色，synaptophysin染色が100％陽性であり，NET Grade 1（WHO分類）の診断となった．

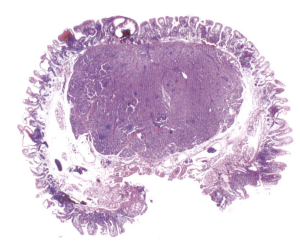

図6 ◆ 病理組織像

A 1. 十二指腸カルチノイド
2. 年齢や全身状態を考慮したうえで外科手術を第1選択とするが，腫瘍径，深達度によっては術前診断，十分なインフォームドコンセントの上で内視鏡的切除も検討する．

Summary

【最終診断】
Duedenal NET Grade 1, Carcinoid, ly0, v0, 5×5 mm, LM (−), VM (−)

①十二指腸カルチノイドの治療は現在のところ確立されておらず，腫瘍の完全切除が原則であり，所属リンパ節郭清を伴う外科的切除が第1選択とされる．しかし，十二指腸の外科的切除は過大侵襲となる場合もあり，転移のない10 mm以下の粘膜下層にとどまる病変は内視鏡切除の適応とされている[1]．

②球部病変に関しては5 mm以下をよい適応とする意見もある[2]．

③いずれにせよ，カルチノイドは粘膜深層〜粘膜下層を主座とするため，内視鏡的切除では垂直断端陽性になる可能性，術中穿孔のリスクなどが高い．

④そのため腫瘍径，深達度，年齢，全身状態を考慮し，合併症や追加外科治療などの可能性を十分説明したうえで，内視鏡治療を行う必要があると考える．

⑤内視鏡治療の方法はEMR (EMR-L, EMR-cap法)，ESDなどが選択される．

文献

1) 浅海吉傑，海崎泰治，他：十二指腸カルチノイド−治療方針について−．胃と腸，46：1626-1633, 2011
2) 川田　登，小野裕之，他：十二指腸非乳頭部腫瘍（十二指腸腺腫，癌，カルチノイド）の治療方針．臨牀消化器内科，29：1619-1620, 2014

第5章 Case Study：Q & A

D. 十二指腸

3. 治療法の選択 Case ②

田島知明，野中康一

【症　例】70歳代，女性
【現病歴】既往の胆嚢結石に対する経過観察目的の腹部CTで十二指腸下行脚に異常を指摘された．

1．この病変の診断は？（図1〜4）
2．治療法は？

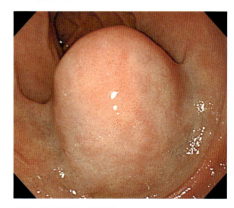

図1◆ 通常内視鏡像

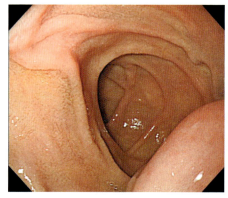

図2◆ 通常内視鏡像2

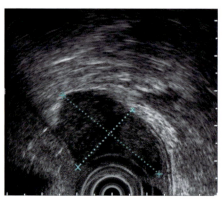

図3◆ 超音波内視鏡像

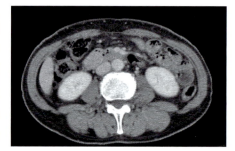

図4◆ 腹部CT

解説

通常内視鏡像を示す（図1, 2）．十二指腸下行脚のVater乳頭対側に山田Ⅱ型の立ち上がりを呈する30 mm程の隆起性病変である．病変は緊満感を伴い被覆粘膜は平滑な正常粘膜であり，粘膜下腫瘍の所見である．

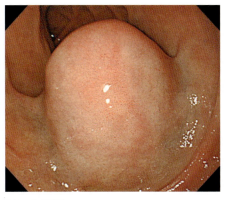

図1 ◆ 再掲　　　　　　　　　図2 ◆ 再掲

超音波内視鏡（EUS）では35.6 × 22.6 mmの筋層（第4層：⇨）と連続する内部は比較的均一な低エコー腫瘤を認め，GISTが疑われる（図3）．その他，鑑別として平滑筋腫，神経鞘腫などがあげられる．

図4は腹部造影CTである．十二指腸下行脚に30 mmの結節を認める（⇨）．内部は比較的均一で造影後は消化管粘膜と同程度の増強効果を呈している．

5年の経過観察の末，徐々に増大傾向を示していたため診断的治療としての外科的切除を行った．そのため超音波内視鏡下穿刺吸引生検（EUS-FNA）での術前組織診断は行っていない．

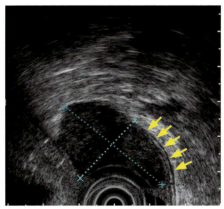

図3 ◆ 再掲

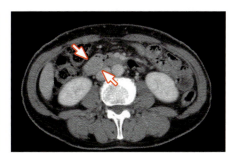

図4 ◆ 再掲

次に外科切除標本の病理組織像を示す（図5，6）.
　固有筋層を主座に存在し漿膜側に突出する腫瘍で長円形，紡錘形の核を有する腫瘍細胞が錯綜して増殖しており，壊死は認めない.

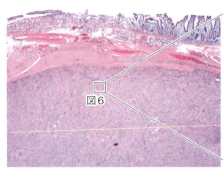

図5 ◆ 病理組織像

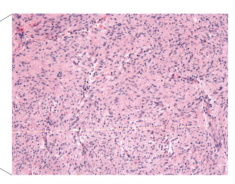

図6 ◆ 病理組織像（拡大）

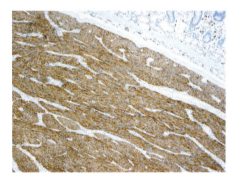

図7 ◆ c-kit免疫組織染色像

　免疫染色ではc-kit陽性，CD34陰性，desmin陰性，S100タンパク陰性でGISTと診断された（図7）.

1. 十二指腸GIST
2. 基本的に外科手術による完全切除が第1選択で，唯一の完治手段である.

> ## Summary
>
> 【最終診断】
> Gastrointestinal stromal tumor（GIST）of the duodenum，35×22×20 mm．
> 免疫染色：c-kit（＋），CD34（−），desmin（−），S100タンパク（−），MIB-1 labeling index：1.5％．
> GISTのリスク分類では低リスク．断端陰性，リンパ管，静脈侵襲は認めない
>
> ①本症例は20 mmを超える緩徐に増大するSMTに対してEUSを施行し，GISTが疑われたため診断的治療としての外科手術を行った．
>
> ②わが国では十二指腸GISTは全消化管GISTの約4～5％程度と比較的稀である．また，術前に診断が得られる頻度は少なく，潰瘍やびらんを表面に形成しない限り，通常の生検での診断は困難である．そのため，EUS-FNAを用いて術前に診断をつけることが望ましいと考える．
>
> ③また，胃GISTに比して組織学的悪性度は高く，再発率も高く予後は悪いとされているため，他部位と比較し積極的な手術の適応と考える．しかし，存在部位により手術侵襲は大きく，Vater乳頭近傍では膵島十二指腸切除（PD）となる可能性もある．原則，予防的リンパ節郭清は不要で，臓器機能温存を考慮した手術が望ましい．
>
> ④切除不能時，転移，再発GISTに対しては，チロシンキナーゼ阻害薬が第1選択である．イマチニブ投与を第1選択とし，イマチニブ不忍容あるいは耐性の場合はスニチニブ投与が推奨される．

文 献

1) Nishada T, et al：Gastrointestinal stromal tumor：a bridge between bench and besides. Gastric Cancer, 12：175-188, 2009
2) 「GIST診療ガイドライン 第3版」（日本癌治療学会，他／編），金原出版，2014

第5章 Case Study：Q & A

D. 十二指腸

3. 治療法の選択 Case ③

田島知明，野中康一

【症　例】70歳代，男性
【現病歴】癌検診にて胃粘膜異常を指摘された際に施行された上部消化管内視鏡検査にて，十二指腸下行脚に病変を指摘された（図1～4）．

1．この病変の診断は？
2．治療法は？

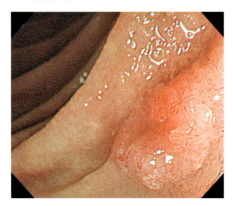

図1 ◆ 通常内視鏡像

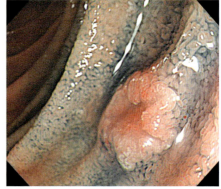

図2 ◆ インジゴカルミン撒布像

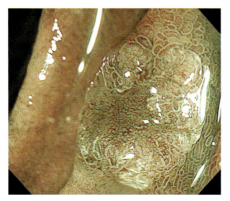

図3 ◆ NBI拡大観察（弱拡大）

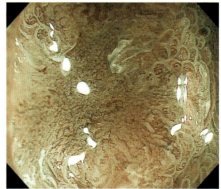

図4 ◆ NBI拡大観察（強拡大）

解　説

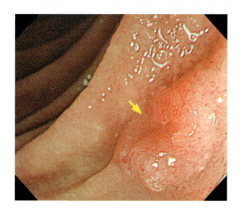

図1 ◆ 再掲

通常内視鏡像を示す（図1）．十二指腸下行脚の10 mmの陥凹性病変である．陥凹面は浅く発赤調で辺縁不整である．周囲との境界は比較的明瞭である．

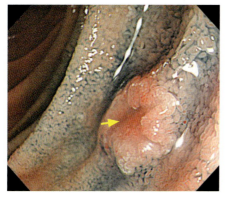

図2 ◆ 再掲

インジゴカルミン撒布後の内視鏡像（図2）では，陥凹面の不整像（⇨）が強調され，より境界が明瞭である．硬さ，ヒダの異常など粘膜下層深部浸潤癌を疑う所見は認めない．

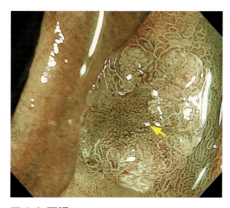

図3 ◆ 再掲

NBI拡大観察（弱拡大）では，病変の境界は比較的明瞭に描出された．**粘膜微細模様は中心陥凹部分において微小化し不明瞭（⇨）となっている**（図3）．

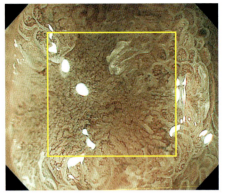

NBI拡大観察（強拡大）では陥凹内に**不整な微小血管を認め，網目様を呈している**（☐部分）．粘膜模様の微小化〜不明瞭化がより明瞭である．しかし，NBI観察所見からは腺腫と腺癌の鑑別は困難である（図4）．

図4 ◆ 再掲

以上より粘膜内病変と診断し内視鏡治療の方針とした．病変境界の外側にマーキングを行い，ESDで一括切除した（図5, 6）．

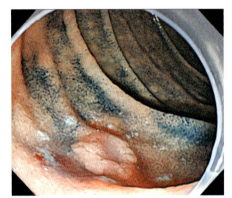

図5 ◆ ESD時のマーキング

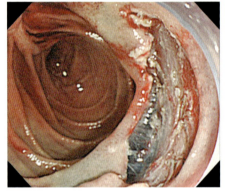

図6 ◆ ESD施行後

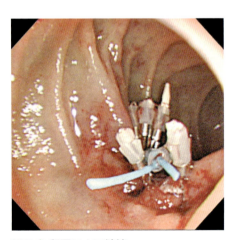

図7 ◆ 留置スネア縫縮

後出血，遅発性穿孔などの合併症予防のためESD後の潰瘍を留置スネア縫縮にて完全縫縮した（図7）．

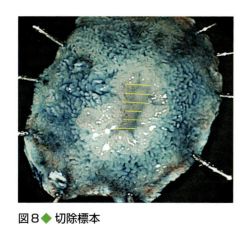

図8 ◆ 切除標本

切除標本では陥凹面（▬）に一致して高分化型腺癌を認めた（図8）．

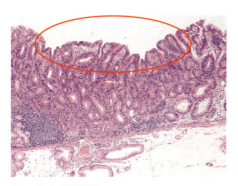

図9 ◆ 病理組織像

病変部表層の粘膜内病変を示す（図9）．陥凹部（〇部分）に一致して腺管密度が高い高分化型腺癌の増生を認めた．

1. 十二指腸癌
2. 腫瘍径を考慮すると基本的にはEMR/ESDのどちらかでの治療が選択される．本症例では癌を疑い側方，垂直断端陽性を回避するためESDを施行した．

Summary

【最終診断】
Well differentiated tublar adenocarcinoma, 0-Ⅱc, 10×8 mm, M, ly0, v0, LM0, VM0

①十二指腸腫瘍に対しては，明らかな浸潤癌は別として診断的治療としての外科的切除は侵襲があまりに大きく，避けなければならない．そのため，内視鏡治療を先行させる意義はあると考える．

②しかし十二指腸は管腔が狭く，粘膜下層・筋層が薄い，Brunner腺による粘膜下層の線維化がみられるなどの特徴，また，呼吸性変動や胃のたわみのための内視鏡の操作性の悪さなどから内視鏡的な処置が困難となる場合も多い．EMRとESDについては，それぞれの長所・短所を理解し，腫瘍の局在，悪性度内視鏡の操作性などの難易度などを十分検討したうえで選択することが望ましい．

③十二指腸腫瘍に対するEMRの適応は10 mm以内とする意見が多い[1,2]．ESDについては詳細な適応の決定はなされていないが，EMRが行えないような大きな病変や小さくても線維化を伴う病変ではESDを選択することになる[3]．

④十二指腸における内視鏡治療後の創部は，胆汁・膵液などの刺激により遅発性穿孔のリスクが高く，可能な限り縫縮すべきと考える．その点，腹腔鏡・内視鏡合同手術（laparoscopy and endoscopy cooperative surgery：LECS）では術後創部の完全閉鎖が可能となるため，病変の局在，サイズなど適応の問題はあるものの有用な治療と考える．

⑤以上をまとめると
- EMR：短所：一括切除率は低い．長所：治療時間は短く，小さな病変では有用．
- ESD：短所：治療時間が長く，合併症が多い．長所：大きな病変でも一括切除が可能．
- LECS：短所：外科的侵襲が加わる．長所：全層切除，術後創部の完全閉鎖が可能．

文献

1) 佐藤嘉高，他：十二指腸腫瘍（非乳頭部腫瘍）におけるEMR/ESD．消化器の臨床，9：158-163，2006
2) 岩田恵典，豊永 高史：十二指腸腫瘍におけるEMR/ESD．消化器の臨床，11：249-253，2008
3) 木村隆輔，他：十二指腸腫瘍（非乳頭）の治療（おもにESD/EMR）の現状．臨牀消化器内科，29：1605-1613，2014

第5章 Case Study：Q & A

D. 十二指腸

3. 治療法の選択 Case ④

田島知明，野中康一

【症　例】50歳代，男性
【現病歴】スクリーニング目的で施行された上部消化管内視鏡検査にて十二指腸に病変を指摘された（図1, 2）．

1．この病変の診断は？
2．治療法は？

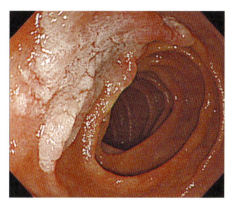

図1◆通常内視鏡像

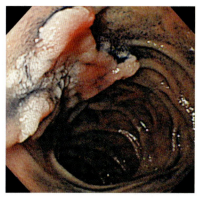

図2◆インジゴカルミン撒布像

解　説

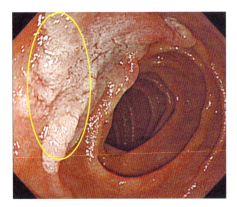

図1 ◆ 再掲

通常内視鏡像を示す（図1）．十二指腸下行脚に30 mm大の境界明瞭な扁平隆起を認める．病変は全体的に褪色〜乳白色調変化（○部分）を伴っており，癌を疑う発赤や陥凹面は認めない．SM深部浸潤を疑うヒダの引きつれや腫瘍の硬さ・厚みは感じないが，サイズからは癌の可能性が否定できない．

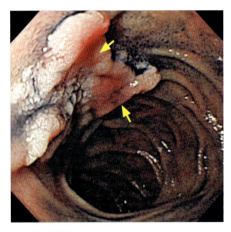

図2 ◆ 再掲

インジゴカルミン撒布像では形態および大きさが明瞭となり，通常像と比較し表面の淡い発赤が目立っている（⇨）．通常像同様に病変内に陥凹面は認めない（図2）．

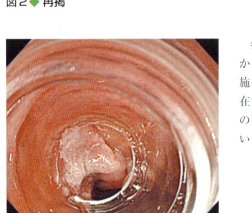

図3 ◆ EMR-C 施行中

癌を疑う所見には乏しかったこと，外科治療の希望がなかったことからEMR-cap法（EMR-C）にて分割EMRを施行した（図3）．なお，本症例は2007年の症例であり，現在ではこの病変のように30 mmとサイズがある病変は，癌の可能性も考慮し外科的または内視鏡的一括切除が望ましいと思われるが，分割切除としている．

肉眼的に完全摘除を行い，分割EMR後潰瘍をクリップで完全縫縮した（図4, 5）．

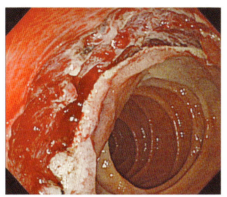

図4◆分割EMR後潰瘍

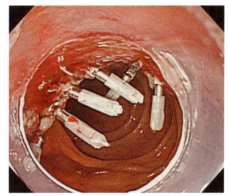

図5◆クリップによる縫縮

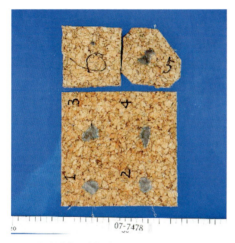

図6◆分割切除標本

ホルマリン固定後の分割切除標本である（図6）．6分割にて切除されている．

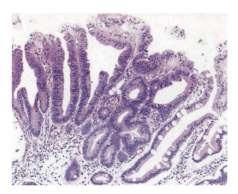

図7◆病理組織像

分割切除標本の病理組織を示す（図7）．
大部分は軽度の不規則分岐を呈する腺管が密に増生しており長楕円形核の軽度偽重層を呈していた．一部に分岐がやや複雑な形状を呈する箇所があり，楕円形から類円形核の偽重層がみられる．癌といえるほどの異型はなく，腺腫の診断となった．

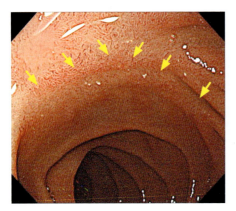

治療から4カ月後の経過観察の内視鏡所見では創部（⇨）は正常粘膜に覆われ，遺残・再発を示唆する所見は認めなかった（図8）．

図8 ◆ 治療4カ月後の通常内視鏡像

A

1. 十二指腸腺腫
2. 質的診断，腫瘍径，深達度，全身状態，年齢，本人の希望，施設の特性などを総合的に考慮し治療法を決定する必要がある．30 mmと大きく詳細な病理学的評価と遺残再発の回避のためには，ESDまたはLECSによる一括切除が望ましいと考える．

Summary

【最終診断】
Adenoma of the duodenum

① 本症例は2007年の症例であり，術前診断にて腺腫としEMR-C法により分割EMRを施行している．分割EMRは確実に，正常粘膜を含めながら遺残がないように分割切除すること，切除標本はすべて回収すること（可能であれば再構築する），切除後数カ月後に切除部を内視鏡にて評価すること，などが重要である．

② 現在であれば，この病変はESDや腹腔鏡・内視鏡合同手術（laparoscopy and endoscopy cooperative surgery：LECS）の適応と考える．

第5章 Case Study：Q & A

D. 十二指腸

3. 治療法の選択 Case ⑤

田島知明，野中康一

【症　例】80歳代，男性
【現病歴】血便を主訴に施行された検査のうち，上部消化管内視鏡検査にて十二指腸下行脚に病変を指摘された（図1〜3）．

1. この病変の診断は？
2. 治療法は？

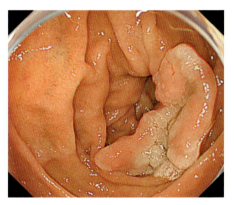

図1 ◆ 通常内視鏡像

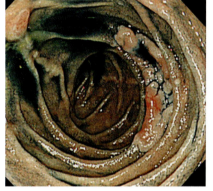

図2 ◆ インジゴカルミン撒布像

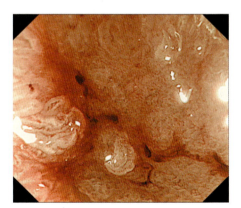

図3 ◆ NBI拡大内視鏡像

解　説

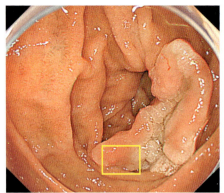

図1 ◆ 再掲

通常内視鏡像を示す（図1）．十二指腸下行脚に1/3周性に拡がる30 mmの淡い発赤を伴う扁平隆起性病変を認める．表面の淡い発赤部分（□部分）は浅く陥凹しているように見える．

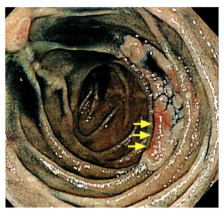

図2 ◆ 再掲

インジゴカルミン撒布の内視鏡像である（図2）．病変内の浅い陥凹（⇨）が認識でき，境界は明瞭である．病変はVater乳頭対側に位置している．

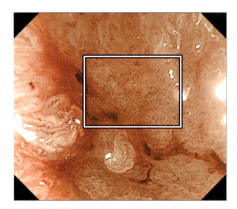

図3 ◆ 再掲

病変内の発赤陥凹領域（図1（□部分））を観察したNBI拡大像である（図3）．粘膜模様の不明瞭化はあるものの（□部分），微小血管の異型には乏しい．

● LECSの施行と手順

病変は乳頭対側に位置し，内視鏡の操作性は問題なかったため治療はLECS（laparoscopy and endoscopy cooperative surgery）による全層切除を行った．図4は腹腔鏡からの視野画像である．まず内視鏡の透過照明で大まかな位置を腹腔鏡側から確認する．

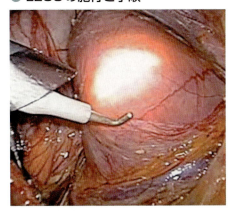

図4◆腹腔鏡側の画像①

次に，内視鏡側から針状メスで病変境界を全周性にマーキングする．各々のマーキングを意図的に凝固波で穿孔させ，腹腔鏡から病変境界が判断できるようにする（図5）．

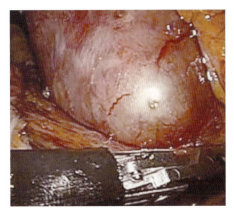

図5◆腹腔鏡側の画像②

マーキングに沿って腹腔鏡下に全層切除を行う（図6）．

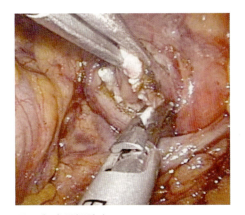

図6◆全層切除中

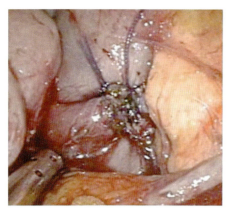

図7 ◆ 縫合部

腹腔鏡側から見た縫合部である．腸管の横軸方向に手縫全層連続縫合で閉鎖する（図7）．

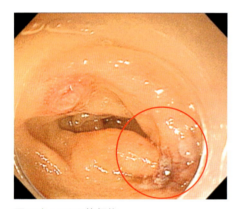

図8 ◆ LECS施行後

縫合部を内視鏡側から見た画像である（図8○）．切除部がしっかり縫合されていることがわかる．

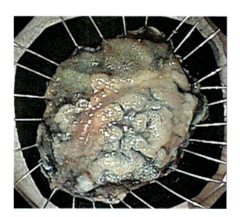

図9 ◆ 切除標本

切除標本は41 × 30 mm，病変は36 × 22 mmであり，必要最小限のマージンを確保して一括切除を行った（図9）．

病理組織診断は腺腫（low～high grade）で全層性に切除され，一括およびR0切除されていることがわかる（図10）．

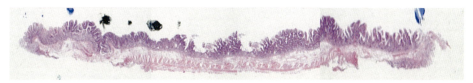

図10◆病理組織像

1. 十二指腸腺腫
2. 十二指腸LECSによる全層切除

Summary

【最終診断】
Adenoma of the duodenum

①十二指腸において，内視鏡治療は術中・術後偶発症の頻度が高いといった問題点が解決されておらず，また一方外科手術では，壁外からの腫瘍部位の同定が困難であることに加え局所切除が部位によっては厳しいという問題点がある．そこで，胃粘膜下腫瘍に対するLECSを応用した十二指腸LECSの報告が散見されるようになってきている[1]．正確な切除線を同定できること，全層切除，術後創部の完全閉鎖などが利点である一方，腹腔内に腫瘍を露出させるため腹膜播種のリスクがある点については念頭に置くべき重要な問題である．

②これらの問題に対する工夫は必要であるが，内視鏡，腹腔鏡の双方の利点を生かせる有用な方法と考える．そのため，適応や長期予後なども含めた詳細な検討のためさらなる症例の蓄積が必要である．

文　献

1) Ohata K, et al：Feasibility of endoscopy-assisted laparoscopic full-thickness resection for superficial duodenal neoplasms. Scientific World Journal, 2014：239627, 2014

第6章 良性疾患

1. 胃食道逆流症（GERD）

和泉元喜

胃食道逆流症（gastro esophageal reflux disease：GERD）のうち，内視鏡にて食道粘膜の炎症性変化が認められる場合に逆流性食道炎と診断される．近年では，発癌母地となりうるBarrett食道との関連が注目されている．一方，内視鏡的に異常所見がない場合は非びらん性胃食道逆流症（non-erosive reflux disease：NERD）に分類される．逆流性食道炎と比較して，プロトンポンプ阻害薬（PPI）などの胃酸分泌抑制薬が有効でない症例も多く，両者は必ずしも一連の病態としては説明できない可能性がある[1]．逆流性食道炎を診断する際に，変化が軽微なほど内視鏡施行医による差が生じる．本稿では逆流性食道炎の内視鏡診断について概説する．

内視鏡による逆流性食道炎の重症度分類

欧米ではSavary and Miller分類などの重症度分類が提唱され，近年ではLos Angeles分類[2,3]が用いられている．「より正常にみえる周囲粘膜と明確に区分される白苔ないし発赤を有する領域」をmucosal break（粘膜傷害）ととらえ，その広がりの範囲によってGrade AからDまでの4段階に分類している．しかしながら，胃食道逆流症状を呈する症例の中には，びらんや潰瘍を認めないものが存在する．わが国では，粘膜の色調変化を考慮した分類としてLos Angeles分類改訂版[4]が普及している（表）．この分類では，内視鏡的に変化を認めないGrade Nと，粘膜の色調変化のみが認められるGrade Mが加わっている．すなわち，GERDを内視鏡所見から分類しており，治療効果の評価に用いられている．

内視鏡診断時のコツと留意点

少量のガスコン®ドロップを混ぜた水道水で，粘膜表面の唾液や粘液を十分に除去してから観察や撮影を行うことが基本である．
以下にLos Angeles分類改訂版に基づいてGrade MからDの内視鏡所見を解説する．

表◆Los Angeles分類改訂版

Grade	特徴
Grade N	内視鏡的に変化を認めない
Grade M（図1）	柵状血管網の透見が不良で，粘膜の白濁が認められる
Grade A（図2）	個々の粘膜傷害は1条ずつの粘膜襞上に限局し，長さが5 mm未満である
Grade B（図3）	個々の粘膜傷害は1条ずつの粘膜襞上に限局し，長さが5 mm以上である
Grade C（図5）	粘膜傷害が2条以上の粘膜襞に連続しているが，全周性ではない
Grade D（図6）	粘膜傷害は全周性に存在する

（文献4より引用）

1 Grade M（図1）

　Grade Mでは送気により下部の食道内腔を拡張させても柵状血管網の透見が不良で，粘膜の白濁がみられる．縦襞に沿って白濁する症例（図1A），食道胃接合部（ECJ）直上の粘膜の口側を縁取るように白濁する症例（図1B）から下部食道粘膜が全周性に白濁する症例（図1C）まで程度はさまざまである．軽微な変化のみの症例では，内視鏡医により所見のとらえ方がさまざまであり，診断に苦慮する場合がある．送気量によっても食道下部の血管透見の有無が異なってくる．光量の調節も大切である．現時点ではGrade Mのみで逆流性食道炎として診断することは困難であり，生検による病理診断が参考になる[5]．後述のGrade A以上の症例のうち，薬物治療が有効な症例では治療後の内視鏡施行時にGrade Mとして観察されるなど，治療効果判定の指標として有用である．ざらついた白濁粘膜では腫瘍性変化との鑑別を要する．

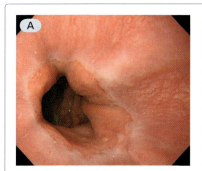 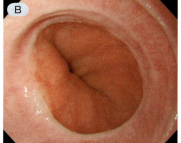 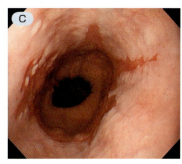

縦襞に沿った白濁粘膜　　　　ECJ直上の輪状白濁粘膜　　　　送気しても血管透見が消失した白濁粘膜

図1 ◆ Los Angeles分類　Grade M

2 Grade A（図2）

　Grade AではECJから連続する長さが5 mmを超えない線状の粘膜傷害（発赤やびらん，潰瘍）が認められる（図2A）．軽微なびらんのみの症例も存在するため，ECJを全周性に観察す

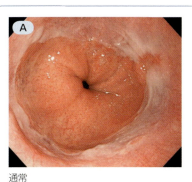 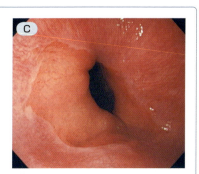

通常　　　　　　　　　　　　吸気時　　　　　　　　　　　　呼気時

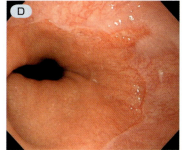

近接観察　　　　　　　　　　**図2 ◆ Los Angeles分類　Grade A**

ることが必要である．送気で下部の食道内腔を拡張させても一画面に撮影ができない場合は，吸気時（図2B）と呼気時（図2C）に分けて撮影すると全体が記録できることがある．びらんや潰瘍部の近接観察では，辺縁に再生上皮が認められる（図2D）．

3 Grade B（図3）

Grade BではECJから口側に向かう，長さが5 mmを超える線状の粘膜傷害（発赤やびらん，潰瘍）が認められる．長さは症例により異なる（図3A，B）．食道裂孔ヘルニアが大きい場合には，胃内での反転操作による観察にて全体像が把握しやすい（図3C）．

このようにGrade AかGrade Bかの分類は粘膜傷害の長さによって決定される．長さの測定は検者によりさまざまである．筆者の施設ではパンチを利用して，ディスポーザブル手袋から直径5 mmの円盤を作製している．生検鉗子などで把持して病変の近傍に置くことで，より正確な大きさの測定が可能となる（図4）．この際Barrett食道の長さも測定も同時に測定できる．経鼻内視鏡などの細径チャンネルも通過可能で，蠕動でもはがれにくい．日常の内視鏡施行時にさまざまな病変の大きさを測定し，おおよその長さがわかるように感覚を養っておくことも大切である．

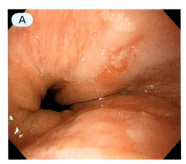
10 mm程度の線条びらん

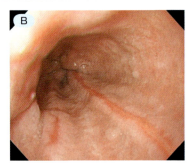
50 mmを超える線条びらん

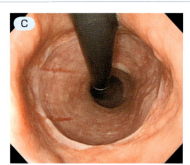
胃内での反転操作による観察

図3 ◆ Los Angeles分類　Grade B

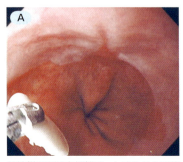
把持鉗子にて内視鏡チャンネルから円盤を挿入

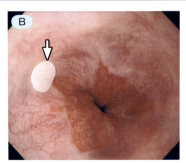
目的部位の近傍に置いた円盤

図4 ◆ 病変部の測定
ディスポーザブル手袋から作製した円盤を用いて病変の正確な大きさを測定している．

4 Grade C（図5）

Grade Cでは粘膜傷害（発赤やびらん，潰瘍）の一部が別の粘膜襞上の粘膜傷害と連続しているが，全周性ではない（図5A）．周囲の粘膜の白濁のため，舌状や帯状のBarrett粘膜と粘膜傷害部がともに相対的に発赤調を呈する場合があり（図5B）詳細な観察が必要となる．類円形のびらんや潰瘍を呈した場合は腫瘍性変化との鑑別を要する．

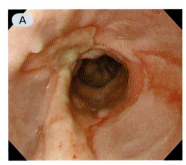
部分的に癒合しているように見えるECJ直上のびらん・潰瘍

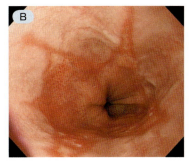
びらん・潰瘍と混在している舌状のBarrett粘膜

図5 ◆ Los Angeles分類　Grade C

5 Grade D（図6, 7）

　Grade Dでは粘膜傷害（発赤やびらん，潰瘍）が全周性に認められる（図6）．高齢者がコーヒー様残渣を嘔吐し内視鏡を施行すると，かなり口側まで傷害が及んでいることがある（図6C）．PPIが有効であるが，瘢痕狭窄を呈するとバルーンによる拡張術が必要となる場合がある（図7）．

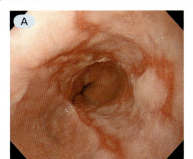
全周性の輪状のびらん・潰瘍

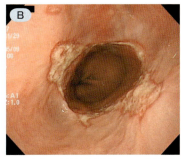
ECJ直上で全周性に連続している不整形びらん・潰瘍

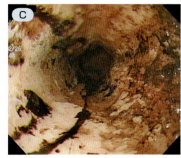
正常粘膜の介在を伴わない，全周性のやや深い潰瘍

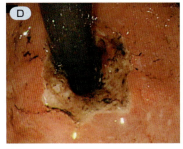
Cと同一症例の胃内からの反転観察

図6 ◆ Los Angeles分類　Grade D

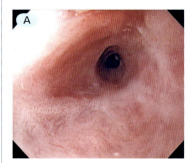
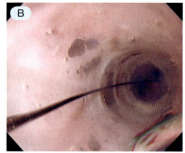
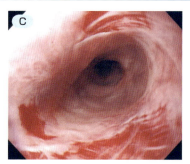

| A 内視鏡の通過が困難な狭窄がある | B バルーンカテーテルによる拡張術 | C 拡張後に内視鏡通過は可能になっている |

図7◆Grade DのPPI投与後の狭窄症例

逆流性食道炎との鑑別が必要な疾患

　逆流性食道炎ではBarrett食道を合併している場合があり，**Barrett腺癌の存在を念頭におく必要がある**．通常観察で逆流性食道炎として説明ができない場合は，拡大観察や生検にて見落とさないように留意する．ECJ近傍粘膜の詳細な観察が困難な場合は，透明フードを装着すると呼吸性移動や蠕動の影響を受けない観察や生検が可能となる．さらに，フードの直径から病変の大きさが測定できる（図8）．また，びらんや潰瘍は軽微でも，肉芽組織の形成により隆起性病変が認識される場合がある（図9）．生検により診断は容易であり，PPI投与により縮小していくこともある．

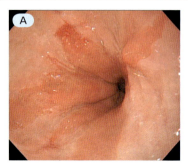
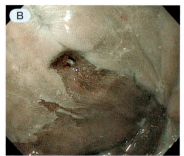
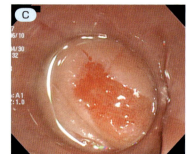
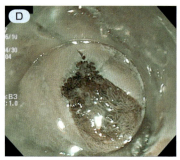

図8◆Barrett腺癌
A）白色光の非拡大観察にて，舌状のBarrett粘膜の口側では，境界不明瞭な発赤域を認める．わずかに白色付着物を伴う．
B）NBI非拡大観察にて，同部位は境界不明瞭な茶褐色領域として認識される．
C）透明フードを装着して観察すると発赤部位は，Grade Aの逆流性食道炎よりもBarrett腺癌領域の一部である疑いが強い．
D）さらにNBIを用いて観察すると，扁平上皮領域との境界が明瞭ではあるが不整となっている．微細模様が不明瞭で網目状の血管模様も観察される．
※後日のESDにてSMMまでにとどまる4×6mm大の高分化型腺癌であることがわかった．〔Well differentiated adenocarcinoma in the Barrett's esophagus. 4×6mm, M2（T1a-LPM）（T1a-SMM），UL（－），ly0, v0, LM（－），VM（－）〕

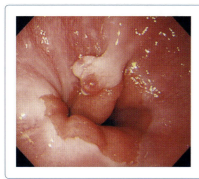

図9◆炎症性ポリープ

文　献

1) Wu JCY, et al : Distinct clinical characteristics between patients with nonerosive reflux disease and those with reflux esophagitis. Clin. Gastroenterol. Hepatol, 5 : 690-695, 2007
2) Armstrong D, et al : The endoscopic assessment of esophagitis : A progress report observer agreement. Gastroenterology, 111: 85-92, 1996
3) Lundell LR, et al : Endoscopic assessment of oesophagitis: Clinical and functional correlates and further validation of the Los Angeles classification. Gut, 45 : 172-180, 1999
4) 星原芳雄：GERD の診断（3）内視鏡診断と分類. 臨牀消化器内科, 10 : 1563-1568, 1996
5) 市川一仁, 他：GERD の病理はどこまで解明されたか. 消化器内視鏡, 10 : 1445-1450, 2007

第6章 | 良性疾患

2. 食道ヘルペス・サイトメガロウイルス

藤原 崇, 藤原純子

> 食道で認められるウイルス性病変としては, ヘルペスウイルス (HSV), サイトメガロウイルス (CMV) によるものがある. 本稿では, これらのウイルスによる食道病変の内視鏡像について解説する.

HSV食道炎

　ヘルペスウイルス (herpes simplex virus：HSV) 食道炎は, 免疫抑制状態にある患者において, 三叉神経節に潜伏感染しているHSVが唾液中に排出され, 食道重層扁平上皮に感染することにより発症すると考えられているが, 基礎疾患のない成人での発症も稀ながらみられる.
　内視鏡的には, 病変の時期によって所見が異なる. 初期像では数mm程度の小水疱を形成する. この上皮が脱落すると, 辺縁隆起を伴う浅い潰瘍として観察される. さらに進行すると, 融合性の潰瘍となる. **潰瘍を縁どる粘膜上皮は白濁化**していることが多く (図1), 内視鏡所見での特徴の1つである. 合併症として出血, 食道気管瘻, 難治性吃逆などの報告がある.
　病理所見では, 感染細胞にCowdry A型核内封入体やすりガラス様変化をきたした核内封入体の出現 (図2), などの特徴がある. ウイルスは扁平上皮に存在するため, **潰瘍底からの生検**

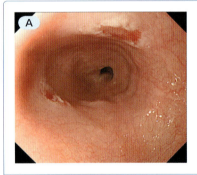
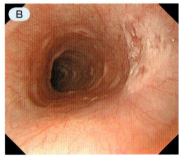

図1◆HSV食道炎
胸部上部〜腹部食道にかけてびらんが散在しており, びらんを縁どる上皮は白濁している

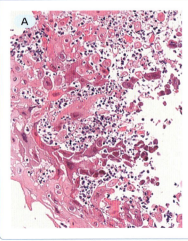
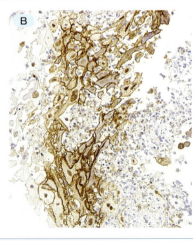

図2◆病理組織像
A) 潰瘍辺縁部の粘膜上皮からの生検で, 多数の核内封入体を認めた
B) これらの細胞は, HSV免疫組織化学染色で陽性であった

は不適当であり，潰瘍縁や島状に残った扁平上皮から生検する．

　免疫正常者であれば自然軽快も多いが，症状が強い場合は，抗ウイルス薬の内服により改善が期待できる．免疫不全患者では，アシクロビルなどの抗ウイルス薬投与を必要とする．

CMV食道病変

　サイトメガロウイルス（cytomegalovirus：CMV）食道病変は非HIV（human immunodeficiency virus）感染者での発症は稀で，CD4（cluster of differentiation）値が100/μL以下のHIV感染者で好発する．HIV感染者におけるCMV食道病変では，CMV antigenemiaは約90％の症例で陽性[1]となる．内視鏡的には，病変は主に胸部中部食道からEGJ（esophagogastric junction：食道胃接合部）にかけて多発する傾向があり，大きさは数mm〜数cmまでさまざまである．肉眼形態は，潰瘍底に白苔付着の乏しい打ち抜き潰瘍（図3，4）が典型とされるが，むしろ打ち抜き以外の不整形や地図状（図5），類円形などのびらん・浅い潰瘍を形成することが多く，このような場合には内視鏡的診断が難しい．EGJ直上で，胃食道逆流症様の線状びらん・潰瘍（図6）からの生検でCMV感染が証明されることもある[1]．また，病理組織学的には封入体（図7）を認め，CMVの免疫染色で陽性となるが，生検での陽性率は低いため，CMV食道病変を疑う場合は，潰瘍底および潰瘍辺縁部より複数個の生検を行う．治療は必要に応じて，ガンシクロビル，ホスカルネットなどの抗CMV薬で行う．

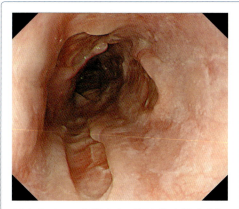

図3◆CMV食道病変（打ち抜き潰瘍①）
胸部中部食道に，多発する打ち抜き潰瘍を認める．潰瘍底に白苔の付着を認めない

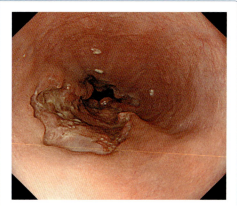

図4◆CMV食道病変（打ち抜き潰瘍②）
胸部下部〜腹部食道にかけて約半周性の打ち抜き潰瘍を認める．潰瘍の辺縁は，隆起している

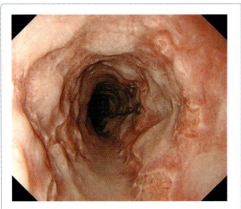
図5◆CMV食道病変（地図状潰瘍）
胸部中部～下部食道にかけて地図状のびらん・潰瘍が広範に拡がっている

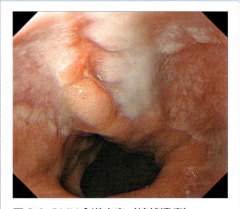
図6◆CMV食道病変（線状潰瘍）
EGJ直上に，GERD様の線状びらんが認められる

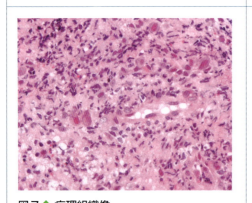
図7◆病理組織像
肉芽組織に封入体を有する大型細胞が散見された

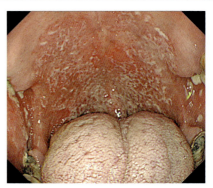
図8◆口腔内カンジダ
軟口蓋および頬粘膜に白苔の付着を認める

Pitfall CD4値の低下したHIV感染者の内視鏡検査を行う際には，しばしば合併する食道カンジダ症に注意が必要である．CD4値の低下したHIV感染者の上部消化管内視鏡検査では，食道病変としてCMVのほか，HSV，カポジ肉腫，悪性リンパ腫などの有無を確認する必要があるが，高度の食道カンジダ症では，食道粘膜面はほとんど観察できなくなるためである．内視鏡検査前に，口腔咽頭カンジダの有無を確認し（図8），嚥下障害や胸部不快感を伴う場合には，食道カンジダ症として経験的治療を先行する[2]．

Point CMV食道病変はHIVが背景にあることが多いため，ほかに明らかな基礎疾患が認められない場合は，HIVの検索を必ず行う．

文献

1) 藤原 崇，他：HIV感染症患者の上部消化管病変．胃と腸 46：240-253，2011
2) 「深在性真菌症の診断・治療ガイドライン2014」（深在性真菌症のガイドライン作成委員会／編），215-221，協和企画，2014

第6章 良性疾患

3. カンジダ

古川龍太郎

カンジダはヒトの皮膚や口腔咽頭，消化管などに常在する真菌であるが，日和見感染症の原因ともなる．本稿では食道カンジダ症をとり上げるとともに，関連が深い口腔咽頭カンジダ症についても解説を加える．

リスクファクター

　口腔咽頭・食道における粘膜カンジダ症は免疫不全に伴う日和見感染症である．免疫不全を呈する病態として，ヒト免疫不全ウイルス（human immunodeficiency virus：HIV）感染症，悪性腫瘍，コントロール不良の糖尿病，肝不全，抗がん剤・免疫抑制薬やステロイド全身投与などの薬物使用，高齢などがあげられる[1,2]．

　また局所的要因として，吸入ステロイド，口腔内の不衛生，唾液の減少，抗菌薬による常在細菌叢の抑制，酸分泌抑制薬や胃切除による食道pHの上昇，食道狭窄があげられるが，常在するカンジダの発症に至るメカニズムは明らかではない[2]．

　一方で健常な成人にも粘膜カンジダ症が認められることがある．上部消化管内視鏡検査全体を母数として，食道カンジダ症を認めた患者の割合は0.32～1.17％との報告があるが，その約半数が明らかな基礎疾患をもたない健常成人であった[3]．

症状

　口腔咽頭カンジダ症では，疼痛や味覚異常を認めることもあるが，一般的に自覚症状に乏しく，放置されることが多い[4]．

　食道カンジダ症では，嚥下困難感，嚥下時痛，胸やけ，悪心などがみられる．ただし，半数程度の症例では消化器症状がないため，無症状でも否定することはできない．重症例では食道狭窄，出血，瘻孔を呈することもある[1-3]．

診断

　肉眼または内視鏡によりカンジダの白苔を確認できれば，粘膜カンジダ症と診断できる．白苔は灰白色～乳白色で，周囲の粘膜に発赤やびらんを伴う．

　初期の口腔咽頭カンジダ症では，軟口蓋に散在する点状の白苔が観察できる．放置されれば頬粘膜や咽頭，舌が白苔で覆われる．急性の口腔カンジダの白苔は舌圧子などで容易に剥離でき，剥離後の粘膜面はびらんとなって痛みがある．

食道カンジダ症の白苔は水洗によって剥離できないことが特徴とされる．軽症であれば点状に白苔が散在するのみであるが（図1），重症例では白苔は癒合して線状・塊状となる（図2）．食道粘膜全周を覆う「white carpet」状の外観を呈することもある（図3）．

　なお，食道カンジダ症の重症度分類に，Kodsi分類（表）がある[1]．Grade 3や4でも無症状のことがあり，臨床症状とは必ずしも一致しない．

　カンジダは消化管に常在し，正常粘膜からも培養されるため，真菌学的・病理学的検査は必須ではないが，その他の疾患との鑑別が難しい場合には考慮される．また真菌学的検査により菌種を同定しておくことは，抗真菌薬の選択に有意義と考えられる[4]．

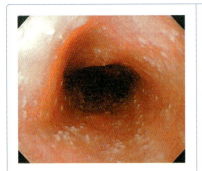

図1◆食道カンジダ症 Grade 1～2相当

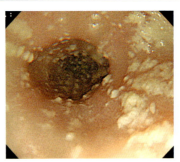

図2◆食道カンジダ症 Grade 3相当

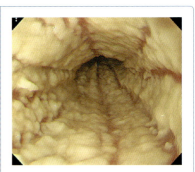

図3◆食道カンジダ症 Grade 4相当

表◆Kodsiの分類

Grade 1	2 mm以下の白苔が少数みられる
Grade 2	2 mmを超える白苔がみられ，数も多い
Grade 3	癒合し，線状・塊状に隆起した白苔がみられる
Grade 4	白苔がほぼ全周を多い，びらんや狭窄がみられる

（文献1を参考に作成）

文献

1) Asayama N, et al：Relationship between clinical factors and severity of esophageal candidiasis according to Kodsi's classification. Dis Esophagus, 27：214-219, 2014
2) 石川祐司：食道カンジダ症に対するイトラコナゾール内用液の有効性．新薬と臨牀，57：640-652, 2008
3) Choi JH, et al：Prevalence and risk factors of esophageal candidiasis in healthy individuals: a single center experience in Korea. Yonsei Med J, 54：160-165, 2013
4) 藤井 毅：AIDS指標疾患としての真菌症．深在性真菌症～SFI Forum～, 6：22, 2010

第6章 良性疾患

4. IBDに伴う食道病変

国崎玲子，安原ひさ恵

潰瘍性大腸炎，クローン病，腸管ベーチェット病に代表される炎症性腸疾患（inflammatory bowel disease：IBD）は，近年国内で患者数が急増しており，内視鏡検査時に食道病変に遭遇する機会も増えている．IBDは下部消化管病変が主体であるが，食道にもときに病変を認め，確定診断の一助となる．クローン病とベーチェット病に多く，中部食道に好発し，多発アフタや潰瘍病変が多い．
クローン病では色素撒布で描出される微細病変の縦列配列が特徴的で，ベーチェット病では，特に中部食道に深い単発潰瘍を形成することがある．

クローン病の食道病変

食道病変の頻度は0.2～15％，好発部位は中部～下部食道で，多発する微細なアフタ様びらんや，浅い不整潰瘍などが多い（図1A，B）．深い潰瘍や縦走潰瘍（図1C）などの高度病変は稀である[1,2]．また食道病変は，下部消化管の疾患活動性と相関せずに認めることがある．

多くは微細病変での通常観察では観察が困難なことがあり，必ずインジゴカルミンを撒布し，病変の縦列傾向を確認することが診断に有用である（図1A，B）．生検による非乾酪性類上皮肉芽腫の検出頻度は，0～27％と低い[2]．

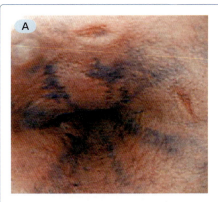
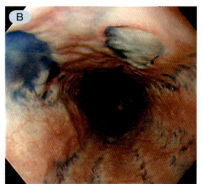
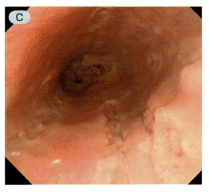

図1 ◆ クローン病の食道病変
A）多発する淡い発赤陥凹．インジゴカルミン撒布により，周囲に肉眼で確認できない縦列する多発微小陥凹を認める．
B）中部食道の浅い類円形潰瘍．周囲に縦列する多発微小陥凹を認める．
C）縦走潰瘍．
（A，C：安原ひさ恵，他：びらん・潰瘍を呈する食道病変の内視鏡診断 炎症性腸疾患合併例．胃と腸，50：151-158, 2015より転載）

腸管ベーチェット病の食道病変

　再発性口腔内アフタ，皮膚症状，外陰部潰瘍，眼症状の4主症状を特徴とする自己免疫疾患で，回盲部の打ち抜き潰瘍が典型病変であるが，他腸管にも病変が散見される．

　食道病変の頻度は0～11％，好発部位は中部食道で，多発するアフタ（図2A）や円形潰瘍（図2B）の報告が多い．他に単発する巨大潰瘍（図2C），多発不整潰瘍，食道狭窄や気管瘻などの報告もある[1, 3]．

　ベーチェット病の食道潰瘍は，クローン病に比べて潰瘍辺縁が整な円形で，白苔の縁取りが目立ち，辺縁隆起の立ち上がりが明瞭である点が鑑別の一助となる．

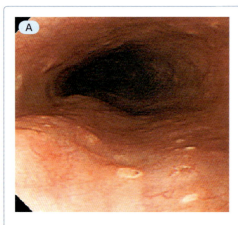
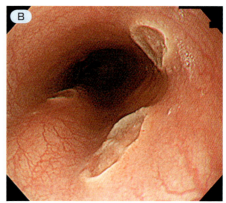
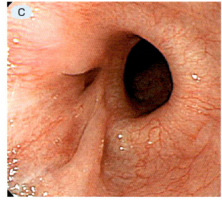

図2◆ ベーチェット病の食道病変
A) 多発食道びらん．白苔が厚く付着し辺縁の白苔の縁取りが目立つ．
B) 多発円形潰瘍．
C) 偽憩室形成と軽度狭窄を伴う，中部食道の孤立性潰瘍瘢痕．
(安原ひさ恵，他：びらん・潰瘍を呈する食道病変の内視鏡診断　炎症性腸疾患合併例．胃と腸，50：151-158，2015より転載)

潰瘍性大腸炎の食道病変

きわめて稀である．既報の21例の報告では，中下部食道の単発から多発する打ち抜き様潰瘍が多い[1,4]（図3）．

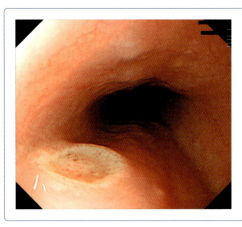

図3 ◆ 潰瘍性大腸炎の食道病変
潰瘍性大腸炎症例に認めた中部食道の孤立性円形潰瘍．肉眼的にベーチェット病の病変と鑑別困難だった．
(安原 ひさ恵，他：びらん・潰瘍を呈する食道病変の内視鏡診断　炎症性腸疾患合併例．胃と腸，50：151-158，2015より転載)

Point

クローン病とベーチェット病の食道病変の鑑別は困難なことが多い．「食道なのにインジゴですか？」といわれても，必ずインジゴカルミンを撒布し，縦列する陥凹病変（クローン病）の有無を確認する．潰瘍辺縁が整な円形でvolcano様の辺縁隆起を伴う場合や，中部食道の単発の深い潰瘍病変は，クローン病よりベーチェット病を疑う．生検で疾患特異診断が得られることは稀で，内視鏡的な肉眼診断が鍵となり極めて重要である．

MEMO

原疾患に対する免疫抑制治療によって起こる，サイトメガロウイルスやヘルペスウイルスによる食道病変を除外することも重要．

文　献

1) 安原 ひさ恵，他：びらん・潰瘍を呈する食道病変の内視鏡診断　炎症性腸疾患合併例．胃と腸，50：151-158，2015
2) Decker GA, et al：Crohn's disease of the esophagus: clinical features and outcomes. Inflamm Bowel Dis, 7：113-119, 2001
3) Kawabata H, et al：Intestinal Behçet's disease with an esophageal ulcer. Gastrointest Endosc, 58：151-154, 2003
4) Asakawa A, et al：Case of ulcerative colitis associated with oesophageal ulcer. J Int Med Res, 28：191-196, 2000

第6章 良性疾患

5. 食道・胃静脈瘤

森　直樹，今津博雄

これまでに食道静脈瘤の内視鏡的診断法についてさまざまな検討がなされてきたが，1979年に①占拠部位，②形態，③色調，④発赤所見，⑤随伴食道炎の有無，を主な観察項目に定めた食道静脈瘤記載基準[1]が設定された．これ以後，記載基準の改定がなされ現在の食道・胃静脈瘤記載基準（門脈圧亢進症取扱い規約 第3版）[2]に至っている．
本稿では，この食道・胃静脈瘤記載基準のポイントを中心に食道・胃静脈瘤の内視鏡診断について解説する．

食道静脈瘤記載基準（表）

1 占拠部位（location：L）

食道静脈瘤の占拠部位として，食道を上，中，下の3つに分け，それぞれ上部食道まで認められるものをLs，中部食道まで及ぶものをLm，下部食道に限局するものをLiと記載する．しかし，内視鏡上，特に中下部の境界があいまいであり，著者は門歯列から食道静脈瘤の上端までの距離を記載している．

2 形態（form：F）

この因子は形態のみならず，静脈瘤の大きさを加味している．数条存在する場合は最も大きい静脈瘤の形態所見を記載する．すなわち治療後に静脈瘤が認められなくなったものをF_0，直線的な比較的細い静脈瘤をF_1，連珠状の中等度の静脈瘤をF_2，結節状あるいは腫瘤状の太い静脈瘤をF_3とする（図1）．

表 ◆ 食道静脈瘤記載基準

占拠部位（L）	形態（F）	色調（C）
Ls　上部食道まで Lm　中部食道に及ぶ Li　下部食道に限局	F_0　治療後に静脈瘤が認められなくなったもの F_1　直線的で細いもの F_2　連珠状で中等度のもの F_3　結節状あるいは腫瘤状で太いもの	Cw　白色静脈瘤 Cb　青色静脈瘤
発赤所見（RC）	出血所見	粘膜所見
R_0　発赤所見なし R_1　限局性に少数あり R_2　RC_1とRC_3の中間 R_3　全周性に多数あり ミミズ腫れ：RWM チェリーレッドスポット：CRS 血マメ：HCS	＜出血中所見＞ 　噴出性出血（spurting bleeding） 　湧出性出血（gushing bleeding） 　滲出性出血（oozing bleeding） ＜止血後所見＞ 　赤色栓（red plug） 　白色栓（white plug）	E　びらん UI　潰瘍 S　瘢痕

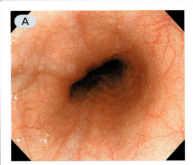

F₁の青色静脈瘤（F₁, Cb）

F₂の青色静脈瘤（F₂, Cb）

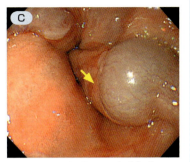

F₃の青色静脈瘤（F₃, Cb）（→）

図1 ◆ 青色静脈瘤

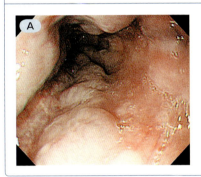

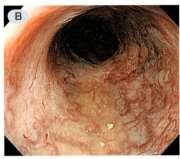

図2 ◆ 送気による静脈瘤の見え方の違い
A）送気が不十分な状態での観察．F₂様の青色静脈瘤を認める．
B）送気を十分に行い，食道を拡張させた状態での観察．実際はF₂ではなく治療後のF₀静脈瘤を認める．

 F因子は送気で食道が十分に拡張した状態で判定する．送気の程度により静脈瘤の形態は容易に変化することを念頭におき，実際よりも大きなF因子で判定してしまわないように注意しなければならない（図2）．

3 色調（color：C）

食道静脈瘤の色調を示すもので白色静脈瘤（Cw），青色静脈瘤（Cb）に分けられる．治療後に血栓化された静脈瘤は色調（Cw，Cb）の後ろに-Thを付記する．

4 発赤所見（red color sign：RC）

静脈瘤を覆う食道粘膜が赤色調に変化したものを指し，ミミズ腫れ（red wale marking, RWM），チェリーレッドスポット（cherry red spot：CRS），血マメ（hematocystic spot：HCS）の3つがある．RCの程度は，発赤所見を認めないものをRC₀，限局性に少数認めるものをRC₁，RC₁とRC₃の間のものをRC₂，全周性に多数認めるものをRC₃と記載する．また静脈瘤間にteleangiectasiaがある場合はTeを付記する．このRCは出血と関連しており，治療適応を決めるうえで最も重要である（図3）．

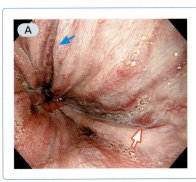

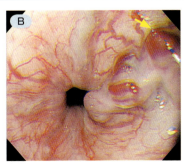

図3 ◆ 発赤所見
A）ミミズ腫れ（RWM，→）とチェリーレッドスポット（CRS，⇒）
B）血マメ（HCS，→）

5 出血所見（bleeding sign）

出血中の所見はjet様に血液が静脈瘤から噴き出す噴出性出血（spurting bleeding）と，じわじわと湧き出るような湧出性出血（gushing bleeding），にじみ出るような滲出性出血（oozing bleeding）に分けて記載する．止血後の所見は赤色調のフィブリン栓である赤色栓（red plug）と白色調のフィブリン栓である白色栓（white plug）に分かれる．赤色栓は止血直後から2日後にかけて，白色栓は止血2〜7日後にかけて観察されることが多い[3]．

噴出性出血や湧出性出血は十分な洗浄や吸引により容易に内視鏡で観察できる．赤色栓や白色栓も慎重に観察すれば小さなものでも見逃すことはない．しかし，**吐血やタール便を呈するハイスク食道静脈瘤患者に内視鏡検査を行っても出血点がはっきり同定できない場合がある**．もちろん，静脈瘤以外の病変からの出血も考えられるが，この場合，**食道胃接合部直下の細い静脈瘤が出血源になっていることが多い**．著者は出血点がわかりにくい場合は透明フードを内視鏡に装着し，食道胃接合部付近を丁寧に観察するようにしている．

6 粘膜所見（mucosal finding）

治療後の変化を重視し，びらん，潰瘍，瘢痕の3つに分けてそれぞれE，Ul，Sを付記する．

胃静脈瘤記載基準

食道静脈瘤記載基準に準じるが，占拠部位，RC signの記載法が異なる．

1 占拠部位（location：L）

胃静脈瘤は，噴門部に限局する静脈瘤をLg-c，噴門部から穹窿部に連なる静脈瘤をLg-cf，穹窿部に限局する静脈瘤をLg-fと記載する．

胃静脈瘤は存在部位によって血行動態が大きく異なる．すなわちLg-cは食道静脈瘤と連続する静脈瘤で治療も食道静脈瘤に準じて考えてよい．Lg-cfやLg-fは排血路として太い腎静脈系短路を有していることが多く，内視鏡治療では治療が困難な場合があり，B-RTOの適応となる．

2 発赤所見（red color sign：RC）

胃静脈瘤ではRCの程度分類は行わず，発赤所見を全く認めないものをRC_0，RWM・CRS・HCSのいずれかを認めるものをRC_1と記載する．

わが国では食道・胃静脈瘤に対する予防治療が盛んに行われている．その是非については議論の残るところであるが，この記載基準を用いて静脈瘤出血の所見や出血の危険因子を確実に拾い上げ，治療の適応，方法を決定しなくてはならない．

文献

1) 日本門脈圧亢進症研究会：食道静脈瘤内視鏡所見記載基準．肝臓，21：779-783，1980
2) 「門脈圧亢進症取扱い規約 第3版」（日本門脈圧亢進症学会／編），pp37-40，金原出版，2013
3) 幕内博康，他：食道静脈瘤出血点からみた再出血予測因子ならびに硬化療法後の再出血．消化器内視鏡，6：75-81，1994

第6章 良性疾患

6. 胃ポリープ

望月恵子, 田尻久雄

> 胃ポリープとは胃の内腔に突出した限局性の粘膜隆起性病変の総称であり, 通常, 非上皮性の病変や悪性病変は含めない. 肉眼形態分類として山田・福富の分類が広く用いられる. 胃ポリープの大部分は過形成性ポリープか胃底腺ポリープである.

定義

胃ポリープ (gastric polyp)※の定義は, 「胃粘膜上皮の局所的異常増殖により胃内腔に突出した隆起性病変」とされている. 本来, 肉眼的な形状に由来する名称であり, 非上皮性隆起性病変や肉眼的に明らかな悪性病変は含めず, 良性の上皮性隆起性病変を胃ポリープとして扱う (しかし, ポリープの中には, 一部に癌病巣を伴うものも含まれる).

肉眼形態分類

山田・福富の分類[1]が最も広く用いられており, 隆起性病変の起始部の形態から4型に分類されている (図1).

本来この分類は, 上皮性・非上皮性の区別や良性・悪性の区別は関係なく, 肉眼的な形状に由来する名称であるため粘膜下腫瘍や隆起型早期胃癌などすべての隆起性病変を含んでいるが, 現在では良性の上皮性隆起性病変としての胃ポリープの分類として用いることが多い.

分類	形状	定義	参照
Ⅰ型	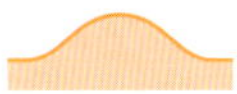	隆起の起始部が滑らかで, 明瞭な境界線を形成しないもの	図2
Ⅱ型	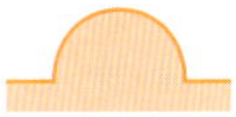	隆起の起始部に明確な境界線を形成しているが, くびれを認めないもの; この型は一見Ⅰ型と類似している (無茎性)	図3
Ⅲ型	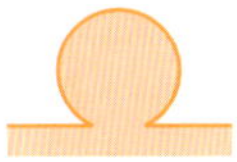	隆起の起始部に明らかなくびれを形成しているが, 茎の認められないもの (亜有茎性)	図4
Ⅳ型	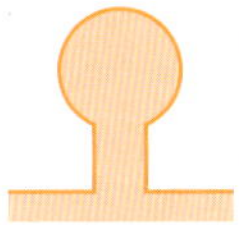	隆起の起始部に明らかに茎の認められるもの (有茎性)	図5

図1 ◆ 山田・福富の分類

用語解説

※**ポリープ**: ポリープという名称はmany footedを意味するラテン語のpolypodusに由来し, 最初は烏賊の名称であった. 後に医学用語に導入され, はじめは鼻の腫瘤に使用されていたが, その後消化管の粘膜に発生した有茎性の腫瘤に用いられるようになったものであり, 本来は肉眼的な形状に由来する名称である[2].

病理組織学的分類から見た内視鏡所見

　良性の隆起性病変の病理組織学的分類では過形成性ポリープ（腺窩上皮性，幽門腺性，胃底腺性）と腺腫に大別されることが多い〔腺腫は**第5章C-3-②**参照〕．臨床上，腺窩上皮および幽門腺の過形成により生ずるものを過形成性ポリープ（hyperplastic polyp）とし，胃底腺の過形成性変化により生ずる胃底腺ポリープ（fundic gland polyp）と分けて考えられる．

1 過形成性ポリープの診断のポイント（図3〜5）
- 背景に胃粘膜の萎縮性変化を伴い，胃体下部から前庭部に多く認められる
- 山田・福富分類のⅡ，Ⅲ，Ⅳ型とさまざまな形態を呈し，発赤が強く，表面にびらんや潰瘍を形成することが多い
- 大きさは直径5 mm以下のものから30 mmくらいまでのものがあるが，20 mm以上のポリープの場合には癌の合併や早期癌との鑑別を要する

2 胃底腺ポリープの診断のポイント（図2）
- 背景に胃粘膜の萎縮性変化を伴わず，胃体部や穹隆部に多く認められる
- 山田・福富分類のⅠ，Ⅱ型で大きさは10 mm以下のものが多く，表面平滑で周囲粘膜と同じ色調である

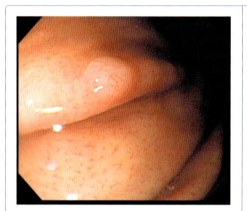

図2◆山田・福富分類 Ⅰ型
胃体中部大彎，大きさ3 mm，胃底腺ポリープ．

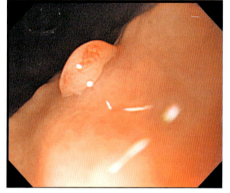

図3◆山田・福富分類 Ⅱ型
胃体下部大彎，大きさ3 mm，過形成性ポリープ．

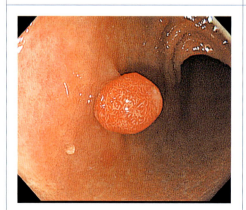

図4◆山田・福富分類 Ⅲ型
胃体下部前壁，大きさ8 mm，過形成性ポリープ．

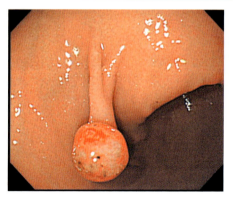

図5◆山田・福富分類 Ⅳ型
胃体下部小彎，大きさ8 mm，過形成性ポリープ．

過形成性ポリープとその癌化例を通常内視鏡で鑑別することは困難であるが，大きさが20 mm以上，表面が凹凸不整，広基性のものに癌合併率が高い．病変の全体像（形態，色調，硬さ，大きさなど）をとらえて，生検の際にはポリープの表面だけでなく，念のために基部からの生検を行う．内視鏡診断と生検診断が解離した場合には生検診断にだけ頼らず，必ず再検査を行い，色素内視鏡や拡大内視鏡による粘膜微細模様や微小血管を観察することが望ましい．また，癌の合併を疑う場合はポリペクトミーなど病変の完全切除も考慮する[3]．

MEMO

過形成性ポリープはHP（*H. pylori*）陽性であることが多く，HP除菌（保険適用外）によって高率でポリープが消失する．胃底腺ポリープはHP陰性のことが多い．

文　献

1) 山田達哉，福富久之：胃隆起性病変．胃と腸，1：145-150, 1966
2) 中村卓司：胃ポリープ．日本臨床，22：1979-1987, 1964
3) 田尻久雄，丹波寛文：I．集検からみた診断能 3. 胃ポリープ 内視鏡の立場から．日本内科学会雑誌，81：617-621, 1992

第6章 良性疾患

7. 慢性胃炎

伊藤公訓

> 慢性胃炎とは，組織学的に診断された炎症所見に対して用いられる用語であるが，内視鏡診断にも用いる．慢性胃炎は，ヘリコバクターピロリ感染胃炎とほぼ同義であり，臨床的に診断意義が大きい．また，わが国において，慢性胃炎診断における「京都分類」が新たに提唱された．

　慢性胃炎とは，本来胃粘膜に生じた組織学的胃炎を意味する用語である．ゆえに内視鏡診断における慢性胃炎とは，組織学的炎症に起因する内視鏡的形態変化を意味するべき用語である．これまで胃炎の内視鏡診断に関してはさまざまな分類が考案されているが，組織学的胃炎を正確に内視鏡で診断することは意外にも難しい．本来，内視鏡的胃炎診断には，国際基準であるシドニーシステムを用いることが推奨されるべきであるが[1, 2]，組織学的胃炎との対応という点からは，多くの問題がある．

　2013年2月，わが国ではヘリコバクター・ピロリ（H. pylori）感染胃炎が新たに除菌治療の適応疾患になった．除菌治療に際しては，事前に内視鏡検査を行い，慢性胃炎を診断することが必須である．ここでの慢性胃炎は，H. pylori 感染胃炎とほぼ同義であり，除菌治療を考慮するうえで臨床的に重要である．近年，内視鏡所見と，H. pylori 感染状態（未感染，既感染，現感染）の対応を明示した**京都分類**が新たに作成された（表）．これは2014年，春間，加藤らに

表 ◆ 胃炎の京都分類

局在	内視鏡所見名	英語表記	H.pylori 感染	H.pylori 未感染	H.pylori 除菌後
胃粘膜全体	萎縮	atrophy	○	×	○〜×
	びまん性発赤	diffuse redness	○	×	×
	腺窩上皮過形成ポリープ	foveolar-hyperplastic polyp	○	×	○〜×
	地図状発赤	map-like redness	×	×	○
	黄色腫	xanthoma	○	×	○
	ヘマチン	hematin	△	○	○
	稜線状発赤	red streak	△	○	○
	腸上皮化生	intestinal metaplasia	○	×	○〜△
	粘膜腫脹	mucosal swelling	○	×	×
	斑状発赤	patchy redness	○	○	○
	陥凹型びらん	depressive erosion	○	○	○
胃体部	皺襞腫大，蛇行	enlarged fold, tortuous fold	○	×	×
	白濁粘液	sticky mucus	○	×	×
胃体部〜穹窿部	胃底腺ポリープ	fundic gland polyp	×	○	○
	点状発赤	spotty redness	○	×	△〜×
	多発性白色扁平隆起	multiple white and flat elevated lesions	△	○	○
胃体下部小彎〜胃角小彎	RAC	regular arrangement of collecting venules	×	○	×〜△
胃前庭部	鳥肌	nodularity	○	×	△〜×
	隆起型びらん	raised erosion	△	○	○

○：観察されることが多い，×：観察されない，△：観察されることがある
（文献3より引用）

より提唱された胃炎の新しい分類法である．H. pylori 感染胃炎に対応する内視鏡所見を抽出し，未感染（正常胃），既感染，現感染のそれぞれを客観的かつ簡便に診断することを目的としている．これらを分類することの意義は，H. pylori 感染胃炎の除菌前診断を行うことのみならず，各症例の胃癌リスクを正しく評価することにある．このなかで基本となるのは，体部萎縮性変化（萎縮性胃炎）の評価であり，1969 年に竹本らにより発表された，内視鏡的萎縮移行帯の概念が基本となっている（図1）[4]．これは胃粘膜萎縮の広がりを萎縮境界の位置をもって平面的に内視鏡診断する方法であり，胃炎診断に関する標準的表記法として現在でも広く用いられる（図2）．

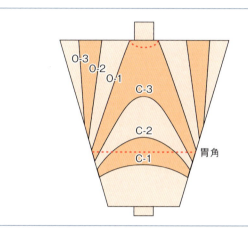

図1 ◆ 木村・竹本分類の模式図
大彎で切開し展開した際の萎縮境界を示す．C（closed type）-1，C-2，C-3，O（open type）-1，O-2，O-3 の 6 段階に分類される．
（文献 5 より引用）

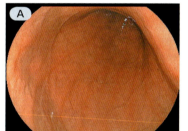

正常の胃体下部見下ろし像．

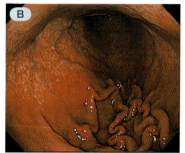

萎縮性胃炎症例の胃体下部見下ろし像．明瞭な萎縮境界が観察される．

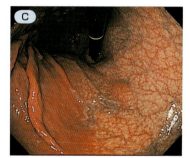

萎縮性胃炎症例の胃体部小彎の見上げ像．噴門を越えて萎縮境界が進展している．木村・竹本分類で O-1 に分類される．

図2 ◆ 萎縮性胃炎症例の内視鏡像

文　献

1) Misiewicz JL, et al：The Sydney System：A new classification of gastritis. Working party Reports in 9th World Congress of gastroenterology, 1990
2) Dixon MF, et al：Classification and grading of gastritis. The updated Sydney System. International Workshop on the Histopathology of Gastritis, Houston 1994. Am J Surg Pathol, 20：1161-1181, 1996
3) 「胃炎の京都分類」（春間 賢／監），日本メディカルセンター，2014
4) Kimura K & Takemoto T：An endoscopic recognition of the atrophic border and its significance in chronic gastritis. Endoscopy, 3：87-97, 1969
5) 「最新内科学大系（41）消化管疾患 2 胃炎」（木村 健，小林絢三／編），中山書店，1993

第6章 良性疾患

8. 鳥肌胃炎

伊藤公訓

> 鳥肌胃炎とは，胃前庭部を中心に小顆粒状隆起が密在する特異な内視鏡像を呈する疾患である．有症状率が高く潰瘍，腫瘍などの合併率が高いことが報告されている．

鳥肌胃炎の特徴と内視鏡像

　鳥肌胃炎とは，胃前庭部を中心に微細小顆粒が密在して存在する慢性胃炎の特殊型である．この概念は1962年，竹本らにより報告された「内視鏡的鳥肌現象」に遡る[1]．個々の隆起は半球状でほぼ均一であり，インジゴカルミン撒布により明瞭に観察される（図1A，B）．組織学的には，粘膜固有層の慢性炎症細胞浸潤に加え，固有層内に胚中心を伴うリンパ濾胞形成を認める．このリンパ濾胞が結節状隆起の本体である．さらに近接で観察すると，隆起中央に特徴的な白色点が観察される（図1C）．この白色点は前述のリンパ濾胞本体を観察しているものと考えられている．この内視鏡像は胃前庭部によく観察されるが，ときに胃体部にも観察される．
　組織学的に検討した場合，胃体部にも同様の組織学的炎症所見を認めることが多い．すなわち，内視鏡所見は胃前庭部に顕著であっても，本質的には胃体部にも及ぶ広範な慢性胃炎である．

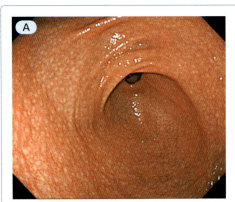

通常内視鏡像

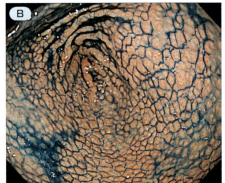

インジゴカルミン撒布像

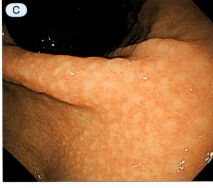

近接像

図1 ◆ 鳥肌胃炎の内視鏡像

鳥肌胃炎の臨床像

　本症の臨床的な意義としては，通常の慢性胃炎に比し，有症状率が高く，十二指腸潰瘍や鉄欠乏性貧血などの併存疾患が高率に存在することが報告されている[2]．とりわけ胃体部に発生する未分化型胃癌と関連する可能性が示されていることは重要である[3]．

　鳥肌胃炎は若年者女性に多くみられ，実は小児においては高頻度に観察される．ほぼ全例にヘリコバクターピロリ感染を認める．鳥肌胃炎の自然史については不明な点が多いが，ほとんどは加齢とともに消退していくと考えられている．すなわち，成人における鳥肌胃炎の存在は，鳥肌現象が長時間持続していることを反映しており，このことが併存疾患の発見率に関連している可能性がある．

> **Pitfall**　胃前庭部に褪色調で大小不同の扁平隆起がみられることがある（図2）．これらは萎縮性胃炎に伴う（特異型）腸上皮化生を反映する所見であり鳥肌現象ではない．隆起の形状や，融合傾向などに注意し，両者を混同しないように注意する．また一見鳥肌胃炎類似の内視鏡像であるが，中心の白色点が目立たない場合がある．そのような例ではインジゴカルミン撒布を行うと半球状の隆起ではなく不均一な胃小区模様が認められることが多い（図3）．このような場合，組織学的にも鳥肌胃炎と異なる像がみられることが多く，典型的な鳥肌胃炎とは区別する必要がある．

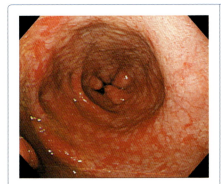

図2 ◆ 鳥肌胃炎に類似した像を示す特異型腸上皮化生

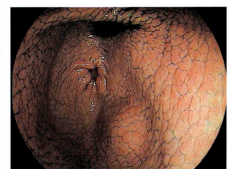

図3 ◆ 鳥肌胃炎に類似した像を示す胃炎例のインジゴカルミン撒布像

文　献

1) 竹本忠良：いわゆる内視鏡的鳥肌現象について．「胃と腸 内視鏡検査のポイント」．医学書院，1972
2) Miyamoto M, et al：Nodular gastritis in adults is caused by Helicobacter pylori infection. Dig Dis Sci, 48：968-975, 2003
3) Miyamoto M, et al：Five cases of nodular gastritis and gastric cancer: a possible association between nodular gastritis and gastric cancer. Dig Liver Dis, 34：819-820, 2002
4) 「胃炎の京都分類」（春間　賢／監），pp52-56，日本メディカルセンター，2014

第6章 良性疾患

9. 急性胃粘膜病変（AGML）

和泉元喜

上部消化管出血に対して緊急内視鏡を行う際に，覚えておくべき疾患として急性胃粘膜病変（AGML）がある．本稿では同疾患の内視鏡診断を中心に概説する．

AGMLの病態

急性胃粘膜病変（acute gastric mucosal lesion：AGML）の概念はKatzらにより1960年代に提唱された．消化管出血患者に対して緊急内視鏡と生検による病理診断を行い，ストレスを中心としてさまざまな因子が連鎖して急性びらん性胃炎や急性潰瘍，出血性胃炎が生じる機序を説明している[1]．その後，AGMLの病態に関して数多くの報告があるが，用語の適切性を含めて一定の見解には至っていない．現時点では，「薬剤，ストレスその他の原因でひき起こされた胃粘膜の急性炎症性病変（出血・びらん・潰瘍）を一括し，さらにこれに突発的な強い自覚症状（顕出血，上腹部痛など）を加味させた疾患概要である」[2]とするのが一般的と考えられる．ときに輸血が必要になり，再出血をくり返す治療難渋例も存在するが，保存的治療にて速やかに治癒していく症例が多い．

内視鏡診断時のコツと留意点

AGMLの内視鏡所見は多彩である．好発部位は前庭部や胃体部で，ほとんどの症例では病変が広範囲に多発する．発症早期に内視鏡を施行すると，凝血塊や黒苔を伴う不整形のびらんや浅い潰瘍の多発と周囲粘膜の軟らかい浮腫性変化などの典型的な所見が観察される（図1）．しかし，深いびらんと浅い潰瘍の鑑別は困難である．びらんや潰瘍を伴わず，点状出血が多発する症例も認める．ときに露出血管を認める（図2）．抗血小板薬や抗凝固薬を使用中の患者では，最小サイズのクリップによる機械的な血管処理が有効である．

AGMLは胃酸分泌抑制薬などによる保存的治療にて比較的速やかに治癒するため，内視鏡検査の時期により所見が変化していく．このため，症状が出現してから，速やかに内視鏡にて診断していくことが望まれる．びらんや潰瘍が明らかでない粘膜襞の肥厚が目立つ症例では，腫瘍性変化との鑑別も念頭に置く必要がある．また，内視鏡所見からは梅毒や結核，サイトメガロウイルスなど感染症の鑑別も要するため，その他の臨床所見の収集も必要である．鑑別診断の目的で生検を行う場合は，出血している急性期よりも回復期に行うことが望ましい．さらにAGMLでは，十二指腸球部や下行脚にも同様な病変を合併することがある（図3）．

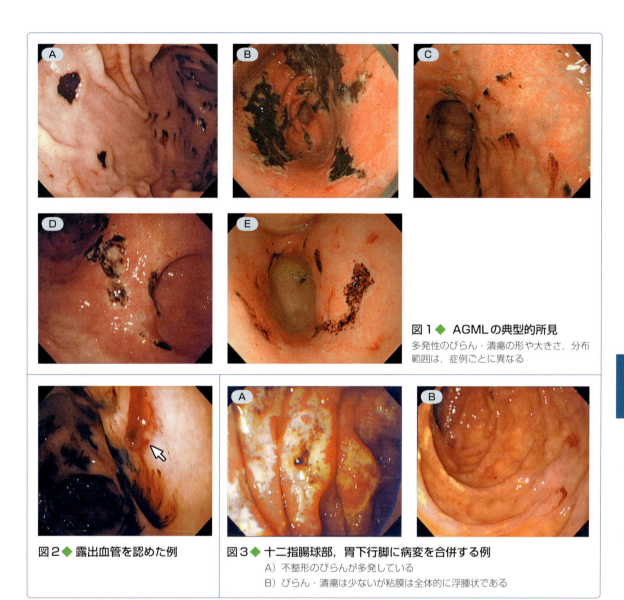

図1◆ AGMLの典型的所見
多発性のびらん・潰瘍の形や大きさ，分布範囲は，症例ごとに異なる

図2◆ 露出血管を認めた例

図3◆ 十二指腸球部，胃下行脚に病変を合併する例
A) 不整形のびらんが多発している
B) びらん・潰瘍は少ないが粘膜は全体的に浮腫状である

文献

1) Katz D & Siegel HI : Erosive gastritis and acute gastrointestinal mucosal lesion. Progress in Gastroenterology, pp67-96, Grune & Stratton, 1986
2) 「消化器内視鏡用語集 第3版」（日本消化器内視鏡学会用語委員会/編），pp78-79, 医学書院, 2011

第6章 良性疾患

10. 胃潰瘍

望月恵子, 田尻久雄

> 胃潰瘍とは「胃壁の組織欠損が粘膜下層以下に達するもの」を指す．本稿では胃潰瘍の定義，分類，用語などについて解説する．

はじめに

　　胃潰瘍は急性胃潰瘍と慢性胃潰瘍とに分けられ，病期・病変部位により非常に多彩な内視鏡所見を呈する．急性胃潰瘍は急性胃粘膜病変（AGML，**第6章-9参照**）の病態の1つとされ，多発する不整形の浅い潰瘍が特徴である．
　　慢性胃潰瘍は再発を繰り返し，活動期・治癒過程期・瘢痕期に分類され，内視鏡所見の特徴は病期により異なる．内視鏡により観察される潰瘍の修復過程を表した崎田らの分類[1]が広く用いられている（図1）．
　　（単に"胃潰瘍"と言う場合は慢性胃潰瘍を指すことが多く，以下本稿では，慢性胃潰瘍を胃潰瘍として記述する）

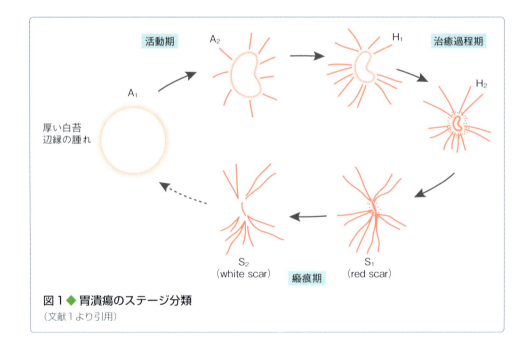

図1◆胃潰瘍のステージ分類
（文献1より引用）

胃潰瘍のステージ分類（崎田らの分類）

1 活動期（active stage）
- **A₁ステージ**（図2）
  厚い白苔をつけていて周囲の粘膜が浮腫状にふくらみ，再生上皮が全く認められない時期．
- **A₂ステージ**（図3）
  周囲の浮腫が減退し，潰瘍縁が明確にふちどられ，潰瘍縁においてわずかに再生上皮が出現している．潰瘍辺縁の発赤や潰瘍縁に白色の苔帯がみられることが多い．潰瘍縁まで粘膜壁の集中を追い得るようになった時期．

2 治癒過程期（healing stage）
- **H₁ステージ**（図4）
  白苔は薄くなりはじめ，再生上皮が潰瘍内へせり出してきている．辺縁部から潰瘍底への粘膜の傾斜は緩やかになる．潰瘍としての粘膜欠損は明らかで潰瘍縁の線は明確にふちどられている時期．
- **H₂ステージ**（図5）
  H₁ステージの潰瘍面がさらに縮小し，潰瘍のほとんどが再生上皮で覆われ，毛細血管集中像のみられる幅が白苔の幅より広くなった時期．

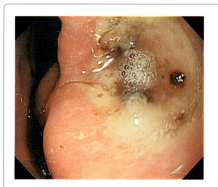

図2 ◆ 胃潰瘍 A₁ステージ
胃角部小彎にA₁ステージの潰瘍を認める．潰瘍底は厚い白苔で覆われ露出血管と凝血を伴う．
周囲の粘膜は浮腫状にふくらみ，再生上皮は認められない．

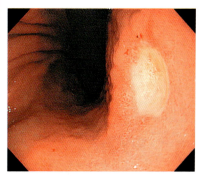

図3 ◆ 胃潰瘍 A₂ステージ
胃体下部小彎にA₂ステージの潰瘍を認める．
白苔のはみ出しが消失し潰瘍縁が明瞭となり，わずかに再生上皮の出現を認める．
潰瘍周囲の浮腫は減退している．

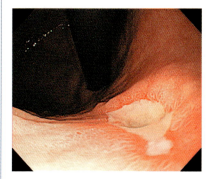

図4 ◆ 胃潰瘍 H₁ステージ
胃体中部小彎にH₁ステージの潰瘍を認める．
白苔は薄くなり始め，潰瘍辺縁は明確にふちどられ，全周性に再生上皮の出現を認める．

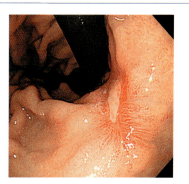

図5 ◆ 胃潰瘍 H₂ステージ
胃角部小彎にH₂ステージの潰瘍を認める．
潰瘍面は縮小し，潰瘍辺縁の再生上皮の幅が広くなり，毛細血管集中像のみられる幅が白苔の幅より広くなっている．

3 瘢痕期（scarring stage）

白苔が消失し，潰瘍の表面が再生上皮で修復された時期．

● S₁ステージ（図6）

白苔が消失し，潰瘍面が発赤調の再生上皮で覆われた時期．
赤色瘢痕（red scar）とも呼ばれる．

● S₂ステージ（図7）

潰瘍面の再生上皮の発赤が消え，周囲粘膜と同様の色調か白色調になった時期．
白色瘢痕（white scar）とも呼ばれる．

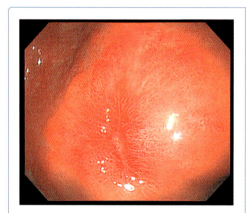

図6◆ 胃潰瘍 S₁ステージ
胃体下部小彎にS₁ステージの潰瘍を認める．
白苔は消失し，潰瘍面が発赤調の再生上皮で覆われている．

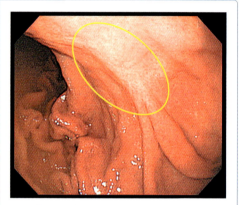

図7◆ 胃潰瘍 S₂ステージ
胃体上部後壁にS₂ステージの潰瘍を認める（○）．
潰瘍面の再生上皮の発赤が消え周囲粘膜と同じ色調の潰瘍瘢痕となっている．

コツ

《胃潰瘍からの生検のコツ》

活動期と治癒過程期の胃潰瘍から生検を行う場合，潰瘍の中心ではなく，白苔付着部辺縁からの生検が必要である．中心からの生検では，壊死物質や肉芽組織が採取され正確な診断や胃癌との鑑別ができないからである．
また，内視鏡検査による生検材料を用いた*H.Pylori*の診断の際には潰瘍の辺縁ではなく，胃体上～中部大彎と幽門前庭部大彎の2カ所から生検することが望ましい．

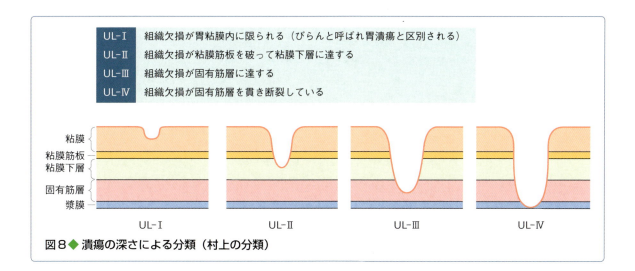

図8 ◆ 潰瘍の深さによる分類（村上の分類）

《潰瘍の深さによる分類（図8）》

潰瘍の深さの分類には「村上の分類」[2]が広く用いられ，粘膜欠損の深さによりUL-Ⅰ～Ⅳに分けられる．

UL-Ⅰは組織欠損が粘膜内に限られるもので，「びらん」と呼び潰瘍と区別され，UL-Ⅱ以上が潰瘍である．この分類は病理組織学的な分類であるため通常の内視鏡所見とは必ずしも一致しないが，超音波内視鏡で潰瘍の深達度診断の際に利用される．

Dieulafoy潰瘍とは胃の粘膜下層までの微小な粘膜欠損により動脈が破綻し，急激に大量出血をきたす疾患である．噴門部や胃体上部に好発する．ほとんどの場合，自然止血は得られないため経過観察せず，内視鏡治療または外科的治療の適応である．

文献

1) 崎田隆夫：胃の病変―胃潰瘍．「消化管内視鏡研修の実際」（崎田隆夫，他／編），pp376-396，中外医学社，1981
2) 村上忠重：病理．「胃・十二指腸潰瘍のすべて」（吉利 和，他／編），pp79-102，南江堂，1971

第6章 良性疾患

11. 十二指腸潰瘍

望月恵子，田尻久雄

十二指腸潰瘍は胃潰瘍と並び消化性潰瘍の一連疾患であるが，胃潰瘍に比べ多発し球部の変形をきたしやすいことから，非常に多彩な形態を呈する．本稿では十二指腸潰瘍の分類とその画像を提示する．

十二指腸潰瘍の定義と発生頻度

十二指腸潰瘍とは「十二指腸壁の組織欠損が粘膜下層以下に達するもの」と定義される．
わが国では胃潰瘍よりも少なく，若年者に多く発症する．十二指腸潰瘍の多くは球部に発生し，多発することが多い．合併症である穿孔の頻度は胃潰瘍より高い．球部より肛門側に発生するものは球後部潰瘍と呼ばれ，発生頻度は全消化性潰瘍の5％以下と少ないが，出血の頻度がやや高く変形や狭窄・閉塞症状もきたしやすい．

> **MEMO**
> 十二指腸潰瘍の20％前後に胃潰瘍を併発することがある．

十二指腸潰瘍の分類

1 ステージ分類

十二指腸潰瘍のステージ分類は過去にさまざまな分類が行われてきたが，現在では胃潰瘍のステージ分類に準じて，崎田らの分類を用い活動期（A_1，A_2），治癒過程期（H_1，H_2），瘢痕期（S_1，S_2）に分類されるのが一般的である（図1〜6．また第6章-10参照）．
ただし，十二指腸潰瘍は胃潰瘍と異なり，変形をきたしやすいことや，瘢痕期の色調によるS_1，S_2分類には当てはまらないことがあり問題があるとする報告が多く，新たなステージ分類も検討されている．
榊らは，拡大内視鏡を使用し拡大観察の視点から潰瘍瘢痕模様に注目し，内視鏡的潰瘍瘢痕のステージ分類（Sa，Sb，Sc）を提唱している．Saは粗大再生粘膜の中心部分に無構造な陥凹部が存在する瘢痕，Sbは中心まで粗大再生粘膜で覆われる瘢痕，Scは周囲と同様の細かな模様像を示す瘢痕とし，潰瘍再発との関係を検討した結果では，Sa瘢痕からは高率に再発し，Sc瘢痕からの再発は認めなかったと報告している[1]．再発の予測が可能となり，治療を考えるうえで有用な分類である．

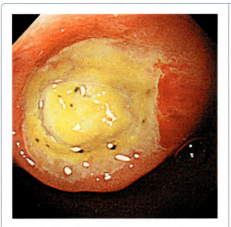

図1 ◆ 十二指腸潰瘍 A_1 ステージ
十二指腸球部に A_1 ステージ潰瘍を認める．潰瘍底は厚い白苔を有し，周囲の粘膜は浮腫状で易出血性であり再生上皮を認めない．

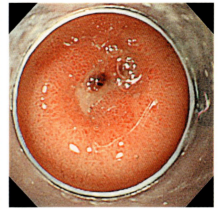

図2 ◆ 十二指腸潰瘍 A_2 ステージ
十二指腸球部に A_2 ステージ潰瘍を認める（直視型スコープに透明キャップを装着し観察）．潰瘍底の白苔は小さいが露出血管を認める．潰瘍辺縁の浮腫は減退し，わずかに再生上皮の出現を認める．

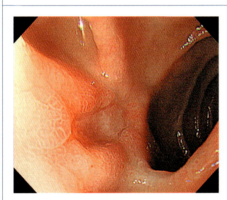

図3 ◆ 十二指腸潰瘍 H_1 ステージ
十二指腸球部前壁に H_1 ステージ潰瘍を認める．潰瘍底の白苔は薄くなり，潰瘍辺縁には全周性に再生上皮の出現を認める．

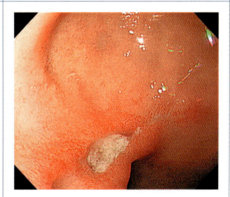

図4 ◆ 十二指腸潰瘍 H_2 ステージ
十二指腸球部前壁に H_2 ステージ潰瘍を認める．潰瘍底の白苔は縮小し，潰瘍辺縁の再生上皮は幅が広くなり発赤が強くなっている．

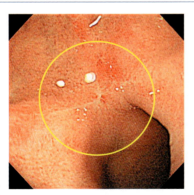

図5 ◆ 十二指腸潰瘍 S_1 ステージ
十二指腸球部後壁に S_1 ステージ潰瘍を認める．白苔は消失し潰瘍面が発赤調の再生上皮で覆われている．

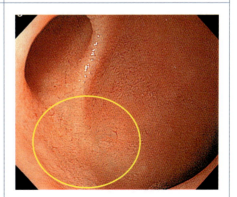

図6 ◆ 十二指腸潰瘍 S_2 ステージ
十二指腸球部前壁に S_2 ステージ潰瘍を認める．潰瘍面の再生上皮の発赤は消え，幅の広い褪色調の潰瘍瘢痕を認める．

2 型による分類（表）

また，型分類として単発潰瘍，接吻潰瘍，線状潰瘍の3型に分類する場合もある[2]．

単発潰瘍は1個の潰瘍がみられるもので，幽門輪直下と十二指腸球部前壁に好発する．ただし，幽門輪直下の単発潰瘍は稀で[3]，線状潰瘍や接吻潰瘍の一部分だけを見ていることが多く注意を要する（図7）．

接吻潰瘍は2個の潰瘍が向かい合ってみられるもので，ridgeの両側に潰瘍を認めることが多い（図8）．

線状潰瘍は潰瘍または潰瘍瘢痕が球部の1/3周以上に線状に認められるもので，再発再燃を繰り返しやすい（図9）．

表◆型による分類

型	特徴
単発潰瘍	1個の潰瘍がみられるもの（図7）
接吻潰瘍	2個の潰瘍が向かい合ってみられるもの（図8）
線状潰瘍	潰瘍または潰瘍瘢痕が球部の1/3以上に認められるもの（図9）

（文献2より引用）

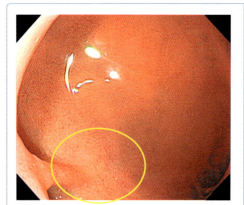

図7◆十二指腸潰瘍 単発潰瘍
幽門輪直下にS₁ステージの単発潰瘍を認める．

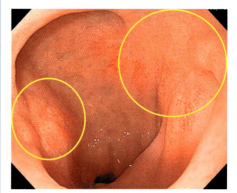

図8◆十二指腸潰瘍 接吻潰瘍
十二指腸球部前壁と後壁に対称性の潰瘍瘢痕を認める．

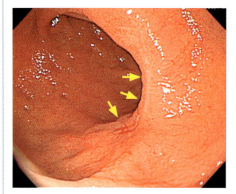

図9◆十二指腸潰瘍 線状潰瘍
幽門輪直下から上十二指腸角にかけて，線状潰瘍を認める．

> **コツ**
>
> 潰瘍の見逃しをなくし，正確なステージ分類，型分類をする場合，球部に十分な送気をして慎重にくまなく観察する必要がある．ただし，幽門輪を越えてすぐの球部粘膜は接触や吸引により粘膜を傷つけたり出血をきたしやすく詳細な観察が困難になりやすい．変形や狭窄がある場合には接線方向となり，直視型スコープで観察することは容易ではないため，必要に応じ，直視型スコープ先端に透明キャップを装着したり，側視型スコープに入れ替えて病変を観察する必要がある．
>
> また，十二指腸潰瘍は多発することが多く変形や複雑なヒダ集中を起こすことがあるため，これらの走行を十分に観察することが見落としをなくすために大切である．

> **MEMO**
>
> 多発する潰瘍やびらんを十二指腸球部（特に球後部）から水平脚にまで認めた場合には，Zollinger-Ellison症候群やガストリン産生腫瘍，クローン病などを疑い精査する必要がある．

● しもふりびらん

「しもふりびらん」とは十二指腸潰瘍周囲の発赤した粘膜に斑点状の小白斑がみられる所見で，十二指腸潰瘍に併発することが多いびらんである（図10）

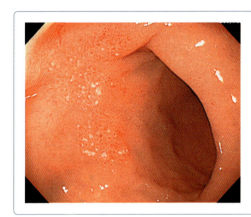

図10◆ しもふりびらん
十二指腸球部後壁のS_2ステージ潰瘍に合併するしもふりびらん．

文　献

1) 榊 信廣，他：*Helicobacter pylori* 除菌後の十二指腸潰瘍の内視鏡的治癒過程．消化器内視鏡，13：791-795，2001
2) 丹羽寛文：十二指腸潰瘍の内視鏡診断．最新医学，37：524-530，1982
3) 金澤雅弘，他：再発しにくい十二指腸潰瘍の形態的特長．消化器内視鏡の進歩，37：65-69，1990

索引 Index

数字

0-Ⅰ型	39
0-Ⅱa型	41
0-Ⅱb型	44
0-Ⅱc型	45
0-Ⅲ型	46
3領域リンパ節転移検索	157

欧文

A〜C

A-B分類	139
AGML	386
AVA	126, 194
Avascular area	126
A型胃炎	249
Barrett食道	30, 60, 130, 362
Barrett腺癌	30, 63, 106, 181
Barrett表在癌	131
Brunner腺	338
BZD	18
CD34	91
c-kit	91
CMV	368
corkscrew pattern	149
Cowden病	86

D〜G

Dieulafoy潰瘍	391
diffuse large B-cell lymphoma	260, 275
DLBCL	260, 275
EGJ	59
ELPS	210
EMR	175
EMR-C	188
ESD	175
EUS	154, 168, 329
EUS-FNA	154, 168, 330
EUS-FNAB	164, 254
EUS-guided fine needle aspiration biopsy	164
EUS下穿刺吸引生検	164
EUS専用機	154
fine network pattern	149
gastrointestinal mesenchymal tumor	164
GERD	30, 362
GIMT	164
GIST	91, 172, 254, 263, 330
glycogenic acanthosis	81

H〜I

H. pylori	137
*H. pylori*感染	35
HSV	368
hyperkeratosis	84
IBD	373
intra-epithelial papillary capillary loop	125
IPCL	125

L〜R

LECS	187, 191, 352, 356, 359
long segment Barrett's esophagus	60
LSBE	30, 60
melanosis	83
Mori A.らの分類	26
mucosal break	88
NBI	71
NET	249
pit様構造	144
RAC	138
regular arrangement collecting venules	138

S〜W

salvage ESD	181
sedation	17
short segment Barrett's esophagus	60
SIM	130
small avascular area	194
SMT	164, 172, 254
SSBE	30, 60
villi様構造	144
white zone	144
WLI	71

和文

あ行

悪性黒色腫	92

Index

悪性リンパ腫 92, 172, 259, 260
胃MALTリンパ腫 279
胃炎 137
胃潰瘍 388
胃角部 67
胃型形質 53
胃カルチノイド 249
胃癌 171
胃静脈瘤 378
胃食道逆流症 362
胃腺腫 48
イソギンチャク様 87
胃底腺粘膜 137
胃底腺ポリープ 379
胃粘膜下腫瘍 172, 254
胃ポリープ 379
インゼル 50
咽頭 22
咽頭癌 27
炎症性ポリープ 88
オピオイド 19

か行

解剖 12
潰瘍 101
潰瘍性大腸炎 373
潰瘍瘢痕 101
拡大内視鏡 144
拡大内視鏡分類 125
過形成性ポリープ 379
画像強調内視鏡 79
下鼻甲介 21

下鼻甲介下端ルート 21, 23
花弁状隆起 89
顆粒細胞腫 91
カルチノイド 172
陥凹 99
カンジダ 371
カンジダ性食道炎 85
間葉系腫瘍 164
キーゼルバッハ部位 20
木村・竹本分類 383
逆流性食道炎 88
急性胃粘膜病変 386
強拡大率 144
京都分類 382
区分 14
クリティカルパス 26
クローン病 373
経鼻挿入 23
経鼻内視鏡 58
血管構造 144
高異型度腺腫 310
好酸球性食道炎 90
高周波数細径超音波プローブ 154
喉頭蓋 22
後鼻孔 20
高分化型腺癌 310

さ行

細径超音波プローブ 154, 168
サイトメガロウイルス 368
酢酸撒布 149
耳管咽頭口 22

色素内視鏡 110
脂肪腫 91, 164, 172
しもふりびらん 395
写真撮影 64
周囲生検 147
縦走溝 90
十二指腸GIST 346
十二指腸LECS 361
十二指腸潰瘍 392
十二指腸カルチノイド 343
十二指腸癌 351
十二指腸腫瘍 352
十二指腸腺腫 333, 356, 361
静脈瘤 376
食道異所性皮脂腺 89
食道胃接合部 59, 88
食道胃接合部癌 89
食道癌 27, 105
食道静脈瘤 376
食道粘膜下腫瘍 164
食道病変 373
食道噴門腺 82
食道壁層構造 154
神経鞘腫 164, 172
進行癌 117
深達度 105
深達度診断 115, 119, 124, 154
随伴0-Ⅱb 147
スコープ挿入 16
ステロイド局注・内服 177
聖域 50
赤色瘢痕 390
接吻潰瘍 394

索引　397

線状潰瘍 394
前処置 17
先端フード 144
前庭部 64
早期胃癌 115, 283
早期癌 38, 117
早期十二指腸癌 333
桑実状 87
挿入鼻腔選択 21
総鼻道 21

た行
大臼歯様 91
台状挙上 52
体上部 64
単発潰瘍 394
血豆状変化 86
中拡大率 144
中鼻甲介 21
中鼻甲介下端ルート 21, 23
超音波内視鏡下穿刺吸引生検 254
超音波内視鏡下穿刺吸引法 168
超音波内視鏡検査 168
超音波内視鏡専用機 169
腸型腺腫 310
腸管ベーチェット病 373
超高分化型腺癌 314
鎮静 17
鎮静薬 18

低異型度超高分化型腺癌 315
転移性胃腫瘍 172
転移性食道腫瘍 93
鳥肌胃炎 384

な行
内視鏡観察 64
内視鏡抜去 25
肉眼型 107
肉眼分類 47
日本食道学会分類 125
乳頭腫 87
粘膜下腫瘍様胃癌 172
囊胞 172

は行
白色瘢痕 390
白苔 371
白斑 90
抜去困難 22, 25
鼻腔 20
鼻甲介 20
非上皮性腫瘍 164
鼻前庭 20
鼻中隔 20, 23
表在型食道癌 175
表在癌 38
表在食道癌 155
表面構造 144

びらん 101
拾上げ診断 76
非露出型 82
分化型癌 49
平滑筋腫 90, 164, 172
壁深達度 38
ヘリコバクターピロリ感染胃炎 382
ヘルペスウイルス 368
ベンゾジアゼピン 18
扁平上皮癌 176
放射線性食道炎 86

ま行
慢性胃炎 139, 382
見下ろし 68
未分化型癌 49
未分化型混在早期胃癌 54
村上分類 99
迷入膵 172

や〜ろ
山田・福富の分類 379
幽門腺粘膜 137
梨状陥凹 22
リスクファクター 27
隆起 96
輪状溝 90
露出型 82

本書は『症例で身につける消化器内視鏡シリーズ　食道・胃・十二指腸診断』（2009年発行）を改題した改訂版です

症例で身につける消化器内視鏡シリーズ

食道・胃腫瘍診断 改訂版
確実な鑑別・深達度診断のためのコツとCase Study

『食道・胃・十二指腸診断』として
2009年5月20日　第1版第1刷発行
2011年7月15日　第1版第3刷発行

『食道・胃腫瘍診断』へ改題
2015年6月15日　第2版第1刷発行
2017年5月20日　第2版第2刷発行

編　集　田尻久雄，小山恒男
発行人　一戸裕子
発行所　株式会社　羊　土　社
　　　　〒101-0052
　　　　東京都千代田区神田小川町2-5-1
　　　　TEL　03（5282）1211
　　　　FAX　03（5282）1212
　　　　E-mail　eigyo@yodosha.co.jp
　　　　URL　www.yodosha.co.jp/
装　幀　関原直子
印刷所　三報社印刷株式会社

© YODOSHA CO., LTD. 2015
Printed in Japan

ISBN978-4-7581-1056-3

本書に掲載する著作物の複製権，上映権，譲渡権，公衆送信権（送信可能化権を含む）は（株）羊土社が保有します．
本書を無断で複製する行為（コピー，スキャン，デジタルデータ化など）は，著作権法上での限られた例外（「私的使用のための複製」など）を除き禁じられています．研究活動，診療を含み業務上使用する目的で上記の行為を行うことは大学，病院，企業などにおける内部的な利用であっても，私的使用には該当せず，違法です．また私的使用のためであっても，代行業者等の第三者に依頼して上記の行為を行うことは違法となります．

JCOPY　＜（社）出版者著作権管理機構　委託出版物＞
本書の無断複写は著作権法上での例外を除き禁じられています．複写される場合は，そのつど事前に，（社）出版者著作権管理機構（TEL 03-3513-6969，FAX 03-3513-6979，e-mail：info@jcopy.or.jp）の許諾を得てください．

症例で身につける消化器内視鏡シリーズ

大腸腫瘍診断 改訂版

豊富な写真で上がる診断力、Case Studyで磨く実践力

田中信治／編

内視鏡挿入から染色・撮影，ガイドラインに則した診断まで，基本を丁寧に解説．様々な病変画像を掲載したQ＆A形式のCase Studyで，実践力が身につく！これから内視鏡診断を学びたい方におすすめ！

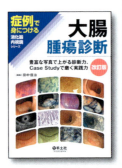

- 定価（本体8,000円＋税）　■ B5判
- 303頁　■ ISBN 978-4-7581-1053-2

大腸EMR・ESD 改訂版

Case Studyで病変に最適な治療戦略を学ぶ

田中信治／編

大腸内視鏡治療を始める・実践力を磨きたい方に最適！手技の基本や，Case Studyから病変に応じた手技の選択，偶発症対策なども学べます．安全・確実な手技だけでなく，判断力も身につく．Web動画付き！

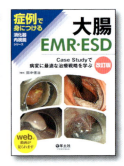

- 定価（本体11,000円＋税）　■ B5判
- 382頁　■ ISBN 978-4-7581-1052-5

食道・胃腫瘍診断 改訂版

確実な鑑別・深達度診断のためのコツとCase Study

田尻久雄，小山恒男／編

観察の基本と共に，最新の病型・肉眼分類や拾上げ診断のコツも豊富な画像で丁寧に解説．
更に様々な症例を掲載したCaseStudyで，確かな鑑別・深達度診断の力が身につき，内視鏡診断の基礎から実践までを学べる！

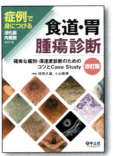

- 定価（本体8,500円＋税）　■ B5判
- 399頁　■ ISBN 978-4-7581-1056-3

食道・胃ESD 改訂版

ITナイフによる部位別・難易度別の治療戦略

小野裕之／編

豊富な症例のCase Studyで，病変の部位や難易度に応じた治療のコツや考え方を動画付きで解説．ITナイフなどのデバイスの使い分けも身につく，これから胃・食道の内視鏡手技を学び始める方必携の1冊！

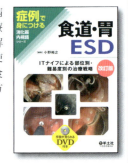

- 定価（本体12,000円＋税）　■ B5判
- 302頁　■ ISBN 978-4-7581-1054-9

発行　羊土社 YODOSHA
〒101-0052　東京都千代田区神田小川町2-5-1　TEL 03(5282)1211　FAX 03(5282)1212
E-mail：eigyo@yodosha.co.jp
URL：www.yodosha.co.jp/

ご注文は最寄りの書店，または小社営業部まで